青土社

臨床と生政治

〈医〉の社会学

美馬達哉

臨床と生政治　目次

第3部　〈医〉と政治

第4部　〈医〉と社会

臨床と生政治

〈医〉の社会学

はじめに

近頃、「生政治」という言葉を耳にすることが増えたように思う。もっとも、これは人文社会科学系の大学のような特殊な場でだけの話である。私が関わっている他の二つの場、つまり理系の神経科学研究の実験室、あるいは病院やクリニックのような臨床の現場では、そんな理屈っぽい難解な用語は使われない。趣味の社会学者とニューロサイエンティストと脳神経内科医の三足のわらじを履いていると、忙しくはあるが、なかなか面白い。

しかし、本書では、生政治を、正確な哲学的概念としてではなく、さまざまな現象をつなぎながら彼方へと延びていく一本の線として扱いたいと考えている。その線の曲がりくねった軌跡をたどることで、人文社会科学はもちろん、生物学・医学研究や医療の臨床的実践が次々と現れる旅行記のような本を作り上げるのが、私の目論見である。

そうはいっても、ここではまず、本書で使う生政治という概念の哲学における用法について少し説明しておく。二〇世紀の哲学者ミシェル・フーコーは、一九七〇年代に、生きている人間の生命そのものに関心を払う権力や統治のことを生権力や生政治という独自の言葉で表現した。そして、彼は、これが一七世紀以降の近代的な西洋社会の特徴だと主張した。つまり、近代社会での政治や統治を考えるとき、個人という主体の人権や自由という観点からではなく、生き物としての人間がどう社会生活を送っているかの観点からみたほうがよいということだ。これは、イデオロギーや思想よりも物質的な生活のあり方を重視する点で、唯物論的な発想である。ただし、ここでの唯物論は、生産力や経済生活を社会の土台として扱うという意味ではなく、人間の行動を導くさまざまな専門職集団や社会制度や施設という具体的な仕組みに注目するものだ。それが生政治なのである。

ここでの生政治の「生」は、人間的な生（ライフ）としての生活様式といってもいいだろう。この視点に立つ利点は、民主主義か独裁か、社会主義か自由主義か、イデオロギーの左か右かなどの違いを超えて、近代社会での統治に共通する基本フォーマットが見えてくることだ。

この基本フォーマットが、広い意味での「規律」と呼ばれるものだ。規律は、その社会での規範に人間を従わせる社会的な仕組みを指し、人間のさまざまな有用性が引き出されていく過程である。それは、合理的な思考に基づいて、ノイズやばらつきなど無用とされたものを取り除いて、多様な人間を可能な限り標準化していくことでもある。近代社会での学校や病院が規律の装置の典型的な例となる。とくに、フーコーは、これらの制度が、AであるかAでないかによって人間を二種類に分けるだけでなく、AとAでないものを連続するものとして扱い、Aという規範に人間を近づけていくための仕掛けももっているところに着目している。

たとえば、医学では、人間を健康と病気に分ける診断だけでなく、病気を健康に近づけるための治療技術や医学知識もまた含まれている。さらに、二〇世紀後半からは、一見すると健康だが病気のリスクを抱えた人間、つまりＡであってＡでない状態が重要視されるようになった（「リスクの医学」（美馬 2012））。病気の予防のために、それらの人びとが節制を保った生活を過ごすように指導されることもまた規律の一種である。

フーコーは、これらの性質をもっている生権力（生政治）を法的権力の対極にあるものとした。規律としての生政治は、最終的には法に従わない者は殺すという脅迫（生殺与奪の権）に基づくのではなく、有用に生きさせることへの配慮を中心としている。したがって、ここでの生政治の「生」は、生かすことと言い換えることができるだろう。

規律としての生権力（生政治）には、生きさせる権力であること以外にもう一つの特徴がある。それは、個々人の心身を対象としていることだ。病院であれば患者、学校であれば学生は、どんなに一律にベルトコンベア式に扱われたとしても、規律に服しているかどうかは個々人としてチェックされる。

しかし、近代社会での統治に共通する基本フォーマットには、この個人の心身に関わる規律とは別のタイプの生政治もまた含まれている。それは人口や人間の集団を対象とする生政治である。コロナウイルス感染症のパンデミックを考えてみれば、この二つの生政治の違いがわかりやすく整理できる。感染予防の規範に従って、マスクをつけたり、外出を自粛したり、ワクチン接種を受けたりすることは、個人レベルでの規律としての生政治である。しかし、それらの有効性を判断する上では、新規感染者数や死者数やＰＣＲ陽性率という人口や集団レベルでのデータや知識が重要視された。そして、それらの変動に一喜一憂するのは、政治家や公衆衛生学者だけではなかった。コロナ禍のなかで、私たちは自分自身と周囲の人びとの体調を気にするのと同じくらいに、マスメディアやネットでの数字やパーセントやグラフとなった「人口の生政治」（フーコー）を注視していたのではないか。ここでの生政治の「生」は、個人の具体的な生命ではなく、集団的な統計として合理的に計算できるように数量化された生を意味している。

日本の近代史を生政治という観点から考えれば、明治維新以来の富国強兵も、平均寿命を延ばしてきた戦後の福祉国家システムも、財政再建のための福祉国家再編も、少しずつ変容する生政治の一つの流れとして考えることができる。

フーコーのある時期の用語法に正確に従うなら、生政治とは人口や集団を対象とする生政治のことだけを指していて、この集団レベルでの生政治と個人レベルでの規律権力を合わせた上位の概念として生権力があることになる。しかし、本書では生権力と生政治をほぼ同じ意味で区別せずに使っている（じっさい、フーコー自身も厳密には分けないことが多い）。さらに、ここで私は、生政治を線として捉え、あえて非正確な概念として扱い、徹底して活用していきたいと思っている。

なお、「医」について、日本では、かつて日本医師会に君臨した武見太郎（その息子は二〇二四年七月現在で厚生労働大臣）の「医療とは医学の社会的適用である」という言葉が広く知られていた。この言葉に示されるように、理論としての医学やその担い手である医師こそが中心で、臨床の医療は応用に過ぎない、さらには看護師はもちろん患者や病者は言及すらされないという見方が支配的だった。しかし、医学も医療も英語では「メディシン（medicine）」であって、医学と医療を表裏一体とした〈医〉という社会現象をどの視点から見るかの違いに過ぎない。タイトルでの〈医〉は、体系的な理論的知識としての医学と社会的な実践としての医療の両方を指しているとともに、そのどちらにも還元できない独自な対象としての〈医〉という意味を込めている。

最後に、生政治の線に伴走する旅の見どころを、ネタバレにならない程度に紹介しておこう。第1部「〈医〉と専門知」は、生政治に取り込まれてきた病者たちが自分たち自身の〈医〉をどのように発明するかを探る旅路だ。第2部「〈医〉と技術」では、細胞やゲノムという部分的身体の生政治やデータ化された個人での（非肉体的な）身体性の生政治が描き出される。これらは、個人レベルでも人口レベルでもない斜線的レベルにあって、二一世紀に特徴的な生政治といえるのではないかと思う。第3部「〈医〉と政治」では、社会運動としての〈医〉や科学技術としての〈医〉が、生政治の線に沿って医学からも医療からも漏出していく様子が示される。そこには、医療でも医学でもない〈医〉が姿を現している。第4部「〈医〉と社会」では、生政治の線が、現代のさまざまな社会現象と絡み合い、最後の章において、医学理論と医療実践をすり抜け、そのどちらでもない〈医〉の方へとネコのように逃れ去る。

ここでは、語源を求める学問の習慣に従ったために、フーコーの生政治という概念がまるで出発点であるかのような前口上になってしまった。だが、じっさいには、それは始まりや基盤ではなく中間的なものであって、たんなる話の糸口に過ぎない。生政治を、どこから乗り込んでも、どこで降りても構わない線のようなものとして示すことができたなら、私は満足だ。それではBon voyage!

第1部　〈医〉と専門知

第1章　医療の専門家とは——陰謀と職業社会学

専門的な仕事というのはみな陰謀さ、しろうとに対しては。

——バーナード・ショー『医者のジレンマ（初演一九〇六）』（Shaw 1909＝1980：144）

「汚れ仕事」という見方

二〇世紀を代表するシカゴ大学の社会学者エヴェレット・C・ヒューズの有名なエッセーの一つに、ナチスドイツによるジェノサイド（「ユダヤ人」の大量虐殺）を論じた「善人と汚れ仕事」（一九六二）がある。これは、後に論文集『社会学の目』（一九八四）に収録された。ヒューズは、このエッセーのなかでこう書いている。

一九四八年にドイツを訪問した際、普通のドイツ人たちが強制収容所での恐ろしいできごとに対して示す反応をみるうち、普通に問われる「どうして人種的憎悪がここまでひどくなったのか」という疑問ではなく、「どうして、何百万人もの普通のドイツ人のただなかで、ある意味ではそうした人びとによって、こんな汚れ仕事が行われ得たのか」ということを私は自問自答するようになった。（Hughes 1962：89）

ヒューズがこれを論文として発表したのは一九六二年だが、その主要な部分は戦後の西ドイツ（当時）を一九四八年に訪問した直後にモントリオールのマッギル大学で公開講義した内容と同じものだという。彼は、ジェノサイドを、ナチスドイツだけに特有で自分には関係ない問題とは考えず、近代を生きる普通の人びととの生活に通底する問題として扱った。この問いの立て方は、当時は斬新で、スキャンダル含みであった。

今日でも、ナチスドイツを、アドルフ・ヒトラーという悪辣な指導者によって歴史から逸脱させられた「ならず者国家」とし、その時代を例外的で異常な時代とする見方は一般的だ。その考え方では、ナチスドイツの人種思想は、近代社会の理念である人権思想とは無縁のものとする。それは、グローバル社会を、独裁制と民主制の間での争いとして理解する世界観といいかえてもよい。だが、人文社会科学の分野では、一九八〇年代から、ナチスドイツを近代という時代の一部としてとらえ、その価値観が第二次大戦後の社会にもつながることを指摘する議論が有力である（Peukert 1982＝1991）。

一九六〇年代、ナチスドイツの記憶は生々しく、それを近代の西洋文明とは異質の絶対悪と見なす傾向は今日と比べてさらに強かった。そして、ナチスドイツの思想に親和的とみなされれば、容赦なく社会的な非難を浴びせられた。たとえば、自身もユダヤ系である哲学者ハンナ・アーレントもまた、そうした非難を受けた。一九六一年に、ジェノサイドの責任者の一人であったアドルフ・アイヒマンが、戦後に偽名で逃亡していたアルゼンチンからイスラエル情報機関によって拉致され、イスラエルで裁判にかけられて絞首刑となった。その裁判の正統性や政治的な意味をめぐる議論が国際的に沸騰するなか、一九六三年に発表されたアーレントの『エルサレムのアイヒマン』は、アイヒマンを、悪逆非道なサディスト殺人者ではなく平凡な一官僚として描いたことで、大きなスキャンダルとなった（Arendt 1963＝2017）。彼女は、それを「悪の凡庸さ」と表現していた。これは、ナチスドイツによるジェノサイドを、歴史上に存在した他の虐殺とは比べることのできない残虐と見なし、絶対悪として特別視する風潮とは相いれないものだった。とりわけユダヤ人社会において、アーレントがスキャンダルとなった理由は、彼女がドイツ国内のユダヤ系の人びとの自治組織であったユダヤ民族評議会がナチスドイツに対して協力していた事実をその本のなかで指摘したことにもよるという（矢野 2014）。

ヒューズの論文は、ナチスドイツによるジェノサイドに、職業社会学の観点から光を当てようとするものだった。彼は、ジェノサイドを、社会のなかでの「汚れ仕事」の一つとする観点から、米国南部でのアフリカ系アメリカ人に対する人種主義（レイシズム）に基づいたリンチ殺人と比較している。それだけではなく、第二次大戦中の日系米国人に対して行われた強制収容との類似性を示唆している。つまり、戦争に勝利した民主主義諸国と、敗者の独裁制の枢軸国側は、イデオロギー的には対立しているが、実際には社会システムの構造や社会をまとめ上げる論理は、深いところで共通点があるのという主張だ。

この先駆的で鋭い認識を生み出した背景として、しばしば彼の生育歴が語られる（Hughes 1984：v：

内田 2003)。ヒューズの父は、オハイオ州でメソジスト教会の牧師であって、進歩的な意見の持ち主で、白人至上主義の団体クー・クラックス・クランから「黒人シンパ」として脅迫を受けていた時期もあったという。研究テーマや思想を個人の伝記的な物語に重ねあわせるのは単純化のそしりを免れ得ないだろうが、少なくとも彼がその研究歴のなかでエスニシティの問題に強い関心をもち、米国白人の自民族中心主義を批判的に扱っていたことはよく知られている。彼自身、「善人と汚れ仕事」を含む論文集『社会学の目』の序文のなかで、自分の研究歴を、誰かに頼まれて委託研究をしていた前期とニュルンベルクで反ユダヤ主義に染まったナチス突撃隊の若者たちを目の当たりにしてショックを受けた一九三〇年以降の後期とに区分しているほどだからだ(Hughes 1984 : 15)。

では、ヒューズのいう「汚れ仕事」とは何だろうか。

それは、建前としては違法や不道徳として非難されるが、暗黙のうちには人びとに支持され認められている行為を指すという。「他の人びとがその人の立場であれば行っただろうし、する勇気があれば行いたかっただろうこと」だというのだ(Hughes 1962 : 93)。ヒューズは、ナチスドイツの親衛隊や官僚機構による残虐行為が普通のドイツ人に黙認されていた「汚れ仕事」だったことを示す例として、一九四八年にドイツを訪問した際のインタビューを挙げている。たとえば、ある建築家は、恥の感情で取り乱しながらも「ユダヤ人問題をうまく解決する方法はなかった。でも、問題ははっきりと存在していたので、なんとかしなくてはならなかった」とつぶやいたという(Hughes 1962 : 93)。ナチスドイツでは、虐殺を遠回しに表現する言葉として、ユダヤ人問題の「最終的解決」という語がつかわれていた。ヒューズは、ナチスドイツ時代の「普通」の人びとは、自分ではない誰かがその問題を「最終解決」していたことを薄々は感じながらも、あえて詳細に知ろうとはしなかったと指摘している。

また、それ以外に、ヒューズは、監獄での看守による囚人に対するいじめや過酷な扱いを「汚れ仕事」の典型例として挙げている。建前としては、囚人にも平等な人権があるとされているが、塀の外にいる「普通」の人びとは、暗黙の内に犯罪者は自分たちとは異なる人間で、低劣な処遇が当然と考えている。そのため、「汚れ仕事」はなくならないというのだ。つまり、ジェノサイドの根本にあったのは人種的憎悪ではなく、自己と他者の間の集団としての距離感だという主張だ。問題は、憎悪ではなく、「汚れ仕事」を実行しなかった人びとが、その対象とされた他者の運命に無関心であったことにある。

では、多様性を認め合い、他者への共感を高めることで、将来のジェノサイドを防止し、「汚れ仕事」を根絶できるだろうか。だが、ヒューズの答えは否定的だ。彼は、なんらかの形で「汚れ仕事」をこなす社会集団が常に必要とされることは、人間社会一般として避けられないことであると示唆する。彼の考えでは、ナチスドイツによるジェノサイドは特別なことではなく、人間社会に共通する「汚れ仕事」のメカニズムが暴走した結果に過ぎないのである。

特別の（スペシャルな）社会的機能を果たす集団はすべてある種の秘密社会であって、独自の規則を発展させ、それを集団の成員に遵守させ、外部からの処罰に対して成員を守る権限をもっている。これは社会秩序のパラドクスの一つだ。規則を作り規律に従わせる小集団がない社会は、そもそも社会とは呼べないだろう（Hughes 1962：97）。

社会分業の進んだ複雑な近代社会には不可避の問題としてナチスドイツの残虐なジェノサイドは内在していると説くヒューズの論旨ははっきりしている。法律や道徳からははみ出してしまう社会的実践や制度の現実から出発し、それらを道徳的に非難するのではなく、社会学的に分析する姿勢は、シカゴ社会学を代表する社会学者ヒューズらしい。

さて、ここでの目的はナチスドイツを論じることではない。ナチス親衛隊をも含めての「汚れ仕事」をこなす小集団の存在をどう考えるかが、スペシャルな仕事をこなす小集団の社会学としての「専門職（プロフェッション）」理論の原像として重要だからだ。専門職の研究は、社会学で広く議論されるテーマの一つである。とくにシカゴ大学でヒューズの影響を受けた一群の社会学者たち（アンセルム・ストラウス、アーヴィング・ゴッフマン、エリオット・フリードソン、ハワード・ベッカーなど）――第二次シカゴ学派――は、この分野で大きな存在感をもっている（松本 2021、中野＋宝月 2003）。なお、ヒューズ自身の専門職論については、社会学者の野田浩資による概説がある（野田 1990）。

この章では、医療専門家（医師）に関する職業社会学的な分析を、このヒューズの議論からたどっていく。社会学的にみれば、医師は高度な知識や技術をもっているがゆえに専門職となっているわけではない。専門職という分業上の役割は、社会的な要因――政治的な力関係や支配と被支配の権力関係や経済的利害――によって歴史的に生み出されたものなのである。

専門職を広くみる

古くから尊敬されてきた専門職のモデルとしては、医師と法律家がある。これらの職業集団は、厳格なライセンス制度と長期の学問的修練によって得られるスペシャルな知識とを大きな特徴としている。西洋で、古典的に専門職と呼ばれるのは医学・法学・神学の三つの分野ではあるが、ここでは現代社会での医療専門職を主として考えるので、法学者や聖職者についてはあまり触れない。

専門職という視点を念頭に置きつつ、ヒューズが「汚れ仕事」を引き受けているスペシャリストの集団について指摘することに耳を傾けてみよう。ヒューズは、そうした仕事には、広義の「ライセンス（免許）」が不可欠であるとしている。ただし、ここでのライセンスとは、国家による免許というよりも、特定の仕事を遂行するために、外部の一般社会の規則に厳密に従うことを免除されると同時に、集団内では独自の規則を作成して遵守する状態を指している。

このように、ヒューズは、ライセンスという言葉を、法的ライセンスだけではない広い意味で使っている。そして、彼は、ライセンスをもつ人びとの例として専門職と裏社会の人びとを挙げ、その特徴として、一般社会と切り離された価値観をもっていることだと述べている（Hughs 1959：291）。たとえば、科学者は、殺人は悪だとする社会の価値観に反して、核爆弾開発の軍事研究を許されるライセンスをもっていると指摘している。また、裏社会の人びとは、公認のライセンスをもっていないが、上流階級の人びとによる日常生活の規範から逸脱する行為（売春、脅迫、賄賂、麻薬など）を援助するため、非公式ライセンスを実質的に認められていると論じている。そして、こうしたスペシャリストは、科学者であれば科学的不正を許さないルール、裏社会であれば秘密保持の仁義のルール、など、集団独特のルールを守ることに自負心をもっている。

ヒューズは、ライセンスを伴う分業を、社会分業の一つとして「道徳的分業（moral division of labor）」と呼んでいる（Hughs 1959：287）。つまり、技術的合理性に基づいた労働の分業や経済効率性を高めるための分業とは異なり、誰が何を仕事とすべきかという社会規範や道徳的規則に関わる分業である。ある種の職業に、一般的な社会規範とあいまいな関係を有するグレーさがあるという見方は、専門職を理解する上では重要だ。「汚れ仕事」をうまくこなすノウハウは、個人のプライバシーに関わっていたり（病気や犯罪など）、通常は違法とされること（治療のための手術であっても身体を傷つける）であったり、ショッキングなことと関わっている知識である。ナチスドイツの場合であれば人種的分類や絶滅収容所での作業という黙認されていても公には口にされない事柄と関連していた知識だ。そのため、これらの知識は、たんに習得に長期で集中的な訓練を必要とする複雑な知識だからではなく、道徳的に問題のある「疚しい知（guilty knowledge）」であるために、一般人には近寄りがたいスペシャリストだけの知識として秘匿されているのだと、ヒューズは指摘している（Hughs 1959：288）。

以上のようなヒューズの道徳的分業という視点は、成功した専門職として国家ライセンス制度をもっている医師や法律家だけに限られることのないスペシャルな仕事としての専門職の多様性に向けて開かれている点で、示唆に富んでいる。

自律としての専門職

ヒューズの議論を紹介したのは、医師という仕事を分析する上で、高度な専門的知識や訓練や優れた技能という専門職と関連付けられている通念からいったん距離を置いて、専門職を職業集団の一つとしてみる視点（専門職の社会学）の導入として有益だからだ。

医療社会学の分野では、ヒューズの教えを受けたE・フリードソンによって一九七〇年に呈示された「専門職支配（professional dominance）」論がよく知られている（Freidson 1970＝1992）。彼は、専門職を、たんに社会分業のなかで特定の職業的機能を果たす集団や、同じ仕事に就いていることによって価値観やアイデンティティを共有している集団つまり同業者のコミュニティとして考えることは不十分と指摘している。フリードソンによれば、専門職を特徴づける核となるのは「自律性（オートノミー）」である。この視点は、先の「汚れ仕事」の議論でも登場したライセンスと権限というテーマを、権力や支配という線に沿ってより明確化したものといえるだろう。

明らかに、医療専門職がどの程度の経済的・政治的自律性を持つかは国によって異なっている。しかし、どの国でも専門職は技術的自律性あるいは科学的自律性をもっているように思われる。というのも、どの国においても、専門職は特殊な知識領域を発達させる自由と、何が「科学的に受容可能な」行為であるかを決定する自由をかなり認められているように見受けられるからである。国家責任に基づく国民保健医療体制においても、確かに医師以外の人間が医療政策の立案や医療行政に携わっているが、それでもやはり、医師が医療集団内で管理権限のトップの座を占め、設備・手続き・医療行為の技術水準の決定に責任を持つという傾向が認められる。したがって、専門職が仕事の条件を統御する自由の度合は国によって異なるとしても、仕事の内容は自由に統御しているのである。同様に専門職は補充成員に対する技術的教育を統御する自由を持っているのである。(Freidson 1970＝1992：78-79)

この一節からもわかるとおり、専門職の自律性という言葉を、フリードソンはとても強い意味で使っている。たんに自分のことを自分で決めるだけではなく、その決めた内容を他の人びとに対して認めさせ、人びとを従わせることも含んでいる。医療専門職の場合、何が病気で何が健康か、どうすることが正しい治療法かを決定し、その(道徳的ともいえる)価値観を他の人びと(素人)にも共有させることができる職業集団である。

このフリードソンの立場から見れば、医療者自身がしばしば陥る考え方——専門分化した特殊な知識技術であるために、その担い手は他の人びとから指示を受けることなく自律的になる必要がある——は誤解を招くものと考えられる。フリードソンのいう自律とは、「○○からの自由」ではなく「○○への自由」を意味するからだ。つまり、専門職がその仕事内容を自由に決めて、他の人びと(とくに素人)に対して押し付けることができるということだ。この意味で、「専門職支配」論は権力に関する理論なのである。

なお、フリードソンが想定している医療専門職は、主として対人的な業務を行う「コンサルティング専門職」であって、大学や研究機関に所属するアカデミックな「学者としての専門職(scholarly profession)」ではない。なぜなら、コンサルティング専門職とは、クライアントと直接に関わり、そのニーズを決める権限をもっているからだ。たとえば、診察室の医師は「風邪です」とか「胃炎です」と自ら訴える患者に対しては、むっとした態度で「それは貴方の決めることではありません。ちゃんと診察した上でないと診断はできません」と答える。そして、病気が治ったかどうかの判断もまた、医療専門職の権限である。これは、病気を治すことと壊れた機械を直すことの決定的違いである。自動車が壊れれば、それが不具合なのかどうか、修理後に直ったかどうかを判断するのは、その所有者であって、自動車修理工場ではない。

フリードソンは、この意味での専門職の自律性を「他からの分離としての自律性」ではなく、「仕事を行う上で、他からの指示を受けない」という意味での独立性を保持する「組織化された自律性」と表現している（Freidson 1970＝1992：124）。それを支える最大の制度的要素は、ライセンスつまり他の職種がその分野や権限に侵入することを防ぐ法律上・政治上の特権である。この意味でのライセンスは、ヒューズが考えていた道徳的分業の場合よりも強い意味であって、国家によって制度化された公的ライセンスを指している。

組織化された自律性のもう一つの大きな特徴は、専門職集団がメンバーをどのようにしてリクルートし、教育していくかを自律的に決めることができる点である。一般教育とは異なる自足した専門的教育機関をもち、そこでは一定の専門的なカリキュラムが教えられる。じっさい、日本も含めた多くの国々で、大学の医学部や医科大学の教員は医師ライセンスをもっていることが理想とされている。そのいっぽう、医療専門職である医師に対して従属的な医療関連職種（たとえば看護師）の養成では、その職種のメンバーだけで教育は完結しない。ある程度の医学知識の習得が必須とされるために、医師ライセンスをもつ教員が教育に関わることが定められているからだ。

さらに、たとえ国家ライセンスであっても、そのライセンスを認定する際の実質的な内容を独立に決定する権限をもつのは専門職集団である（医師国家試験の内容は医師によって作られる）。このことによって、その専門職集団は、たんなる職業集団にはとどまらず、公的に、その集団の次世代メンバーを教育し選抜する権限をもち、一つのコミュニティとして内部での共通した価値観を維持し、次世代に伝えて再生産していくことができる。フリードソンの考え方（強い意味での専門職論）によれば、医療関連職において完全な意味での専門職と呼べるのは医師だけになる。

第三に、専門職集団と社会との関連性における自律性を担保する条件として、フリードソンは、社会に対する責任としての倫理綱領や公のスローガンを集団としてもつという特徴を挙げる。医療専門職であれば「ヒポクラテスの誓い」以来の歴史的伝統として、愛他主義や非営利主義や科学的な普遍主義という職業団体としての公的理念だ。専門職の理念のなかに非営利主義という規範が含まれていることは、たとえば、ビジネススクールでの経営学修士号（ＭＢＡ）保持者は、大学院教育を必要とするスペシャリストと認められるが、英語圏では専門職とは呼ばれないことに表れている。経営者は、誰かのためではなく、自己の利益のために技能を使うスペシャリストだからだ。社会的実践としての医療がこうした理念に合致しているかどうかはともかく、職業集団に対する公式の期待として、また専門職自身の理想的な自己イメージとして、官僚や経営者とは異なった存在という理念型が存在することは事実だ。

この規範的価値観を理解するため、次節では、フリードソンから少し時代をさかのぼって社会学者タルコット・パーソンズの「医師役割」をめぐる議論を紹介しよう。フリードソンの専門職論は、パーソンズに対する批判という意味ももっている。単純化していえば、パーソンズが専門職はどうあるべきかという規範に着目していたのに対して、フリードソンは専門職が実際にはどう行為しているかに着目したといえる。

その前に、フリードソンの議論を簡単にまとめておく。フリードソンのいう（医療）専門職とは「自律性」を核とする概念であり、以下の三つの特徴をもつ。

①他の職種が入り込めないようにする特権としてのライセンス
②自分たちが支配する特別の高等教育機関
③公的な倫理綱領の存在

さらに、ここでいう自律性は「組織化された自律性」であって、以下の三つの権限を含んでいる。

①看護師など他の医療関連職に対する権限
②次世代メンバーの教育や資格の条件を決める権限
③素人であるクライアントを規制する権限

自律とその不満

パーソンズは、医療専門職を一つの社会的な職業役割として扱い、それを支える規範的な価値基準に五つの特徴を見出している（Parsons 1951＝1974：442-458）。一つは、「集合体指向性」とパーソンズが名付けているもので、医療者個人の目的を追求するのではなく、医療者と患者（という集合体）の共通目標としての治癒を目指すことを意味している。これは、個人的な利益追求や研究上の目的よりも、患者の健康状態の改善を目標とする利他主義的な義務といい換えることもできる。二つ目は、個人の所属よりも業績や能力を重視する価値観（「業績性」）である。専門職の権威とは、生まれや血統でも、官僚の場合のような組織内での所属でもなく、獲得された業績としての複雑な知識と高度な技術に由来していると考えられている。その結果として、医療者は、利用可能ななかで最新の医学の知識と技術を習得するように努力する義務があると期待される。第三に、医療専門職は、理念としては、患者個々人を差別することなく、客観的で科学的な知識に基づいて判断し、その技術を公平に実践することが求められる（「普遍主義」）。

医療行為を実践するためには、医療専門職は、患者の身体に直接的に接触し、通常では秘匿されているプライバシーに関わる情報にアクセスし、必要な場合には外傷を与える行為（外科治療など）を行わなければならない。これは、ヒューズが「疚しい知」として着目していた点だ。そのため、医療専門職は、そうした知識によって感情的に影響されることのない「感情中立性」を保つことを期待されることになる。最後に、医者患者関係はプライバシーに関わる側面をも含むものの、家族や友人・恋人の場合のような全人格的で親密な関係とはまったく異なっていて、あくまで患者の健康状態の改善という局面にのみ限られているという特徴がある（「機能的限定性」）。

まとめると、パーソンズのいう医療専門職の社会役割を特徴づけるのは、以下の五つの規範的な特性ないしパターン変数である。

①集合体指向性
②業績性
③普遍主義
④感情中立性
⑤機能的限定性

社会学者の高城和義によれば、後のパーソンズは、こうした専門職の価値観を、たんに医療専門職の状況を観察して記述したものとみなすよりは一歩進め、社会組織のあり方のモデルの一つとみなすようになったという（高城 2002）。つまり、この専門職の理念型を、医療サービスの消費者としての患者にすべての決定権を預ける市場モデルとも、上意下達で合理的な組織経営が行われる官僚制モデルとも異なり、知識と技能に基づいた自律的な合議を可能とする集団のモデルとして肯定的に評価するようになったという（合議制アソシエーション）。

だが、この点は、パーソンズの医師の社会的役割に関する議論と、フリードソンの専門職支配に関する議論との違いが際立つところである。パーソンズのいう「医師の力のおよぶかぎり、患者が病気から回復するのを促進するという意味での患者の福祉に対する責務」（Parsons 1951＝1974：442）は、医療専門職という集団への帰属を条件とする限りは、社会全体に奉仕するという普遍的な規範ではないことに、フリードソンは注目する。それは、仕事を定義し組織化する職業集団への献身であって、結局のところは、同業者に対する忠誠となるからだ（Freidson 1970＝1992：143）。すなわち、医療専門職であれば、専門職集団の伝統によって規定されたやり方（近代医療の治療法）での治癒を目指すのであって、治療法として有効か無効かとは別次元で判断が行われる。職業集団としては、病者の治癒そのものは目的ではなく、その集団が奉じる知識と実践の体系に従って、正しい治療による治癒が目的となるからだ。いいかえれば、他のやり方での治療（素人による健康法や他の代替的医療者による治療など）を行う人びとに対しては、詐欺師や偽医者として非難し、法的手段を含めた排除を行う。この点に関しては、専門職集団は、特権を死守しようとする圧力団体と変わることはない。

では、同じ専門職集団に属する同僚による／対するチェックは、パーソンズが主張するように、業績本位というルールに従って、患者の福祉を向上させることにつながるだろうか。これは、専門職集団が公的に宣言している倫理綱領に描かれているとおりの自己規制の能力をもっているかどうかに関わる重要なポイントである。たとえば、医療過誤が生じた場合のことを考えてみよう。医療者は、臨床現場のことは、医療者にしか判断できず、医療の素人である病者本人や家族や法律家には理解できないと主張することがよくある。その結果、医療者は、専門職としての責任による自浄作用を主張して、警察や裁判所の介入に対しては否定的になる。外部から見れば、これは同業者間でのかばい合いに見えてしまう。

この点に関して、ヒューズは専門職と素人の間では、できごとの見え方（パースペクティブ）が異なると指摘している（Hughes 1951a, 1951b）。たとえば、ある人が死に至る病気に侵された場合、病気になった素人にとって、それは生きるか死ぬかの緊急事態であり、一生に一度のできごとかもしれない。だが、医療専門職にとって、病気や死に関わることは日常業務（ルーチン）の一部に過ぎない。素人の立場からは、命を預ける以上、医療専門職は完璧であるべきで、技術的にミスを起こすことはないと期待する。いっぽう、医療専門職の立場からは、病気の経過には個人差があり、確率的にしか治療の結果はわからず、思わしくない結果でもそれは運命であって、医療過誤とは限らないと考える。

さらに、医療過誤かどうかの判断の場合、素人であるクライアントは結果を重視するのに対して、専門職集団内部では、その同僚が適切な基準に従って医療行為を行ったかどうかのプロセスが重視される。結果による評価と手続きが医学的に正当だったかどうかの評価は、一致するとは限らない。したがって、患者の言う「名医」が、同僚の間ではまったく評価されていなかったり、その逆の事態があったりするというのはごく普通のことだ。また、この構造的な差異は、知識量の違いによるものではなく、立場の違いや視点の違いに由来するものである以上、医療者のコミュニケーション力の向上や患者側の医学知識の増大によって容易には消し去ることはできないものだ。いいかえれば、専門職における同僚によるチェックは、仮に専門職集団が誠実に努力しても、必ず素人からは不審の目を向けられるものとなる。

また、緊急事態の日常業務化は、専門職のなかに一種の相対主義的な価値観を生み出すことも見逃せない（Hughes 1959：289）。プライバシーに関わること、ショッキングなこと、生死に関わることを合理的に分析し予測し取り扱う、つまり日常業務とするために、医療専門職はしばしば無味乾燥な技術用語を隠語のように用い、緊急事態に対して冷淡な態度を示すことがある。このように、ものごとを相対的にみる価値観は、科学的客観性であるとともに、道徳的分業によって生み出されるものであり、「疚しい知」の本質に関わるといえるだろう。

逆に、道徳的分業での責任やリスクを適切に分散できるシステムやテクニックがなければ、医療専門職は精神的・感情的に疲弊していく。これは、今日では、クライアントに共感し続けることやその重責の負担によるストレスで引き起こされる、対人支援職の人びとの「燃え尽き（バーンアウト）症候群」として知られている。社会心理学的には、こうした緊急事態を日常業務としてやり過ごすには、その職業に従事する人びとはストレスから自らを守る心的防衛装置が必要ということになる。社会学的には、感情を労働場面に応じて適切にコントロールする「感情労働」が必要とされる職業といえる。

さらに、医療専門職は、自分たちの医療行為は、たんなるスペシャリストとしての技術の応用ではなく、複雑で非定型なために一般的規則では評価できない特別の高度な判断が必要なアートだと自認する。それは、部分的には真実であるかもしれないが、素人は医学的判断に口出しをすべきではないという「専門職主義（professionalism）」へとつながるものでもある（Freidson 1970＝1992：144）。

ただし、どこまでが医学的判断となるかの領域区分は時代や社会に応じて変化していく。たとえば、日本である程度進行したガンが発見された場合、一九八〇年代までは、手術か放射線か化学療法かの治療方針を決めるのは医療専門職の権限であると考えられていたが、現在は必ずしもそうではない。必要とあれば複数の医療機関を受診し、十分に各種の治療方針の有効性と副作用を理解した上でのインフォームドコンセントとして、患者自身が治療方針を自己決定すべきと考えられている。ただし、その判断基準となるべきデータ（たとえば有効性や副作用の量や強さの程度など）は医療専門職によって準備されたものであり、「合理人」ならばどれを選ぶかのパターンはある程度まで決まっている。その意味で、医療専門職による判断の素人に対する支配的な優位性は揺らいでいない。

医療批判と自己決定権

このような専門職論は、たんに専門職とは何かを学問的に分析しているだけではなく、専門職のもつ権威性に対して批判的に挑戦し、専門職に素人が一方的に支配される状況を変革する政治的な意図を含んでいる。フリードソン自身、「管理者に対する責任、個々の患者自身に対する責任、そして医師と競合し得る職種の計画的育成によって、医療専門職による支配とその自律性を制限する方法」が必要であると提言している（Freidson 1970＝1992：214）。こうした反専門職の傾向をもった社会学が登場した背景には、一九六〇年代から七〇年代の時代状況（とくに米国）がある。

その一つは、体制（エスタブリッシュメント）や権威に対して批判的なカウンターカルチャー（対抗文化）の登場である。ベトナム反戦運動や大統領の不正が暴かれたウォーターゲート事件（一九七二）で政府の信頼性が疑われたのと同様に、権威としての医療専門職に対する信頼もまた批判的な吟味の対象とされた。そのことをもっとも明快に論じたのが、イヴァン・イリイチの『脱病院化社会』である。彼は、現在の医療は医療専門職への依存であり、健康を生み出すことに失敗していると説いた。そして、本当の健康とは、個人が自律的に生きることであり、近代医療は健康を阻害し「過剰工業化文明の反生産性の典型的なもの」（Illich 1976＝1979：18）であると論じ、専門職支配の廃絶を訴えた。

医療に対する制限は、専門的な自己規制とは異なったものでなければならない。医療者のギルドが医療自身を回復させるために、その独自の資格を主張することは幻想に過ぎないことを私は示したい。専門家の権威は、自律的権威を保健専門家に政治的に委任した結果生じたのであって、それは今世紀において、大学で訓練された他の分野のブルジョアたちによって定められたものである。それを譲渡された人々によっては無効にはなし得ないのであり、それはただ、この力が悪質であるということに一般大衆が同意するという行為によってのみ合法的なものでなくしうる。
（Illich 1976＝1979：15）

病者を含めた素人が大規模に立ち上がり、医療専門職に対して政治的な反旗を翻すことで自分自身を健康にしていこうという、たいへんに威勢の良い掛け声だ。近代社会における分業の不可避性から説き起こすヒューズやフリードソンという医療社会学の系譜からみれば、イリイチの主張は粗雑なプロパガンダである。しかし、一九七〇年代とは、専門職を対象とする精緻な社会学的分析と、素人の自律性を称揚し医療専門職の権威に対して正面から挑戦する対抗文化が、本気で共鳴した時代だった。

この共鳴を可能とした重要な要素の一つは、健康における自律性の主張が、中絶の合法化を求める女性運動（とくに米国）とも結びつき、フェミニズム運動の一つの大きな柱ともなったことだ。女性自身が自分の身体を知り自律的に管理することを目指す「女の健康運動」は、一九七〇年代以降は第三世界も巻き込みつつグローバルに展開した。荻野美穂の『女のからだ――フェミニズム以後』は、そうした身体や健康という観点にフォーカスしてフェミニズム史をまとめている（荻野 2014）。

このフェミニズムに続いて、障害者運動や障害学は、反専門職の対抗文化と結びついて社会を変えていった。一般的に、医療とは時々しか関わらない病者・健康者とは異なり、継続的に医療と関係を結ぶことの多い障害者にとっては、専門職や支援者のお節介からの自律性や自由を求めることは大きい意味をもっていた。そして、日本での医療や福祉の分野における当事者の重視も、同じ流れの延長線上にある（中西＋上野 2003）。

この反専門職の対抗文化が、医療専門職のあり方を変えたのは、とくに患者の権利や自己決定権に関してである。もっとも明確な変化は、患者の権利が、法的・制度的に整備され、インフォームドコンセントの仕組みとして医療現場に根付いた点にある。歴史的にみれば、インフォームドコンセントは、一九五〇年代から一九七〇年代にかけて、米国での医療過誤裁判において、徐々に患者の権利として明確化された。医療専門職が医療行為を行う上では、「提案した治療への患者の知的な同意のために必要なあらゆる事実」（Faden and Beauchamp 1986＝1994：104）を開示した上で、患者がその医療行為を理解して同意すること（インフォームドコンセント）が必須となったのだ。日本では、米国に少し遅れて、脳死と臓器移植をめぐる論争をきっかけに、一九九〇年代に、インフォームドコンセントや患者の自律・自己決定権という考え方は一般化した（美馬 2016）。一九六〇年頃、米国でインフォームドコンセントが法的に確立されたことを、R・フェイドンとT・ビーチャムが次のようにまとめている。

このときまで医師は、医師―患者関係は、患者が医師の職業的善行に服従することから出発すると考えていた。法律は医師―患者関係をより広い社会的枠組みのなかでとらえ、この関係を自発的に開始するのは医師ではなく患者であり、患者はその境界を自分の目的に沿ってきめる権利があると主張した。患者と医師が求める目的は一般的におなじものだ。しかし、それが違うとき、法は医学に対して自律的価値の有効性を示すことができる。（Faden and Beauchamp 1986＝1994：118-119）

こうした法律重視の原則は、医療過誤裁判の判決には大きな影響を与えたが、当初は、日常診療への影響は限られていた。米国において、この原則が日常診療での慣行や人びとの考え方にも強く影響を与えるようになったのは、一九六〇年代に次々に暴露された非倫理的な人体実験のスキャンダルによる医療不信と、それを患者の自律という価値への侵害として理論化した生命倫理学の登場をきっかけとしている（Jonsen 1998 = 2009；Rothman 1991 = 2000）。

とくに大きく問題視されたのは、一九七二年に明らかになった「タスキーギ事件」である。これは、アラバマ州のタスキーギで連邦政府によって行われた医学研究プロジェクトで、一九三〇年代から長期にわたって、アフリカ系アメリカ人の梅毒患者を対象として、患者本人には病状説明もなく、同意も得ないままに、意図的に治療を手控えて、梅毒の自然経過を観察するものであった。

これらのスキャンダルを受け、患者や被験者に対する人権侵害を防止するためには、医療専門職の自律を制限して監視することが必要だとの世論は高まり、一九七四年には「全米研究規制法」が成立する。この法律は、施設内審査委員会（日本では倫理委員会と呼ばれることが多い）による倫理審査を含めた臨床研究の手続きを定めている。その後、人体実験による新しい医学知識の生産の場では、こうした倫理審査のシステムが必要だとする考え方はグローバル化していった。

これは、臨床現場での人権が守られるようになった進歩の歴史ではあるが、同時に、反専門職の対抗文化の運動が社会を動かした結果として、生命倫理学という新しい分野の専門職が生み出されたに過ぎないとみることもできる。最近では、生命倫理学や医療倫理学の歴史を、ヒューマニズムに基づく患者や被験者の人権擁護の歴史ではなく、職業集団としての応用倫理学者の医療分野への参入と制度化の歴史――倫理帝国主義による他の領域支配――として批判的に分析するアプローチの研究もでてきている（Schrag 2010；Stark 2012）。

ネオリベラリズムからの医療論

また、この対抗文化の流れと重なりつつも、一九六〇年代には、専門職を「独占」として分析する別の立場からの批判も登場した。それは、経済学におけるネオリベラリズム（新自由主義）である。その代表的な経済学者ミルトン・フリードマンは、『資本主義と自由』（一九六二）のなかで、医師ライセンス制度に対する鋭い批判をしている。そして、「医師免許をとくに取り上げるのは、強力な敵を論破する方が、弱い相手を打ち負かすよりずっと価値があるから」と述べている（Friedman 1962 = 2008：258）。彼の主張は、医師ライセンス制度は中世のギルド（職業別組合）と同じ独占で、医療サービス提供に対する政府規制であって、医療サービス消費者の選択の自由を擁護するため撤廃すべきであるというものだ。彼は、ライセンス制度は市場への参入障壁となり、医療者の供給数を減らして医師不足を引き起こすと主張する。その結果、人びとが十分な医療を受けられなくなるというのだ。また、医療サービス市場での独占的地位を利用する専門職の共謀は、独占価格となった医療費の高騰を招くとも主張する。さらに、医療専門職は、特権を維持するために自由競争を嫌って、医療過誤を同僚同士でかばい合い、新しい画期的な治療法の登場を抑圧しようとするため、技術的進歩も阻害されるとしている。これらをまとめたフリードマンの結論は、「自由主義の原則からすれば医師免許も容認できない」となる。ネオリベラリズムは市場原理主義などとも揶揄されるが、原理としては首尾一貫している。

ただし、医師ライセンス制度を廃止して、全面的に市場原理をもち込むというアイデアには大きな欠陥があると、私は考えている。医療サービスの特性が市場での競争に適していないからだ。その一番大きな理由は、ヒューズの言葉を借りれば、素人と専門職つまり医療サービスの消費者と供給者の間では緊急事態と日常業務との違いがあることだ。

一般に、市場を通じた競争原理がうまく働くのは、日用の消耗品や食事のように、人びとが繰り返して気軽に消費でき、その品質がすぐに簡単に判断できる場合に限られる。その場合、時間が経つにつれて、理想的には、よりよい商品やサービスが生き残り、品質の悪いものは淘汰されていく。しかし、素人が患者として医療を必要とするのは、たいていの場合は緊急事態である。選択する余裕はなく、病気という緊急事態に対して、一人の人間が消費者として何度も医療行為を受けて、その善し悪しを判断することは現実的ではない。たとえば、急病で救急車に乗っているときに、どの病院を受診するかの「選択の自由」を、消費者としての権利として行使することはできない。

再評価される専門職？

だが、ネオリベラリズムと医療専門職の関係は、ライセンス制度をめぐる確執だけにはとどまらない。フリードマンに代表されるネオリベラリズムの考え方は、経済学や政策のなかで支配的となり、規制緩和と民営化を進める「小さい政府」の政策として、一九七〇年代後半以降に多くの国々で実行された。だが、もちろん、医師のライセンスそのものが、不当な独占として廃止されたわけではない。むしろ、医療専門職のあり方に大きく影響を与えたのは、ネオリベラリズムのもとで、医療費削減のために導入されたマネジドケアだった。この手法は、公的保険・民間保険のどちらであっても、医療専門職とも個人としての患者とも異なり、医療保険者の立場から医療内容を管理しようとするものだった。医療内容をチェックする際にはマネジメントの手法を用いることで無駄を省き、低価格かつ効率的な医療サービスの提供を目指していた。

具体的方法としては、疾患ごとに治療費の上限を「合理的に」決めてそれ以上の診療報酬は医療機関に支払わない、入院前に主治医以外の第三者が入院の必要性を審査する、患者が特定の医療機関しか受診できない保険契約を結ぶ、などがある。これらの点だけをみれば、客観的で合理的な手法とも思える。

しかし、医療費支出の削減を最大の目標としているため、マネジドケアには、医学的に必要な医療よりも過小な医療しか提供されなくなる危険性がある。たとえば、肺炎で入院した患者に対して、治療費の上限が定められていた場合、治癒を目指すよりも早めに退院させた方が医療機関の利益につながる（いったん退院後に悪化して再入院したほうが利益になる）。このように採算性と効率性を重視するマネジメントの価値観は、パーソンズが論じていた古典的な医師役割での価値基準（集合体指向性や普遍主義）と大きく異なる。そのなかで、医療専門職の役割は変化し、フリードソンが重視していた自律性は掘り崩され、経済合理性を優先する医療システムの歯車の一つとなりつつある。

さて、フリードソンは、彼の最後の著作である『専門職主義——第三の論理』（二〇〇一）のなかで、専門職が非効率的なギルドとして批判されたこの時期――効率性を重視するマネジドケアが支配的になっていく時期でもある――を、医療専門職にとっての衰退の時期、つまり「黄金期以降」と指摘し、次のように語っている。

> 今日の専門職の組織と方向性において生じている変化の多くは、疑いなく経済的な動機によるもので、民間資本と国家の物質的利害を反映している。だが、こうした変化を推進し保護しているのは政治であり、政治においてはイデオロギーが決定的だ。じっさい、私は、専門職イデオロギーへの信任に対して仕掛けられている攻撃は、こうした変化に対して声を上げようとする専門職の力を弱体化させるのに大きな役割を果たしたと信じている。(Freidson 2001：197)

さらに、フリードソンは、現在の専門職に対する逆風が続けば、三つの点で問題が生じるという。一つは、マネジドケアのような効率重視の傾向が強まれば、職場環境の悪化によって医療専門職の士気が低下することである。経済的に報われず、やりがいのない仕事を押し付けられることで、医療サービスが悪化すれば、結局は消費者である患者が不満を感じることになる。二つ目は、民間資本や国家の短期的な経済的利害だけで医療サービスの方向が決まると、短期的には利益につながらない基礎研究がおろそかになり、長期的な医学の発展や技術革新が妨げられることである。三つ目に、フリードソンは、医療専門職はたんなるスペシャリストとなって、専門職を専門職として成り立たせているもの、職業集団としての価値基準や理念（彼は「魂（ソウル）」と表現する）が失われると主張している。

フリードソンのいう「第三の論理」とは、消費者が決定権をもつ市場モデル、合理性と効率性を重視する官僚制やマネジメントのモデルという二つだけでは社会の安定には不十分で、それらに加えて、専門職の「魂」をもった職業的アソシエーションの原理が、社会には必要だということを意味している。

専門職のダイナミクス

医療専門職に対する批判的研究の急先鋒の一人であったフリードソンが、最後の著作において、理念化された医療専門職の価値観を「魂」として称揚することには違和感を禁じ得ない。だが、この事態は、フリードソンの「転向」を示しているというよりは、彼の提唱した「専門職支配」論がもっていた理論的な限界を示している。

彼の議論の最大の弱点は、しばしば指摘されてきたことだが、米国での個人開業医とその組織としての米国医師会という特殊な事例をモデルとして、医療専門職を分析してしまったところである。米国医師会は、国家の干渉からの自律という理念を強くもっており、国家介入による「社会主義医療」になるという理由をつけて、公的医療保険の導入に対しても強く反対してきた。しかし、こうした他から独立して自由な専門職というイデオロギーを重視する医療システムは、米国に特有で、西洋社会のなかでも少数派である。たとえば、一九から二〇世紀ドイツでの専門職の歴史を検討したC・マクレランドは、次のように指摘している。

すなわち国家干渉からの自律性が近代ドイツの専門職生活においてかなり微弱な特徴であったと思われることだけでなく、多くの専門職諸組織が競争の激化と収入の低下に直面するや、国家の保護と引き換えに自らの自律性を積極的に放棄しようとしたのである。（McClelland 1991 = 1993 : 29）

米国においても、医療専門職は、国家と独立して存在していたわけではない。医療専門職が組織化された二〇世紀の初頭、近代医学を奉じる専門職集団から、薬草などを用いる代替的医療者を「偽医者」として排除する際、国家ライセンスと国家権力による法的規制は重要な役割を果たしている。つまり、国家から自律した専門職というイメージは、米国の建国以来の「開拓者精神」という神話から派生したイデオロギーとみたほうがよい。

日本においても、医療専門職は、独立した個人開業医だけでなく、民間・公立病院の勤務医（一種の官僚制のもとにある労働者）、医学知識の生産を行う研究医（教育研究機関に属するアカデミックな研究者）の三者が相互浸透して、互いにキャリアを移行させている状態にある。勤務医が自らのクリニックを開業したり、医学研究者が臨床医になって病院に勤務したり開業したりすることは一般的だからだ。こうした点への目配りに欠けるために、フリードソンの「専門職支配」論は、成功した強力な専門職である医療専門職を一枚岩の組織とみるモデルとして組み立てられ、ヒューズが道徳的分業と名付けていた緩やかなライセンスと権限をもつ多様な職業集団の複雑な配置を捉え損ねている。

フリードソン以後の世代での医療専門職に関する議論を代表する社会学者アンドリュー・アボット

は、支配や独占という用語を使って専門職を考察することに限界があると指摘している。それは、たしかに専門職対素人の関係を分析するには有効である。しかし、複数の専門職の間での競合や、複数の専門職が存在しているなかへの新しい専門職の登場、あるいは専門職集団内部での階層化を扱うことができない。そこで、アボットは、ヒューズを引き継ぎつつ、「（複数形の）諸専門職システム」を、「個々の専門職と仕事をつなげるリンク」としての管轄権（jurisdiction）に注目して分析する枠組みを提唱する（Abbott 1988：20）。

たとえば、先ほど例に挙げた医療専門職と国家の関係を考えよう。ライセンス制度で国家の庇護を受けたり、公的保険によって医療費が支払われる公的医療サービスに組み込まれたりすることは、医療専門職の立場からみれば、国家による規制を受け入れ、自律性を減らすことになる。もし医療過誤に責任ありと認定されれば国家ライセンスを失うこともあり得るし、医療費の価格設定を自由にすることはできなくなる。いっぽう、国家による承認を得ることには医療専門職の社会的な力の強化という点では、プラス面もある。国家を後ろ盾とすることで、競争相手となる代替的治療者より優位な地位に立ったり、他の職種の仕事を非医学的で危険なものとして規制し、自らの管轄権を広げ強化したりすることが可能となるからだ。

同じような多義性は、個人レベルでみたときにも存在する。開業医ではなく、病院の官僚制のなかに勤務医として組み込まれることによって、個人としての自律性は減る。だが、いっぽうで、大規模に効率的な医療サービスを提供できる病院が拡大することで、専門職集団としての管轄権は増大し、結果としての医師個人の自律性は強まるだろう。さらに、大学などの高等教育研究機関と医師個人が関連をもつことにも二面性がある。それは、先端的な知識にアクセスできるかどうかの点で専門職の内部に階層性を生み出す（個人開業医は低い位置に置かれる）と同時に、専門職集団としては文化的威信を高めて医師の管轄権を強化することにつながる。

このように、他の影響をうけない独立性という意味での自律性の強弱と管轄権は正比例するわけではなく、自律性を弱めて国家やその官僚制組織と共生関係になることで管轄権が増大する場合もある。さらに、この「諸専門職システム」という観点からすれば、インフォームドコンセントや「倫理委員会」の登場は、法律家や倫理学者という新しい医療関連の専門職の登場とみることができる。このことによって、医療の技術的側面は医療専門職の管轄領域のままだが、倫理的・価値的側面は新しくできた専門職の管轄領域となったからだ。従来の医療の領域を分割して、管轄権者が「空位」の場所（倫理的・価値的側面）を創り出し、そこに独自の管轄権を主張する新しい専門職が生まれたということだ。その場合、生命倫理学や医療倫理学の登場は、医療専門職の管轄権を弱体化させたというより、その管轄権の内容を技術的方向に押しやって変容させたとみることができる。

こうした議論からわかることは、フリードソンが考えているような（市場モデルや官僚制と区別できる専門職に固有の）第三の論理など存在しないということだ。社会学者メイガリ・サルファティ・ラーソンは『専門職主義の興隆』（一九七七）の新版への序文（二〇一三）のなかで、フリードソンの「転向」を手厳しく批判している。

専門職と官僚制を全く異なった二種類の権威や仕事の統制として区別しようとしても不可能なことだ（フリードソンが再び『専門家主義　第三の論理』（二〇〇一）で戻った見方）。専門職は官僚制組織のなかで権威をもつ地位に就いており、いっぽう官僚制のなかの職員やマネージャになることは専門職キャリアの一部でもある。（中略）じっさい、二〇世紀の後半に専門職化に成功した職業のほとんどは、民間ないし公的セクターの官僚制的位階のなかでのマネジメント機能の集中から生じている（とくに病院管理者や各種のマネージャ）。（Larson 2013：xxvii）

また、ラーソンは、専門職を固定された職業集団として理解する従来の社会学の見方を批判して、「専門職化プロジェクト（professionalization project）」として分析することを提案している。そして、専門職という社会集団のもっているさまざまな特色――ライセンス、権限、自律性、管轄権、さらには専門職支配――は、高度な知識や技術と関連するのではなく、市場での無制限な競争を排除して独占へと向かう傾向性から生み出されたものだと論じている。

たとえば、専門職自身が独自の教育機関をもって次世代を教育するという特徴を考えてみよう。彼女は、このシステムを「生産者の生産」つまり専門職の教育と養成を専門職自身が管理する制度であるととらえる。そして、同業者内での職業トレーニングを通じた認知的均一化によって医療者の品質管理を行うとともに医療者数を制限して、医療サービスを売り手市場の状態にとどめる機能をもつと主張する。また、何が病気で、何が治療として正当かを決める専門職の権限は、商品として提供される知識や技術を標準化して、市場をコントロールする力を専門職に与える。さらに、市場において、医療サービスの生産者かつ提供者である医療専門職が組織化され、消費者である患者はばらばらな個人として組織化されていないことは、医療サービスの市場での専門職の力を強化していることになる。

以上のように、ラーソンにとっての専門職化プロジェクトとは、特別な知識と技能という希少財を、社会的経済的報酬に変換しようとする企てである。この希少性を維持するために、独占への傾向が生まれ、市場での技能や階層システム内での地位を独占することが目指される。

ラーソンの専門職化プロジェクトという考え方は、専門職を静態的に分析するだけではなく、歴史的な形成プロセスとして明確化して理解しようとする点では有用である。しかし、医学の専門知識を経済的に有用な文化資本としてだけ扱い、専門職をたんに医療サービスの市場における独占を追求する集団とだけ考えることは、社会に対する経済主義的な見方である。その点で、ラーソンの議論は、ネオリベラリズムによる独占批判の左翼版ということもできる。

また、ラーソンの議論は、フリードソンの医療専門職論と同様に、独占に成功した医療専門職（米国の開業医）だけをモデルとしているために、経済活動には限定されない専門職のさまざまな側面が抜け落ちている。アボットが正当にも指摘するとおり、専門職の核となるものを独占や専門職支配だけと見なすのは単純すぎるのではないだろうか。

反市場としての専門職

しかし、私のみるところ、ラーソンの主張はそれほど単純ではない。むしろ、ラーソンは、極端に還元主義的で経済主義的な図式のなかに医療専門職を無理矢理に理論化することによって、ある意味では、そこから抜け落ちているもの——専門職の理念型としての利他主義や非営利性——を純化された形で取り出すことに成功している面がある。その点を次にみていこう。利他主義や非営利性は、医療専門職のイデオロギー的なプロパガンダだけにとどまらず、人間の社会に深く根付いた価値観の表現でもあり、それをラーソンは全否定してはいない。

医療専門職集団の倫理綱領や公的スローガンに繰り返し姿を現している利他主義や非営利性という理念について、ラーソンは、これらがジェントルマン階級の義務やキリスト教道徳のような伝統的価値観の残滓ではないと指摘している。それは、人間の社会は、市場に象徴される価値観である利己主義や営利主義だけで覆いつくすことのできない複雑なシステムであるという事実を反映している。この点を分析するために、ラーソンは、カール・ポラニーの市場社会論を援用している。

ポラニーは、産業革命期以降の近代社会を特徴づけて、資本主義的な市場経済の止め処ない深化や肥大化（「悪魔の挽き臼」）とそれに対抗して社会の紐帯を守ろうとする動きの対立関係であったと論じている。そして、二〇世紀の初頭に、資本主義への対案として出されたものの失敗や災厄に終わった社会主義やファシズムなどの社会思想は、市場経済の生み出す破局的影響に対抗して生じた「社会の自己防衛」の一種だったと考えた。

一九世紀以降の社会はそれゆえ二重の運動の結果であった。（中略）一方では、市場は地球上の全地域に広がり、そこに巻き込まれる財の量は信じられないほど増大したのに対し、他方では、もろもろの措置と政策の網の目が、労働、土地、貨幣に関する市場の動きの規制を意図して強力な諸制度へとまとめ上げられたのである。世界商品市場、世界資本市場、そして世界貨幣市場の組織は、金本位制の庇護のもとで市場メカニズムに未曾有の勢いを与えたが、他方では市場に支配される経済のもたらす有害な影響に抵抗するためにひとつの根底的な運動が姿を現した。社会は、自己調整的市場システムに内在するさまざまの危険に対しみずからを防衛したのである。

（Polanyi 1957＝1975：101）

ポラニーの議論を踏まえて、ラーソンは、専門職の理念としての利他主義や非営利性は、市場経済に対抗する「社会の自己防衛」であると示唆している。つまり、近代社会に固有の思想であり、反市場や反資本主義の価値観の反映だということだ。いっぽう、専門職の倫理性という理想を唱えること自体は、ライセンスによる独占を通じて、市場での経済的利益を可能とする条件でもあると指摘する。ラーソンは、この専門職プロジェクトの両義性について、次のように述べている。

反市場主義、反資本主義の原理が専門職への信頼に組み込まれたことで、専門職の倫理性を人びとが信じるようになった。このように、専門職プロジェクトの中核には、相反するイデオロギー構造――「文明化機能」と市場志向、「社会の自己防衛」と市場の確保、仕事の内在的価値と外在的価値――の間の融合と永遠に続く緊張状態の可能性が見いだされるのである。（Larson 2013：63）

私は、ラーソンが指摘する医療専門職に潜在する反市場の思想のなかに潜在的な希望があると考えている。専門職集団そのものは、市場や官僚制とは異なる「第三の論理」（フリードソン）として希望を託すべきものではない。しかし、専門職化プロジェクトの根底にある反市場（より正確には非市場）の思想には、よりよい社会システムに向けた変革の種子が埋もれているのではないか。

その理由は、二一世紀に入ってからの「医療化（medicalization）」をめぐる議論のニュアンスの変化にある。医療専門職の権力が論じられるとき、医療化の問題点が指摘される。その文脈では、ある問題を病気や障害として定義し医学的に解決しようとする医療化は、個人間の差異を病理化し、医療の名による社会統制を拡大し、社会問題を個人化し、人びとの自律性を奪うとして批判されてきた。

だが、今日では、医療化はしばしば病者本人たちによって肯定的に捉えられる場合もあることが強調されるようになっている。昔から存在する仕組みとして、心神喪失・耗弱の場合の法的・道徳的責任の免除や労災・公害病の認定と経済的支援はいうまでもない。だが、それだけではなく、個人的なアイデンティティや尊厳に関わる何かが問題となり始めている。

たとえば、「新型うつ病」、「自閉症スペクトラム」、「発達障害」、「線維性筋痛症」、「慢性疲労症候群」などにおいては、診断を受けて医療化されることをもとめる患者たちの社会運動が登場している（野島 2021）。こうした場合での医療化は、原因不明の不調というスティグマを払拭し、訴えが不定愁訴として聞き流されることを減らし、休業や休学して十分な休息を得られる正当な理由として機能する。また、なんらかの病気による失業での生活支援――一種の社会問題の医療化・個人化であるが――は、たんなる失業に対する生活保護よりも否定的な含み（スティグマ）が少なく、いったん医療化されれば制度的にも使いやすい。

この医療化のプロセスは、市場原理に適合的になるよう効率化された医療と社会のなかで、病気であることを否定され、居場所を失っていた人びとが、市場とは別の場所で、自らの苦しみを社会的に表現する「声」を取り戻す自律的なリカバリーのプロセスと重なり合う。もちろん現実はきれいな予定調和に収まらないとしても、こうした医療化の「善用」が可能であることは、医療専門職の理念には市場から逃れる潜在的な力が含まれていることを示している。その善用によって、いままで考えられもしなかった形での医療専門職の反市場的な用法を発見し、創造し、実践することができるかもしれない。

だが、「社会の自己防衛」という反市場の力を善用することには、可能性と共に危険性もある。二〇世紀の資本主義と市場の力に対する「社会の自己防衛」の表れであったファシズムや社会主義は、汚れ仕事をするスペシャリストたちの支配に行きついてしまった。

これからの未病者や病者には、専門職という制度がたんなる市場独占の手段に留まらないよう、医療専門職をより良い方向へと導くことが求められる。それは、素人による専門職に対する陰謀のようなものだ。

追補――「専門職（プロフェッション）」入門編

日本語での「専門職」や「専門家」と、英語（とくに社会学の領域）での「プロフェッション」には、ニュアンスの違いがある。そのことに、少し説明を補足しておきたい。

もともと、専門職の英語である「プロフェッション」は、一六世紀までさかのぼれば、**良い目的のために自らをささげる**という意味だった。当時は、**聖職者**、**法律家**、**医師（内科医）**の**三つ**を含めた職業がプロフェッションだった。なお、わざわざ内科医とされるのにも理由がある。西洋の外科医は、大学での医学理論を修める内科医に比べて、手術など実践を行うだけの一段下の職業と見なされていた。外科医の先祖にあたるのは、そのころの「床屋外科」であった。当時、外科医と理容師は、人間の身体に直接触れて刃物を使う職業として一体化していたのだ。

日本からみると、聖職者と法律家や医師が並ぶのは奇異な感じもするかもしれない。だが、西洋の大学では伝統的に、教養科目としては文法、修辞、論理、数学、音楽、幾何、天文の自由七科目（今日のリベラルアーツに至る）の教育が行われ、その後の上級科目として、神学、法学、医学があった。その三つの高等教育を受けた者が、プロフェッションを名乗る資格があるというわけだ。

このように、プロフェッションの中核には、**長期の高等教育で得られた体系的で、しばしば抽象的で理論的な知識**という意味がある。だが、それだけではない。たとえば、博士号をもった文学部や工学部の教授はプロフェッサーだが、通常はプロフェッションとは呼ばれない。つまり、プロフェッションという場合には、たんに理論的知識があるだけではなく、**知識を応用して実際の社会のなかで役立てる能力**があることも含まれている。この意味でのプロフェッションと対になるのは「知識人（インテレクチュアル）」だろう。知識人は、社会で直接的には「役に立たない」体系的知識、とくに人文社会科学系の知識を使った教育や研究を行う人びとを指すことが多い。ちなみに、プロフェッションは社会的に有用だが、プロフェッサーは社会では役に立たないと、私が主張したいわけではないので間違いなきよう。あくまで、プロフェッションという単語に伴う一般的なイメージや意味合いの説明である。

さらに、プロフェッションが自分の知識を役立てる能力は、少なくとも建前としては、自分自身の利益のためではないとされる。**他者のためにその実際上の能力を発揮する**こともプロフェッションの意味のなかに含まれている（利他主義）。プロフェッションが利他主義と（少なくとも社会的イメージとして）関わっていることの例としてよく挙げられるのは「ＭＢＡ（経営学修士）」の資格の扱われ方である。長期教育での体系的知識であり、実際上の（経営）能力とも結びついているが、経済的利益が目的であるため、ＭＢＡ保持者は、プロフェッショナルではあっても、プロフェッションとは呼ばれない。

なお、プロフェッショナルという場合は、アマチュアとの対語で使われることも多い。プロとアマを対比する場合には、プロは生計の手段としているが、アマはそうではないという意味に加えて、プロの方がアマより能力として優れているとの含みもある。特定の技術や能力に秀でているという意味でのプロフェッショナルは、エキスパートやスペシャリストとほぼ同じといってよいだろう。これらは、特定の分野で経験を積んで、高い技術や能力をもっているが、必ずしもその分野に関する体系的で理論的な知識をもっているとは限らない（たとえばアスリートは体育学に詳しくなくてもよい）。

ここで列挙した「専門職（プロフェッション）」の性質は、掛け値なしの事実というわけでもない。むしろ、この用語が一般的に日常生活のなかでどう使われているかをスケッチしたものだ。プロフェッションの特性とされるものについては、理想像や規範であって、本人たちによるプロパガンダや社会的イメージの面が大きい。それらを相対化した上での職業社会学の議論を紹介したのが第1章である。

以上をまとめると、次のような四つの思い込みから身を引き離すことが、「専門職（プロフェッション）」について、人文社会科学的に考える第一歩なのである。

①職業の幻想：仕事（生業）にしているという理由で、プロフェッションとされるわけではない。
②学知の幻想：体系的に長期に学問として学んだという理由で、プロフェッションとされるわけ

ではない。
③能力の幻想：実務上の現場での能力が高いという理由で、プロフェッションとされるわけではない。
④利他の幻想：利他主義的な職業をしているという理由で、プロフェッションとされるわけではない。

第2章　精神医学批判を振り返る——一九七〇年前後

問題領域としての精神医療

これまで、とりわけ一九六〇年代以降、精神医学や精神疾患や精神医学というテーマ——精神病理学や精神分析、またヒステリーや統合失調症（精神分裂症）、そして狂気——については、人文社会科学的に多くのことが論じられてきた。その語られ方にはさまざまな変種があるが、それらに共通しているのは一種の狂気じみた緊迫感だった。いいかえれば、狂気そのもの及び狂気を対象とする学問領域を考察することは、たんなる一つの疾患や学問について論じることではなく、その問いを発する者自身のメンタルヘルスさえ揺るがしかねないほどに、人間存在の根本に触れる営みと見なされていた。

たとえば、ミシェル・フーコーの『狂気の歴史』のエピグラフでは、一七世紀のパスカルの言葉が引用され、狂気は人間であることの本質的な条件として示されている（『パンセ』断章四一四）（Foucault 1972＝1975：7）。

人間たちはかくも必然的に気違いであるので、気違いでないとは、狂気の別のひとめぐりによって、気違いであることである。

この引用が示唆しているのは、狂気の周囲で饒舌に語られた言説（精神医学や哲学も含めて）を見直すことで、理性という近代の価値を根本的に転倒させ得るというフーコーの見立てである。この発想は、「資本主義と分裂症」というそのものずばりの副題をもつジル・ドゥルーズとフェリックス・ガタリの『アンチ・オイディプス』（一九七二）にも共通していたものだ。

だが、いまでは、精神医学や精神疾患に後光のようにまとわりついていた文化的アウラは消えつつあるように、私には感じられる。とくに二一世紀に入ってからは、精神疾患や精神障害者を特別視することは差別であり、精神疾患はたんなる病気の一つに過ぎないという見方が広がってきた。この傾向——いわゆる、人権思想の浸透やヒューマニズムの拡大や社会の進歩——が一般化していくなら、狂気という問題は人間の多様性（ダイバーシティ）の一つのなかに溶け込んでいってしまうのではないかとも思えるほどに。

本書では、そうした精神医療をめぐる風景の変容に大きく関わった知の諸相を第2・3・4章で扱う。この第2章では、従来の精神疾患概念や精神医療を批判し相対化した人文社会科学の始まりであった一九七〇年前後の議論の地平をスケッチして、そこからいくつかの教訓を取り出したいと思う。

反精神医学の挑戦

人文社会科学が精神疾患や精神医学を対象とするとき、とくにそこでテーマとなったのは「精神科診断とは何か」と「精神科病院とはどういう場所か」という二点であった。

前者、つまり精神疾患とは何か、を問い直すことは、当時、医学的批判の文脈では「反精神医学」、社会学では「ラベリング理論」と呼ばれていた。この二つはほぼ同じ意味のように使われることもあるが、実際には大きく異なる。そこで、この視座の違いを簡単に説明しておこう。

社会学の立場からは、病気は生物学的な身体状態であるだけでなく、一つの社会的事実とみなされる。たとえば、健康や疾患や医療を対象とする社会学の祖の一人であるタルコット・パーソンズは、「病気とは、人間個人の生物学的体系としての有機体の状態とかれの個人的・社会的な調整の状態の双方を含む、全体としての人間個人の「正常な」機能作用の撹乱状態である」と論じて（Parsons 1951＝1974：427）、社会において病気であることを、病人という地位に対する役割期待としてとらえ直した。パーソンズによれば、この「病人役割」は、二つの権利（通常の社会的な役割を免除されて休む権利、病気になったことの責任をとがめられない権利）と二つの義務（病気から回復するよう努力する義務、回復のため医師に従う義務）から成り立っている。

この視点からは、精神疾患は、生物学的原因が明確化されていない（血液検査や画像検査で客観的に「異常」を確認できない）ため、身体疾患よりもさらに病人役割としての社会的側面が重要と考えられる。そこまではよいだろう。だが、ここからは、身体の医学をどれだけ信頼するか（逆にいえば、相対化するか）によって、二つの方向性に分かれていく。

一つ目は、身体の医学は客観的で科学的で正しいが、精神の医学はそうではないとみる立場だ。その視点からは、精神疾患は他の身体的疾患とは異なってラベル（レッテル）だけの疑似科学的概念に過ぎないという批判が生まれる。それは極端にいえば、精神医学は（科学的な）医学ではないとする考え方（反精神医学）である。

もう一つは、精神医学と同様に身体の医学も社会学の観点から相対化する立場である（医療社会学）。その視点からは、精神的であれ身体的であれ、どんな病気にも、生物学的な側面だけではなく、多かれ少なかれラベルという側面があり、病気のもつ社会的意味については、医学ではなく社会学としての独自の研究対象となり得るという展望になる。

前者の反精神医学の代表的な論者の一人は、ニューヨーク州立大学の精神科医トーマス・サズであった。サズは『精神医学の神話』（初版一九六一）のなかで、「精神疾患は一つの神話にしか過ぎない」と述べて、精神科医は医学的な診断や治療を行っているのではなく「実際には、生活上の、個人的、社会的、道徳的諸問題を取り扱っている」と主張した（Szasz 1974＝1975：290）。つまり、精神医学は見掛け倒しで、独自な学知としては存在しないということだ。

また、当時、精神疾患の神話性あるいは非科学性をはっきりと示した実験と見なされて、大きな反響を呼んだ研究に、一九七三年の心理学者デイヴィッド・ローゼンハンによる偽患者実験（「狂気の場所で正常でいること」）があった（Rosenhan 1973）。その実験では、心理学者、医師、精神科医など八名（彼自身も含む）が被験者となって、「どさっ」、「うつろ」、「空虚」という声が頭の中で聞こえるという訴え（幻聴）で米国内の一二の精神科病院を受診した、という。氏名と職業以外は虚偽を言わず、入院が決まればすぐに幻聴は聞こえなくなったと答える手順であった。その結果、全員が精神疾患と診断され、入院治療と投薬を受け、平均入院期間は一九日であったとされる。

さらにローゼンハンは、この実験結果に疑問を呈したある精神科病院に対して、三ヶ月以内に偽患者を送り込むと告げ、偽患者を判別できるかどうかも実験した。もちろんローゼンハンらは実験すると告げただけで実際には何もしない。その結果、外来初診での受診者一九三名中一九名は、精神科医一名ともう一人のスタッフ（医師、看護師、心理学者）によって「正常」な偽患者であると判定された。ローゼンハンの結論は次のようなものだ。

明らかに、精神科病院では正常と狂気を見分けることはできない。病院そのものが、行動の意味を容易に見誤らせる特殊環境となっている。そうした環境に患者を入院させること（無力感、非人間化、隔離、屈辱、自分へのレッテル貼り）は疑いなく反治療的である。（Rosenhan 1973：258）

ただ、この有名な実験について、ジャーナリストのスザンナ・キャハランは、当時のローゼンハンの同僚や大学院生へのインタビューに加えて、彼自身のメモも含めた徹底的な調査を行い、彼自身が偽患者として体験入院したという事実は確認できるものの、それ以外の七名が実在したかどうかは確認できなかったとしている（Cahalan 2019＝2021）。匿名化された被験者が匿名化された精神科病院に入院した事実が存在しないことを証明するのは「悪魔の証明」であって、一〇〇％の確実さは見込めない。その意味では、真実は藪のなかだが、もしキャハランの主張が正しいとすれば、精神医学の歴史を変えたのは、捏造されたフィクションだったということになるだろう。

しかし、精神科診断が、複数の精神科医の間で異なるという点に関しては多くの研究がある（複数の独立した研究者らが確認したので、捏造ではないだろう）。精神疾患分類の客観性についての調査のなかでも良く知られているのは、R・E・ケンデルらの一九七一年の研究である。そこでは、八名の精神障害者の診察動画記録を三〇〇名以上の英国と米国の精神科医に提示して診断を求めた（Kendell et al. 1971）。その結果、両国での診断名は必ずしも一致せず、米国では統合失調症、英国ではうつ病の診断を下す傾向があったという。極端に分かれた一人のケースでは、米国の精神科医の六九％が統合失調症と診断したのに対して、英国の精神科医では二％に過ぎなかった。つまり、同じ言動であっても、英米では異なった社会的かつ医学的な意味づけがなされていたことになる。これでは、精神医学を、普遍的な「科学」の一分野とすることはおぼつかない。

さらに、同じころには、二〇世紀初頭から人類学の考え方として発展していた文化相対主義という観点から、精神医学を見直すことも行われ始めた。人類学者の調査では、文化や時代の違いによってある行動パターンが精神疾患と見なされるかどうかも大きく異なることが示された。つまり、あらゆる文化が対等であるという文化相対主義の立場からすれば、精神医学は西洋文化に特有の価値観の表れに過ぎないものだという結論にもなり得る。自文化中心主義の一種ということである。たとえば、「同性愛」については、第3章で詳しく紹介するとおり、かつてはキリスト教世界での宗教的罪だったものが、二〇世紀前半には精神疾患と見なされるようになり、一九七〇年代後半以降には、欧米ではライフスタイルの一種となる経過をたどった（Kutchins and Kirk 1997 = 2002）。また、人類学での「文化結合症候群」——特定の社会でだけ見られる精神疾患のこと——も、正常と精神疾患との区分が文化によって変化することの証拠とされた。たとえば、日本でのみ発見される「対人恐怖症」や「不登校（かつての「登校拒否」）」は、その例である。こうした分野も、いまでは、「文化精神医学（多文化間精神医学）」として制度化された学問となっている。

だが、当時は、精神科診断のあいまいさや文化と精神医学という問題を扱うことは、精神医学の客観性を否定する過激な主張であり、鋭い対立を含む政治的な問いかけでもあった。その一例が、現在では人格障害の一つと考えられている「精神病質（サイコパシー）」をめぐる議論である。犯罪を起こしやすい性質を（精神）医学によって正確に診断できるのか、仮に診断できるとして保安処分・治療処分（犯罪を起こしていなくても予防的に精神科病院に拘禁すること）は許されるのか、それは人権侵害なのではないか、といった議論が、日本では精神科医たちの間での激しい政治的な対立を伴って行われた（青木 1980）。

精神医学を神話とするサズの論から一歩踏み込んで、従来の精神医学は反治療的な「暴力」であるとまで主張したのがロンドンの精神科医デイヴィッド・クーパーらによる反精神医学である。

精神医学の教えようとしているものが、社会の側の目に見えない暴力を、精神医学によって患者にさせられた者たちに屈折させて集約していくことにある限り、精神医学自体が暴力なのである。いわば、精神医学は患者に向けられた社会の側の暴力をしばしば象徴しているもの、ということになる。（Cooper 1967 = 1974：6）

この立場からは、精神障害者は、抑圧的な精神医学を必要とする社会が作り出した被害者・犠牲者と見なされる。当時は、精神疾患の原因は社会的抑圧だとする見方は、心的葛藤やストレスを病因とする心理モデル（精神分析などの心因論）、遺伝子変異や脳に病因を求める医学モデル（器質因論）との対比で、ある種の社会モデル（社会因論）ともされた。しかし、実際の反精神医学のほとんどは、社会因論に基づいて社会全体を変化させることによる治療を目指したわけではない。家族を、社会的抑圧のエージェンシー（担い手）と見なした上で、家族内コミュニケーションのゆがみと精神疾患の関連を論じる理論が、反精神医学の中心となっていた。

精神障害者への差別を少なくするという点では、この家族重視の考え方のプラス面もあった。理解不能とされた「精神疾患」と、家庭環境での人間関係の悩みというありふれた思春期的な問題とを結びつけることは、精神障害者の苦悩に対する共感を広げたからである。この家族重視の反精神医学の主張は、マスメディアでも注目された。当時はベストセラーだったロナルド・D・レインの『引き裂かれた自己』（Laing 1960 = 2017）はその代表である。そして、レインとエスターソンとの共著『狂気と家族』（Laing and Esterson 1964 = 1972）は、家族主義的な観点から統合失調症を論じる理論を明快に示すものだった。

なお、精神疾患がコミュニケーションの齟齬から生じるとの仮説を定式化したのは、人類学者のグレゴリー・ベイトソンであった。彼は、子どもが、親から矛盾した言語的メッセージと身体的メッセージを同時に受け取り、その親子関係から逃げられない場合、その袋小路によるストレスやコミュニケーションの混乱が精神疾患（統合失調症）を引き起こす可能性を指摘した（ダブルバインド理論）。たとえば、親が「こちらにおいで」と言葉で言いながら、子どもが近づいても身体的に触れようとしない場合など、矛盾したメッセージが繰り返される状況である（Bateson 1972 = 1990）。

いっぽう、精神医療としては、反精神医学での家族主義の理論は、独特な精神医療の実践を生み出した。それは、社会制度（たとえば精神科病院システムや強制入院の法律）の変革に向かうのではなく、精神障害者の周囲に新しく疑似家族的コミュニティを形成する方向だった。結果として、反精神医学に基づく治療の試みは、カウンターカルチャーにおけるヒッピーの若者たちのコミューンのようなものになり、一時的なものに終わった。そうした例としては、クーパーによるヴィラ21（Cooper 1967 = 1974）やレインらによるキングスレイ・ホール（Barnes and Berke 1971 = 1977）があったが、持続的な成功を収めることはなかった。

なお、日本での「反精神医学」という単語の使われ方は、欧米とは文脈と意味を異にしている。立岩真也が指摘するとおり、何かの理論的一貫性をもった「学」や理論ではなく、旧帝国大学教授を頂点として医師の人事支配を行う医局講座制に基づいた精神医療システムに反対する精神医療従事者たちの活動家的な実践という意味で使われることが多い（立岩 2013：116-122）。反「大学医学部の精神医学講座」の意味といえる。

ただし、反精神医学の主張の核――現在の「精神疾患」は非科学的なラベルに過ぎない――は、カウンターカルチャーとだけ結びつくわけではない。現在の精神疾患診断は非科学的であっても、将来のもっと優れた精神医療のために、さらに精神医学研究を進める必要があるという主張にもまた接続可能である。それは、医学そのものへの信頼は温存したままで、旧来の精神医学を未完成の医学として否定している。その意味で、反精神医学による批判は、第3章で紹介するＤＳＭ「革命」、第4章に紹介する研究領域基準（ＲＤｏＣ）にもつながっていったと考えられる。

以上が、精神医学の診断のあいまいさや文化的な相対性、そして反精神医学の流れに関する概要である。

ラベリング論という視点

繰り返しになるが、社会学の観点からは、精神疾患は逸脱の一種とみなされる。そして、精神疾患だけではなく、一般的な病気もまた逸脱として理解するならば、それは、社会的相互作用のなかでの「病人役割」と切り離すことはできない。こう考えると、病気とは、精神身体の不調のために通常の社会的役割（たとえば労働者としての労働や学生としての学業など）を果たせないことによって初めて、社会的な問題として現れるものとみなされる。したがって、社会学的にみた精神疾患は、意図的でなく行われる社会的な規則違反の一種（逸脱）と表現されることになる。

なお、社会学において、しばしば病気と対比されるのは、意図的な規則違反である「犯罪」という逸脱である。こうした社会学者に特徴的な見方は、一般的な常識からはかなり逸脱しているため、逸脱を研究する社会学者とは、犯罪と病気を同じように扱う変わり者であるといわれる。

ラベリング理論の根本には、逸脱は社会によって生み出されるラベルであるという見方がある。反精神医学の論理では、社会（実際には家族）による抑圧や疎外が精神障害者に特有の逸脱した言動を生み出させていると考えられていた。これに対して、ラベリング理論では、逸脱した言動が実在するかどうかという点はカッコに入れて、事実かどうかを問わない。そして、逸脱を排除する規則を適用する社会のほうに焦点を当てる。ラベリング理論の代表的論者であるH・S・ベッカーは『アウトサイダーズ』（初版は一九六三）のなかで次のように述べている。

社会集団は、これを犯せば逸脱となるような規則をもうけ、それを特定の人びとに適用し、彼らにアウトサイダーのラベルを貼ることによって、逸脱を生み出すのである。この観点からすれば、逸脱とは人間の行為の性質ではなくして、むしろ、他者によってこの規則と制裁とが「違反者」に適用された結果なのである。逸脱者とは首尾よくこのラベルを貼られた人間のことであり、また、逸脱行動とは人びとによってこのラベルを貼られた行動のことである。（Becker 1973＝2011：8）

社会学者トマス・J・シェフは、このラベリング理論を厳密に精神疾患に適用したことで知られる（Scheff 1966＝1979）。そして、彼は、精神疾患というラベルを貼られる逸脱を「残余ルール違反（residual rule-breaking）」と名付けた。ここでいう「残余」は次のような事態を指している。通常の社会的規則では、ルールは明示的に述べられ、違反（逸脱）もまた明示的に名付けられる（たとえば法律は明文化され、それへの違反（犯罪）は法的に定義される）。これに対して、自明な「常識」から外れる違反は、通常の違反（逸脱）の分類にうまく当てはまらない残余となる。それは、たとえば、周囲から見て突然に、「盗聴されているとわかった」と言ったり、はっきりした理由なしに会社を休んだりすることだ。シェフは、こうした残余ルール違反は多様であるため、大多数は一時的な気の迷いとして無視され、精神疾患の証拠とは見なされないと指摘する。つまり、逸脱イコール（客観的）事実ではなく、文脈によって逸脱は事実として扱われたり、外れ値として無かったことにされたりする。

いっぽう、精神疾患というラベルは、幼年期に学習され、社会生活のなかで強化され、精神障害者や狂気の否定的イメージとして社会的に共有される。残余ルール違反を犯した人びとの一部にいったん精神疾患ラベルが貼られると、多様な残余ルール違反は、すべて精神疾患（ラベル）と結び付けられてしまう。そうなってしまえば、そのラベルを否定することは、自分が病人であることの否定として罰せられる。つまり、精神疾患に特有の病識のなさの証拠とされ、病気の治療やそのための入院が必要であると見なされるのだ。これは、ラベルを否定することへのネガティブフィードバックだ。そのいっぽう、抗弁をあきらめて、精神疾患であることを認め、周囲の期待どおりの病人役割を果たせば、精神医療に協力的な「よい患者」となり、遠からず治療や入院からは解放される。つまり、ラベルに抵抗しないことで、社会的な報酬が得られるのだ（精神疾患ラベルに対するポジティブフィードバック）。シェフは、この社会的な相互作用の過程のなかで、本人も精神疾患ラベルを自分自身のアイデンティティとして受け入れるようになり、しかもそのラベルが永続化していくのだ、と論じた。

逸脱者とされた人物に対する社会的反作用（逸脱者への攻撃や排除や非難など）という状況に適応して、逸脱者としての役割をその人物が受け入れていくループ作用というアイデアは、社会学者のエドウィン・M・レマートに由来している。彼は、これを「二次的逸脱」と呼んで、最初にあったとされる原初的な逸脱行為（「一次的逸脱」）と区別していた。レマートは、今日の妄想性障害（パラノイア）の患者とその周囲の人びとに対する広範なインタビュー調査を行って、「パラノイア者に対抗するために、その人物による迫害妄想的な行動に先行して、あるいはそれとは別個に、コミュニティや組織のメンバーが共通の努力で団結する」と結論している（Lemert 1962：18）。つまり、社会学的には、パラノイア者の迫害妄想は、患者個人の精神症状ではなく、社会の側が共謀して課すペナルティ（社会的反作用）に対する二次的な反応や適応という社会的相互作用のプロセスとして理解できる面があるということになる。妄想的な行動より前に社会的な排除があるというレマートの主張は、精神医学に対する挑戦とみなされた。

精神疾患の実在や精神疾患の症状の客観性を根底的に否定するような主張に対して、ウォルター・ゴウブらは反論して、精神医学的な症状そのものはラベルではなく実在し、精神疾患の患者は強制でなく自発的に精神科医の支援を求める場合もあると指摘した（Gove 1970）。社会学でのシェフ＝ゴウブ論争については、社会学者の河村裕樹が『心の臨床実践――精神医療の社会学』で的確にまとめている（河村 2022）。そして、河村自身は、ミクロな場面での社会的相互作用に着目する社会学の立場から、精神障害者とされる人びとにとっての精神医療という実践を記述している。

ここで重要な点は、このラベリングは、精神医療の場でだけ生じるものではなく、精神科医だけによって行われるのでもないところだ。一つ一つはちょっとした逸脱でしかない残余ルール違反を精神疾患の証拠や症状として解釈し、精神障害者を現実として作り上げる過程は、日常生活の何気ない会話から始まることもあり得る。たとえば、社会学者ドロシー・スミスは、ミクロな対人関係の社会的相互作用を丁寧に描写する「エスノメソドロジー」の手法によって、ある人物の精神疾患の発症過程とされるやり取りが、その人が友人達から仲間はずれにされていく過程とも解釈し得ることを示している（Smith 1978＝1987）。つまり、残余ルール違反が事実として存在し、そこにラベルが貼られるわけではなく、残余ルール違反そのものがミクロな対人関係においてダイナミックに社会的に生産されているのだ。

日常生活においてあいまいに出現と消失を繰り返す残余ルール違反という生成プロセスが、何かのきっかけで社会秩序の担い手側からそれとして認知され、ラベルを貼られると悪循環のなかに巻き込まれて固定化していくという経過は、しばしば精神障害者自身にとってはリアルに共感できるものとみなされた。

精神科病院という場所

ここまでは、精神医学の内部から生じた批判である反精神医学と精神医療の社会学からの批判的な論点であるラベリング理論について紹介してきた。次に、精神科病院という存在についての人文社会科学的研究を取り上げよう。

かつて、そして現在でも一部の精神科病院については、長期の監禁、劣悪な環境、人員不足、治療の不在などの否定的イメージがこびりついている。そうした精神科病院の告発ルポとして有名なのは、朝日新聞記者であった大熊一夫が患者として潜入して取材した『ルポ・精神病棟』である（大熊 1973）。

この精神科病院の非人間性はどこから生まれたのであろうか。医療従事者の道徳意識の欠如、経営者の営利優先、人員不足で劣悪な労働環境、悪意をもったサディストによる管理などのさまざまな理由が考えられるだろう。だが、社会学者アーヴィング・ゴッフマンは、一九五〇年代に精神科病院（聖エリザベス病院）で行ったフィールドワークに基づく著作『アサイラム』において、そうした非人間性は、社会から隔絶した収容施設そのものの本来的な性質から生み出されていると論じた（Goffman 1961＝1984）。つまり、精神科病院の「不祥事」とされてきたことの多くは、例外的なことではなく、精神科病院という収容施設の本質だというのだ。

この点は、ゴッフマン以前の精神科病院でのフィールドワーク調査（Caudill 1958 ; Stanton and Schwartz 1954）が、個人間の自由契約に基づく精神療法（精神分析）が精神科病院という多職種での官僚制の組織のなかではどう機能するのか（あるいは機能しないのか）を研究してきたのとは、大きく異なる問題設定であった。

ゴッフマンは、精神科病院に代表される施設のあり方を「全制的施設」と名付け、「大量の人々を官僚制的に組織して――これが所与の状況において集団を組織する必然的ないしは効率的方途であるかは別として――多くの人びとの人間としての要求をまとめて処理すること」（Goffman 1961 = 1984 : 7）を行うシステムとして、次のように特徴付けた。

これらの施設の包括的ないしは全制的性格は外部と社会的交流に対する障壁、ならびに物理的施設整備自体、たとえば施錠された扉・高い塀・有刺鉄線・断崖・水・森・沼沢地のようなもの、に組み込まれている離脱への障碍物によって象徴されている。（Goffman 1961 = 1984 : 4）

なお、全制的施設は、トータル・インスティテューションの訳語で、収容者の生活を二四時間トータルに管理する施設という意味である。ゴッフマンは、どのような人びとを収容しているかに応じて、欧米における全制的施設は大きく、次の五つに分類できるという。

①社会的に「無害」な人びとを保護する施設（孤児院、老人ホーム、障害者施設など）
②意図的ではないが「有害」な人びとを収容する施設（精神科病院や伝染病隔離施設など）

③意図的に「有害」な人びとを収容する施設（監獄、捕虜収容所など）
④ある目的を合理的・効率的に遂行する施設（兵営、寄宿学校など）
⑤隠遁のための施設（修道院など）

全制的施設に共通することは、個人が生活のすべてを同じ生活をする他人の前で行い、公私の区別なく、同一の場所で同一の権威の指示に従って、事前に意図的に設計された計画に基づいて生きることを個人が強制される点にあるという。このように、治療のために必要不可欠な施設としてではなく、多数の人間を効率的に一〇〇％管理する施設の一例として精神科病院をみるという点は、医学と社会学の視点の違いだろう。

全制的施設としての精神科病院のなかでは、制服や滞在時間（勤務の八時間か生活の二四時間か）によって、職員と収容者ははっきりと区別される。収容者は、それまでの社会的な地位や役割から完全に切り離され、最低限の身の回り品のみをもって入所し、プライベートな個人生活を失ってしまう。そのために、社会的に無力化され、それまでの一人前の大人というアイデンティティが破壊される。そして、生活のすべてが職員たちによって監視され、職員たちが定めた規則に従ったかどうかで、病院内の特権と罰のシステム（閉鎖病棟か開放病棟か、外出や退院の許可がでるか、など）のなかで序列化される。また、病院外であれば当然の権利主張は、しばしば精神症状の悪化や職員への悪意ある攻撃と見なされる。

こうした状況での「患者の一日は、自分の運命を少しでもよくしようとして何の脈絡もないままにする子供じみたごまかしやら馬鹿気た言動に終始しており、このような痛ましい情景と精神障害者が

〈病人〉であるということについての在来の考え方の間には矛盾するものは何一つないという印象を与えることになったかもしれない」と、ゴッフマンは述べている（Goffman 1961＝1984：298）。彼の観点からは、これらは、精神科病院という舞台で、人びとがその状況の社会的相互作用の秩序を維持するために行っている自己呈示のパフォーマンスなのである。したがって、精神科病院という社会秩序のあり方を十分に知れば、精神疾患の理解不能な「症状」は、演劇的なパフォーマンスとしての意味をもつ相互作用的な行為としてみえてくる。そして、ゴッフマンは、「ほとんどすべての場合、患者の様子は事理をわきまえ現実的な決定をしている人のそれであり、部外者も状況の脈絡を充分に知れば、（それは）彼の知っている社会とは異質のものではなくむしろ同類とわかり、違和感を覚えなくなるに違いない」と結論づけている（Goffman 1961＝1984：298）。

常人と精神障害者の間には明瞭な一線を劃《かく》することはできないという古諺《こげん》がある。むしろ一方の極には社会生活にうまく適応している常人がおり、他方の極にどう見ても精神病者という人がいる一つの連続体がある（というのである）。私としては、精神科病院で一定期間を過ごし、その風土に馴化してみると、連続体という考え方も不当に押しつけがましいものに思われると言いたいのだ。人間の生活が行われている社会は、どのように見ても人間の社会なのだ。（Goffman 1961＝1984：299）

舞台が異なるだけで、そこで生きる＝演技する人間たちには大きな違いはないということである。精神医学の観点からは、ゴッフマンが描いた精神科病院の反治療的性質（収容者を無気力・無関心で幼稚な人間にする）は、精神科病院が二次的に生み出した精神疾患として、「施設症（インスティテューショナリズム）」、「ホスピタリズム」などと呼ばれて、一九五〇年代から論じられてきた（広田1981）。こうした状態を詳しく調査して、「施設神経症」と命名したイギリスの精神科医ラッセル・バートンは、一九五九年に、それを「無感情、主導性の欠如、とくに非個人的な性質のものに興味を失うこと、従順さ、将来の計画を立てることができないように見えること、個性のなさ、そしてときには、特有の姿勢と足取り、といったものを特徴とする病気」と定義した（Burton 1976＝1985：168）。そして、原因として、外界との接触の喪失、責任感の剥奪、暴力、おどし、からかい、職員の偉そうな態度、個人的なできごとの喪失、薬漬け、病棟の雰囲気、退院後の見込みのなさ、などを列挙し、治療としては、その原因を取り除き、病院の体制を変化することであるとしている。

なお、こうした現象に精神科医たちが気づいたきっかけは、精神科病院での精神障害者の経験を丁寧に聞き取ったからではなく、第二次世界大戦中での強制収容所や戦中戦後の孤児院の経験が「健常」な成人や子どもたちに与えた人格破壊的な影響だった。それほどに、精神科病院内の人びとのことは忘れ去られていた。

一九六〇年代後半から精神医療従事者たちの一部は、前節で紹介した家族主義的な反精神医学とは異なった観点にたって、従来の精神科病院という制度に代わるものを模索し始めた。それは、精神科病院の廃絶や、精神科病院とは別の治療に好ましい環境作りに対する取り組みであった（Mosher and Burti 1989＝1992）。前者の廃絶の例としては、一九七八年に精神科病院廃絶を法制化したイタリアの精神医療改革運動とそれを主導した精神科医フランコ・バザーリアがあげられる（美馬 2010）。バザーリアとイタリアの精神医療に関しては、人類学者の松嶋健による『プシコ ナウティカ——イタリア精神医療の人類学』が詳しい（松嶋 2014）。後者の新しい治療施設作りの例としては、ロレン・R・モッシャーらによるカリフォルニア州サンノゼの「ソテリア」（ギリシャ語で解放・救出の意味）が挙げられる（Mosher and Hendrix 2004）。ソテリアは、精神障害者に二四時間対応の非強制的で共感的なサービスを提供することで抗精神病薬の使用量を劇的に減少させたことで知られる。

一九六〇年代以降には、欧米の精神医学の主流派でも、精神科病院への収容ではなく、より人間的な地域精神医療が必要だという考え方はコンセンサスとなった。ただし、欧米とは異なり、日本での人口当たりの精神科病床数は、一九六〇年代には急増し、一九八〇年代まで増加が続いていた（後藤 2019）。

だが、精神科病院をなくすことが、精神障害者の置かれている状況を改善するとは限らない。むしろ、悪化させる場合もある。それは、一九六〇～一九七〇年代の米国の状況に現れていた。この時期は「脱施設化」の時代として知られる。それをポジティブに表現するなら、ケネディ大統領による一九六三年の精神疾患と精神薄弱に関する教書をきっかけとして、「地域精神保健センター法（一九六三）」が制定され、精神科病院への収容から地域精神医療への移行が目指されたということになる。だが、実際には、精神病者の自由や精神科病院からの開放の主張は美辞麗句にとどまり、主として退院させることによって州立病院を運営する福祉予算の節減をねらったものだったという裏面史もある。そうした米国での精神医学史の批判的な見直しをリードした歴史社会学者のアンドリュー・スカルは、精神科病院から「解放」された人びとのその後の運命について次のように述べる。

多くの人びとは、社会生活の隙間に見失われ、昔からある救世軍の臨時宿泊所やセツルメントハウスなどのように、最底辺で見捨てられた場所をさまよう住人となった。またある人びとは、誰にも望まれない余計者を呑み込む新しい高齢者ホームや中間施設などの民間で営利目的の施設の利益のもととなった。さらに、少しばかり頭が良くてめざとい人びとの餌食にされることも多かった。その相手は、大都市中心部に住む貧しい「普通」の人びとであることも、同じように脱施設化された逸脱者である場合もあったが。(Scull 1984：153)

たとえば、米国での公立精神科病院の入院者数は、一九六三年の五〇万人が、一九六九年には三七万人に減少する一方で、ナーシングホームへの入所者数は、二二万人から四二万人に増大している(Scull 1984：149)。また、精神科病院を退院しても地域で生活することができないため、一回ごとの在院日数は短いものの、短期に入院・退院・再入院を繰り返す状況がしばしば生じた(「回転ドア現象」)。これでは、脱施設化という看板が泣くだろう。さらには、精神障害者が、トラブルや軽犯罪を理由に、精神科病院ではなく刑務所に収容されることも広がっていった(Shorter 1997＝1999：330-334)。

また、こうした脱施設化において、一九五〇年代に実用化された抗精神病薬——ときに精神科病院での身体拘束衣に代わる「化学的拘束衣」と呼ばれる——が一定の役割を果したことは確実ではある。だが、その重要性の程度についての評価は割れている。たとえば、E・ショーターは、「厳密な意味で、脱施設化は現代の生物学的精神医学の結果であり、決して反精神医学運動によるものではなかった」(Shorter 1997＝1999：332)と述べている。いっぽう、スカルは、奇跡の薬(「魔法の弾丸」)で精神疾患が治癒すると考えることを過度なテクノロジー信仰として批判し、「(引用者註：抗精神病薬の)到来が、この変化(引用者註：脱施設化)の主な原因であることは明らかに非常にあり得ない」と論じている（Scull 1984：89）。

最後に、精神科病院を退院することの社会学的意味についても簡単に触れておこう。精神科病院を退院することによって、収容者は精神疾患からのがれられる訳ではない。それは、精神疾患が本当には治癒することがなく、精神障害として半永続的であるとか、持続的な服薬が必要だからという生物医学的な意味ではない。ゴッフマンによれば、社会学的には、精神科病院入院歴は、その人の経歴を汚染する不面目であり、紋切り型となった望ましくない性質（たとえば「怖い」というイメージ）を社会的相互作用のなかで人びとに想像させる烙印（スティグマ）となる、という（Goffman 1963＝1980）。彼は、その代表例として、次の三つを挙げる。

①身体上の「醜悪さ」とされる性質（身体障害など）
②性格上の欠点とされる性質（精神疾患、前科など）
③集団の属性（人種、宗教など）

精神科病院入院歴や精神科通院歴は、肌の色や明らかな身体障害のように外から見えるものではないため、スティグマをもつ人びとは、社会的相互作用のなかである種の情報操作や演技を意識的・無意識的に行い、そのスティグマを隠してうまくやり過ごす技法（「パッシング」）、あるいは逆に積極的に伝える技法（「告白」）を駆使する。それは、弱者が生き延びるための技法となっている。

ただし、これまでのスティグマに着目する研究は、スティグマを生み出す社会的な対人相互作用よりも、スティグマをもつ個人の属性に重きを置くものとなって、スティグマを貼る側の権力を無視する傾向があるという批判もある（Link and Phelan 2001）。また、何がどの程度にスティグマとして否定的に扱われるかは時代や文化によって大きく異なる。たとえば、現代日本での「うつ」を人類学的に研究した北中によれば、「うつ」が一般的な言葉として広がり、精神科医からみて軽症化した結果、スティグマとしても軽症化しつつあるという（北中 2014）。

精神疾患と社会階層をめぐって

本章の最後では、精神疾患と社会について、格差や貧困という別の観点からみてみよう。精神障害者とその世帯が、多くの場合は貧困であることはよく知られている。そして、二一世紀の現在では、精神疾患に限らず、さまざまな疾患と社会階層の関係性は「健康の社会経済的格差」として、欧米を中心にして数多くの研究が行われている。

しかし、日本では、社会階層と精神疾患をめぐる議論についてあまり紹介されてこなかった。日本での精神医療改革を主張してきた医療者たちの多くが、一九六〇年代後半の学生運動の出身者であり、左翼的な政治的活動にも関心があったことを考えると奇妙ともいえる欠落である。これは、精神疾患や精神障害者をめぐる社会問題は、主として差別やアイデンティティに関わる「文化政治」であって、資本主義や経済システムに関わる「階級政治」とは区別されるべきだと暗黙の裡に考えられていたからかもしれない。

もう一つの理由として、日本では、医療者や公的機関が精神障害者の生活実態を詳細に調査すること自体が、差別や社会的排除につながるとされてきたことが挙げられる（広田＋暉峻 1987）。もともと、全国民を対象とする「精神衛生実態調査」は、一九五四年（第一回）、一九六三年（第二回）には、全国から無作為抽出された地域で包括的に行われていた。その手法は、事前に警察や民生委員から情報収集した上で、精神科医を含む調査員が全戸を戸別訪問して、在宅・入院を問わず精神障害者と思われる者を探し出して、その生活実態を調査するというものだった。だが、一九七三年（第三回）からは、「今回の「精神衛生実態調査」は患者ないし家族に対する重大な人権侵害を含む」（日本精神神経学会理事会）などの批判が強くなり始めた（広田＋暉峻 1987：98）。そして、一九八三年の調査では、精神障害者自身を含む組織的な反対運動が全国に拡大し、一〇の都道府県で調査そのものが中止となった。それ以後に、同様の全国的な調査は行われていない。社会調査とスティグマという問題は、今日での研究倫理や研究公正の先駆的ケースであって、容易には解決し難い。その状況下で、精神疾患と社会階層についての実証的研究はタブー視されていたのかもしれない。

さて、精神障害者の社会調査によって精神疾患の社会的様相にアプローチする研究で先駆的だったのは、米国のシカゴ大学の社会学者たち（シカゴ学派）だった。一九世紀末に創設されたシカゴ大学の社会学部は米国の社会学研究を牽引し、二〇世紀初頭には、フィールドワークによる都市研究で多くの成果を上げた（松本 2021、中野＋宝月 2003）。その流れのなかで精神疾患を対象としたもっとも初期の研究は、R・E・L・フェアリスとH・W・ダンハムによって一九三〇年代に行われた『都会における精神障害』であった（Faris and Dunham 1939）。一九二九年のウォール街大暴落に始まる世界恐慌のただ中で行われたこの研究の視座は、都市部での失業や貧困の社会問題化という背景文脈と切り離すことはできない。なお、この書籍の内容及びシカゴ学派のなかでの位置付けについては、社会学者の金子雅彦による優れた紹介がある（金子 1997）。

フェアリスとダンハムは、シカゴの公立・私立精神科病院での入院歴のある三万五〇〇〇人以上の精神障害者の居住地の地理的分布を詳細に調べた。その結果、精神障害者（とくに統合失調症）の人口比率が都市中心部と南部の工業地帯というスラム化した地域で高いことを見いだし、精神疾患と社会解体との関連性を主張した（「都市化仮説」、「社会生活仮説」）（Faris and Dunham 1939：173）。

（統合失調症の）高い率と関連するのは移動性の高い地域であり、より低い関連性では移民と黒人の地域である。（中略）個人の孤立が強化されることで行動や精神の異常が生じているというのが、本研究での仮説である。

つまり、都市生活での帰属感の薄さや地位を得るための競争や社会役割の不安定さなどによって社会的紐帯が弱まって精神疾患が発生するという精神疾患の社会因論である。フェアリスとダンハムの研究は、当時のシカゴ学派でいう「人間生態学」的なアプローチの社会学に基づいたもので、都市化は同心円状に広がり、都心部とその周囲の労働者の居住地区の間にはスラムなど治安の悪い地域（遷移地帯）があるという仮説を調査で検証しようとするものだった。

しかし、その後、都市化した地域のなかでも精神疾患の率に大きな差があること、統合失調症の症状そのものが社会的関係性からの引きこもりと関係している（つまり、孤立の結果として精神疾患になるのではなく、精神疾患の結果として孤立を好む可能性もある）ことなどの批判があり、社会的解体や都市化という社会環境因子と精神疾患を単純に因果関係で結びつける論は否定されている（Cockerham

2014：112-126）。また、こうしたアプローチそのものは「生態学的相関の誤謬」として批判された。つまり、地域単位での比率の間に相関関係があっても、それは個人単位での相関関係とは異なるので、集団レベルでの観察結果は個人レベルに当てはまるとは限らないということである。

精神疾患と社会の関連を扱って米国内だけでなく世界的にも大きな影響を与えたのが、社会学者のA・B・ホリングシェッドと精神科医F・C・レドリッチの『社会階級と精神疾患』であった（Hollingshead and Redlich 1958）。ホリングシェッドは一九五〇年から国立精神衛生研究所（NIMH）の研究部門唯一の社会学者アドバイザーでもあった（Bloom 2002：165-173）。また、医療社会学という博士課程プログラムは、一九五四年に、ホリングシェッドによってイエール大学で開講されたのが最初である。

『社会階級と精神疾患』は、コネチカット州ニューヘイブンでの公立・私立精神科病院の入院・外来患者を社会階層という視点から分析して一般人口と比較したものだった。とくに、この研究で重要な点は、彼らが人種、エスニシティ、宗教、居住地、職業、教育水準を組み合わせた階層尺度を用いて、個人ごとに社会経済階層を区分したことである。階層Ⅰは管理職・専門職の白人で代々の資産家、階層Ⅱは管理職・専門職の白人、階層Ⅲは教師、サラリーマンなどのホワイトカラー、階層Ⅳは半熟練の工場労働者、階層Ⅴはスラム地区に居住している半・非熟練労働者であった。

この研究の内容は、少し詳しく紹介しておこう。統合失調症者と一般人口での階層別人口比は**表1**に示したとおりである（Hollingshead and Redlich（1953）より改変）。

人口あたりの有病率でみると、貧困な階層Ⅴは裕福な階層Ⅰの一一倍となっている。つまり、「精神障害になるかどうかは、その個人が社会の階層構造のなかでの位置と有意に関連している」

社会階層	一般人口（％）（n＝11077）	統合失調症者（％）（n＝847）	有病率の相対比（全階層平均を 1 とする）
Ⅰ	3.2	0.7	0.22
Ⅱ	8.4	2.7	0.33
Ⅲ	22.6	9.8	0.43
Ⅳ	47.4	41.6	0.88
Ⅴ	18.4	45.2	2.46

表 1　社会階層と統合失調症の有病率の関連

（Hollingshead and Redlich 1953：164）というのが結論の一つだ。ここでの表は統合失調症のみを示しているが、双極性障害なども含めた精神病すべてにおいて同様の結果が得られている。なお、神経症については、この逆で、階層が高いほどに有病率が高くなっている。

その後、これらの研究は診断された精神障害者だけを扱っていて、未受診の人びとを含まないという点で批判され、ミッドタウン・マンハッタン研究（Srole et al. 1962）、スターリング・カウンティ研究（Leighton 1963）など、一般人口からランダムに選び出した被験者を精神科医が面接して診断する手法での研究も行われた。そのいずれも、ホリングシェッドとレドリッチの説を再確認する結果であった。

この（低）社会階層と精神疾患発生の関連性を説明する仮説として、遺伝説、社会因（環境ストレス）説、社会選択説、差別的ラベリング説などが提唱された。

遺伝的素質で社会経済的な階層も精神障害者へのなりやすさも決まるという遺伝説の主張は、今日の観点からすれば根拠薄弱で、優生学的な思想といえるだろう。社会経済的な階層については、生物学的な遺伝というよりは、世代間での遺産相続の要素が大きい。また、精神疾患は、遺伝子の影響があるとしても、一つの遺伝子ではなく、複数の遺伝子の組み合わせが関連する多因子遺伝だろうと考えられている

社会因説はフェアリスとダンハムも提唱していたものと同様の主張であって、実際には、その社会

のもつどのような特質が精神疾患と関連するのかは、詳しく調べようとすれば、あいまいで矛盾に満ちているようだ。社会に由来する環境ストレスがあっても、それをどう受け取るかの個人差が大きいことは容易に予測できる。社会選択説とは、精神障害者になることで（医療費支出や失業などで）社会階層が低下する（漂流（drift）メカニズム）ないし、大多数の人は経済発展と共に社会階層を上昇するが精神障害を発症した人はその階層に留まる（残存（residue）メカニズム）ため、その結果として低階層に精神障害者が多くなるという議論である（Cockerham 2014 : 122-123）。社会因説でも社会選択説でも、それらだけで精神疾患の発生をすべて説明できるわけではない。

ホリングシェッドとレドリッチが示唆していたのは、差別的ラベリング説である（Hollingshead and Redlich 1958 : 172-176）。彼らは、富裕な階層Ⅰと貧困な階層Ⅴでどのように診断や治療法の選択が異なっているかを、奔放な性行動が原因で警察に保護され、強迫的な性行動を伴う精神疾患と診断された二人の少女のケースで説明している（あまりにも図式的であるが）。

少女Aは、週末ごとに飲酒しての異性交遊を繰り返しており、飲酒運転に相乗りしていたために警察に保護された。家族は弁護士や地元の有力者と連絡を取って二四時間以内に少女を釈放させた。少女は妊娠しているとわかったため、家族は少女Aを精神疾患だと見なして精神科医に相談し、合法的な（治療的）妊娠中絶の可能性を探った。中絶はできなかったが、少女は私立精神科病院に入院して手厚い精神療法を受けつつ出産し、子どもは即座に養子に出された。その後、彼女は精神分析の定期的な外来診療を受けながら通学している。

少女Bは、水兵たちと一緒に遊んでいるところを警察に保護され、簡単な裁判で少年院に送られた。仮退院したとき彼女は無職であり、直後に売買春に関わったとして警察に保護され、今度は女性用更

社会階層	精神療法	身体的治療	無治療
Ⅰ	73.7	10.5	15.8
Ⅱ	81.7	11.4	6.9
Ⅲ	52.7	28.7	18.6
Ⅳ	31.1	37.1	31.8
Ⅴ	16.1	32.7	51.2

表2　社会階層と主たる治療法の関連

＊　身体的治療は、電気けいれん療法、インシュリンショック、ロボトミーなどを意味する（この時期に抗精神病薬はほとんど実用化されていない）。

正施設に送られた。彼女はそこでトラブルを起こしたために精神科医の診察を受けた。診察中、彼女は「自慰は悪いことだ。知らない人とセックスするほうが自慰よりもましだ」と返答したため、精神分析医は治療を受けてもよくなる見込みがないと判断して、診断のみ行って精神療法を行わなかった。

二人の少女の違いは出身階層にあるというのが、ホリングシェッドとレドリッチの主張だ。この二人のケースでも示されていることだが、彼らは、治療法についても階層による明白な違いを見いだしている（**表2**（Hollingshead and Redlich 1953より改変））。富裕な階層Ⅰ・Ⅱではおよそ八〇％が精神療法を受けているのに比較して、貧困な階層Ⅴでは半数以上が無治療となっている。さらに、低階層ほど電気けいれん療法やロボトミー手術を含む身体的治療を受ける率が高くなっている。

精神障害者の問題が取り上げられるとき、社会からの偏見・差別については人文社会科学のなかでも繰り返し論じられてきた。だが、貧困や社会階層については、精神障害者に固有の問題ではないために、また精神医療そのものではなく生活扶助の経済問題と見なされてきたために、あまり注目されてこなかった。しかし、この点を明示的・意識的に扱うことで新しい視座が拓かれていくだろう（後藤 2019）。

一九七〇年からのレッスン

精神疾患や精神医学を対象として扱う人文社会科学の歴史において、一九七〇年前後に高揚した精神医学批判からレッスンとして学ぶことができる点は三つある。

一つ目は、精神医学がどんなに標準的な身体の医学に近づいたとしても、精神疾患という診断はラベルとしての性格をもち続けるということだ。これは、精神医学が特殊であるからではなく、近代医学そのものにおいて、生物医学的な「疾病」と病者が社会的に経験する「病気」との二面性は決して消え去らないからだ。後者へのアプローチは、生物医学の手法だけを使っていても不可能である。

二つ目は、精神科病院というアサイラムの存在は、精神疾患に関わる諸問題を解決するというよりは、問題を引き起こす原因となっていることである。日本の精神科病院はいまだ廃絶されていないが、二一世紀の現在では、地域包括ケアなども含めて、病院というシステムへの批判的視点は、すでに制度化されているといってもいいだろう。

三つ目は、精神疾患と貧困との関連を再認識する必要性があることだ。新規な検査法と医薬品の開発はもちろん、オープンダイアローグや共感的なケア、さらには精神障害者の社会運動などの個別的な取り組みだけで、貧困の問題が解消されることは残念ながらありそうにない。

したがって、どんなに誇大妄想的で狂気じみたことに思えても、社会・経済システムの根底的な変革を射程に入れることは、精神疾患と精神医学を考察する上で不可欠なのだ。精神疾患と精神医学について考えることは、いまでも、たんなる一つの疾病について論じることではなく、何か人間や社会の根本に触れる営みにならなければならないのだろう。

第3章　精神医学の哲学としてのＤＳＭ的理性――精神科診断の歴史社会学

精神医学の哲学としてのＤＳＭ―Ⅲ

医学のなかで精神医学の一番に独特なところは、病因論よりも症候論に軸足を置いている点だ。たとえば、私が専門とする脳神経内科も精神医学と同様に、脳に関連する症状を扱って原因不明の疾患が多いが、脳血管性疾患、がん、炎症性疾患、変性疾患など、臨床症状ではなく、その原因（病因）は何かとの視点で、疾患分類される。医学の営みの中心は、症状のような表面的なものではなく、それを引き起こした原因を突き止めることにあるからだ。その結果、手の震えや歩きにくさなどのパーキンソン症状が同一でも、多発脳梗塞によるパーキンソン症候群と中脳細胞の死滅によるパーキンソン病はまったく違う疾患とみなされる。

いっぽう、精神医学での診断は症候を中心としている。その象徴が、米国精神医学会（ＡＰＡ）の作成する精神疾患の診断マニュアル「精神疾患の分類と診断の手引き（ＤＳＭ）」である。たとえば、その第五版であるＤＳＭ―５では、いわゆる「うつ」（大うつ病性障害）は、次のようなＡ～Ｃを満たす「抑うつエピソード」によって定義される（American Psychiatric Association 2013b = 2014 : 90-91）。少し長くなるが引用しよう。

Ａ．以下の症状のうち５つ（またはそれ以上）が同じ２週間の間に存在し、病前の機能からの変化を起している。これらの症状のうち少なくとも１つは、（１）抑うつ気分、または（２）興味または喜びの喪失である。

注：明らかに身体疾患による症状は含まない。

（１）その人自身の言葉（例：悲しみ、空虚感、または絶望を感じる）か、他者の観察（例：涙を流しているように見える）によって示される、ほとんど１日中、ほとんど毎日の抑うつ気分

注：子どもや青年では易怒的な気分もあり得る。

（２）ほとんど１日中、ほとんど毎日の、すべて、またはほとんどすべての活動における興味または喜びの著しい減退（その人の説明、または他者の観察によって示される）

（３）食事療法をしていないのに、有意の体重減少、または体重増加（例：一ヶ月で体重の五％以上の変化）、またはほとんど毎日の食欲の減退または増加

注：子どもの場合、期待される体重増加がみられないことも考慮せよ

（４）ほとんど毎日の不眠または過眠

（５）ほとんど毎日の精神運動焦燥または制止（他者によって観察可能で、ただ単に落ち着きがない

とか、のろくなったという主観的感覚ではないもの）

（6）ほとんど毎日の疲労感、または気力の減退

（7）ほとんど毎日の無価値感、または過剰であるか不適切な罪責感（妄想的であることもある単に自分をとがめること、または病気になったことに対する罪悪感ではない）

（8）思考力や集中力の減退、または決断困難がほとんど毎日認められる（その人自身の説明による、または他者によって観察される）

（9）死についての反復思考（死の恐怖だけではない）、特別な計画はないが反復的な自殺念慮、または自殺企図、または自殺するためのはっきりとした計画

B．その症状は、臨床的に意味のある苦痛、または社会的、職業的、または他の重要な領域における機能の障害を引き起こしている。

C．そのエピソードは物質の生理学的作用、または他の医学的疾患によるものではない。

まさに、マニュアルとしてのわかりやすさではあるが、果たして精神疾患は、このような官僚的な文章で定義可能なのだろうか。ここでは、ＤＳＭ―Ⅲ以降の精神医学を主導した分類原理について、歴史社会学的に探り、そこから読み取られる精神医学の哲学を「ＤＳＭ的理性（DSM-reason）」として特徴付けしてみよう。

なお、二〇二二年には、ＤＳＭ―５のテキスト改訂版であるＤＳＭ―５ＴＲが公表されているが、

大きな変更はない。

ＤＳＭ－Ⅲ登場まで

ＤＳＭ－Ⅲの登場は、精神医学史において、米国精神医学の「革命」や「パラダイムシフト」としてしばしば論じられてきた（Rogler 1997）。まずは、そのＤＳＭ「革命」までの道筋を歴史社会学的に振り返っておこう。

もともとＤＳＭ作成の背景には、第二次世界大戦で生じた精神医学の対象拡大に伴った診断の混乱があった。当時の精神疾患についてのＡＰＡによる疾患分類（一九三五）は精神科病院収容者の統計調査向けで、戦場のストレスで発症したさまざまな病態（今日でいう心的外傷後ストレス障害（ＰＴＳＤ）なども含む）には対応できないものだった。また、軍医らの実務では、陸軍、海軍、復員軍人で異なる精神疾患分類のマニュアルが用いられたことも問題を悪化させていた。加えて一九四八年には、世界保健機関（ＷＨＯ）の国際疾病分類第六版も公表され、米国内での分類との対応も問題となった。そこで、ＡＰＡは診断マニュアル（ＤＳＭ）を作成して標準化することで、当時の世界標準にも米国の状況にも合う精神疾患分類を作成しようとしたのだ（Decker 2013 : 133）。こうして作られたＤＳＭの第一版（一九五二）と第二版（一九六八）は、精神医学界の内部では多少は利用されたものの、社会的に注目されることはなかった。ところが、一九八〇年に出版された第三版（ＤＳＭ－Ⅲ）はマスメディアでも大きく取り上げられるベストセラーとなった（Kutchins and Kirk 1997＝2002）。これが「革命」である。その後、一九八七年には、第三版改訂版（ＤＳＭ—ⅢＲ）、一九九四年には第四版ＤＳＭ—Ⅳ、二〇一三年には第五版ＤＳＭ—５、二〇二二年にはそのテキスト改訂版ＤＳＭ—５ＴＲと次々アップデートされている。

ＤＳＭ—Ⅲが社会現象となった背景の一つは、一九七〇年代には精神医学・精神医療の診断の正統性や威信が低下していたことだった。これは、第２章で取り上げたとおり、精神科診断の客観性に対する世界的な異議申し立て（いわゆる「反精神医学」）が影響していた。カウンターカルチャーと結びついて流行となっていた反精神医学に対して、主流派の精神医学がどう反論するかは、絶好のマスメディアでの話題となった。

診断に対する不信が米国で問題化した背景には、反精神医学からの挑戦以外にも、米国精神医学に特有の事情もあった。それは、第二次世界大戦後の米国の精神医学の学問体系が、他の西欧諸国とは大きく異なっていた点だった。精神科医の集まる米国最大の学会組織であるＡＰＡの多数派は、第二次世界大戦前には、西欧諸国と同様に伝統的な精神医学を奉じ、精神科病院に所属している精神科医たちだった。だが、戦後になると、精神科病院ではなく医科大学を中心として、西欧から亡命してきたフロイト派の精神分析医たちの影響力が強まった。その結果、精神分析の理論が学会の主流となり、それは精神科での診断のあり方にも大きな影響を与えた（Decker 2013）。精神分析では、精神疾患診断の正確さよりも、精神症状の原因として想定された心的葛藤やコンプレックスの同定とその解決が重視されている。そのため、米国の精神科医の関心は、精神症状の客観的で正確な記述よりも、その意味の精神分析的解釈——防衛、転移、抑圧などの精神分析特有の理論的概念——のほうに向けられていた。そこで、他の西欧諸国と比べると、精神科診断の信頼性（複数の精神科医の診断名が一致しているか、時間が経っても診断名が一貫しているか）が、米国では低かったのだ。

さらに、一九六〇年代の後半からは、高価で時間のかかる精神分析ではなく、当時に初めて臨床的に実用化された抗精神病薬を用いた薬物療法が精神医療の主流になったことも、精神分析に対する逆風となった。米国では公的医療保険制度がなかったため、病者は、個人として医療保険会社と契約して、支払った医療費の払い戻しを受ける場合が多かった。そのとき、医療保険会社は、適応診断名も有効性も不確かで、しかも高価で長期にわたる精神分析に対する医療費払い戻しを渋るようになった。そこで、ＤＳＭ―ⅡからⅢへの改訂作業では、治療法と対応させて疾患分類を標準化することが必須となった（Kutchins and Kirk 1997＝2002）。

また、第2章で紹介した一九六三年のケネディ教書以降の脱施設化の流れの影響も大きい。どのような人びとがどのような精神医学的な治療を受けるかのパターンが変化したからだ。精神分析のクライアントは、精神科病院に収容されていた精神障害者層とは異なり、精神障害による日常生活の障害の程度も軽く、定期的な外来通院が可能で、裕福な精神障害者であった。だが、この精神科病院入院と精神分析の外来通院の分業は、脱施設化と抗精神病薬の導入によって崩れていった。脱施設化した多数の精神障害者は貧困で、地域精神医療として高価な精神分析や精神療法を受けることは不可能だった。そのため、標準化された投薬治療を中心とする精神医療とマニュアル化された精神医学が必要とされたのである。

以上の複合的な要因――精神医学界外部からの批判への対抗、医療保険からの要請への対応、精神医学内部の精神分析派と従来の精神医学派の主導権争い、精神医療のクライアントの変化――が、一九七〇年代後半に精神分析の失墜とＤＳＭ―Ⅲ「革命」の受容を生み出す背景である。

こうした状況において、一九七四年にＤＳＭ―Ⅲ作成タスクフォースの委員長となったロバート・スピッツァーは、米国精神医学の主流派だった精神分析とは異なる観点から、特定の理論的立場に基づかない客観的な症状記述による分類という方針を提案した。この分類法の特徴は、「神経症」というカテゴリーや病名をリストから消去した点に象徴的に表れている。精神分析の主たる治療対象であった「神経症」は、無意識やコンプレックスという（客観的に証明されていない）仮説に基づいた理論的構築と見なされ、五年間にわたる激論の末に正式な診断名から外された（一時的な経過措置として、限定的に、括弧付きで残されてはいる）。その代わりに、それぞれの病状での特徴的な症状を基準として、「不安障害」、「身体表現性障害」、「解離障害」などにばらばらに分類し直されたのである。

なお、この場合の症状記述による分類とは、最初に例を挙げたように、診断基準として六つの症状の項目が列挙し、そのうちの二項目を六ヶ月以上満たせば「……障害」と診断できる、というようにして、疾患をパターン化された症候の集まりとしての「症候群」として定義する方法である。

ロバート・スピッツァーとＤＳＭ―Ⅲ

ＤＳＭ―Ⅲ「革命」を主導したスピッツァーは、一九三二年生まれで、ニューヨークで精神分析のトレーニングを受け、一九六七年からニューヨーク州精神医学研究所バイオメトリクス部門で精神症状スケール作成の研究を始めた。精神科診断学に興味をもった彼は、精神分析での自由連想での会話ではなく、事前に決めた質問をもとに手順どおりに進めて回答を評価する構造化面接を重視するようになった。この構造化面接では、どんな精神科医であっても同じ結果が得られるように事前に質問項目と評価基準を決めておくことが最重要視される。さらにスピッツァーは、その延長線上で、初期のコンピュータ診断プログラムＤＩＡＧＮＯ開発もおこなっていた。そうした業績によって、彼は一九七〇年代には精神科診断学の専門家と見なされ、ＡＰＡの疾患名・分類委員会の委員となった。あとで述べるとおり、彼は、当時の精神医学界を揺るがしていた同性愛をめぐる論争の解決に手腕を見せたことで、調整役として、一九七四年にＤＳＭ─Ⅲタスクフォース委員長に選ばれる。

ＤＳＭ─Ⅲが公表されたのは一九八〇年だが、その根本となる考え方はさらにさかのぼることができる。精神科診断の重視は、米国では一九五〇年代のセントルイスのワシントン大学にいた精神科医グループの研究成果に始まっている（ＡＰＡでは少数派だった）。その中心だったイーライ・ロビンスとスピッツァーは、一九七二年から国立精神保健研究所（ＮＩＭＨ）の資金援助で、診断の信頼性を高めるための「研究診断基準（Research Diagnostic Criteria：RDC）」の作成に携わっていた（Spitzer et al. 1975＝1981）。スピッツァーにとって幸運だったのは、当時、ＡＰＡでいまだ主流派だった精神分析医はＤＳＭ改訂に関心をもたず、タスクフォースのメンバーを自由に任命することができたことだ。そのため、ＤＳＭ改訂作業は、スピッツァー自身の研究関心とＲＤＣの考え方を色濃く反映するものとなった。

ハーバード大学の精神科医ジェラルド・Ｌ・クラーマンは、ワシントン大学グループの考え方を、一九七八年に「ネオ・クレペリン主義」として次の九項目にまとめている（Decker 2013：60）（クレペリンについては後述）。

①精神医学は医学の一部であること
②最新の科学方法論に基づくべきであること
③精神疾患の患者を治療すること
④正常と病気の間には境界線が存在すること
⑤精神医学は神話ではないこと
⑥精神科医は精神疾患の生物学的側面に着目すべきであること
⑦診断と分類に留意すべきであること
⑧診断基準はコード化されるべきであること
⑨診断と分類の信頼性と有効性を高めるため統計的手法を用いるべきであること

DSM的理性

スピッツァーが、症状の記述に基づいた「無理論的」な分類（疾患を症状とその持続期間の組み合わせで「症候群」として定義する方法）を主張するとき、その理論的な拠り所としたのは、ドイツの精神科医エミール・クレペリンの思想だった。クレペリンは、精神状態の現状（状態像）と自然経過を客観的かつ綿密に観察することで、互いに区別可能な疾患型を認識することが可能となり、予後を見通すことのできる疾患概念を規定できると主張し、精神病を「早発性痴呆（現在の統合失調症）」と「躁うつ病（現在の双極性障害）」に二分したことで知られている。当時の考え方では、疾患の経過として、前者は最終的には「痴呆（認知症）」へと悪化し、後者は進行しないとされていた。

ただし、スピッツァーのＤＳＭ－Ⅲ改訂方針には疾患の時間経過や予後は明示的にはふくまれていないため、厳密にはクレペリン自身の精神医学とは異なる。スピッツァーの主張は、精神状態の現状（症状）を正確に記述し、その現れ方のパターンに着目して分類することで精神疾患を区別し、その疾患分類を基に研究すれば、将来的には、経過や予後さらには病因や治療法が解明されるだろう、というものだった。つまり、疾患の時間経過（予後）は、症状に基づく正確な疾患分類を用いた研究によって、将来的に明らかにすべきものと見なされていた。

この精神疾患分類の考え方を、ここでは「ＤＳＭ的理性（DSM-reason）」と名付けたい。ＤＳＭ的理性は、精神分析とは異なり、生物医学的な近代医学の一分野としての精神医学を打ち立てることを主張する。そして、そのためには、精神疾患の病因に関する思弁的な理論（精神分析など）を排除して、症状だけを客観的に観察してカタログのように列挙できるという意味での「無理論」を標ぼうしている。だが、実際には本人たちが主張するように「無理論」ではなく、「無理論」と名乗る精神医学の一つの理論的立場であり、「精神医学の哲学」の一種と考えられるだろう。

近代医学の一分野としての精神医学を目指しているものの、ＤＳＭ的理性と近代医学において標準的な生物医学モデルとの間には大きな違いがある。最大の違いは、ＤＳＭ的理性においては、定義することの容易な症状だけを対象として扱い、疾患概念やその病因についてはカッコに入れて、直接的には精神医学的な議論の対象とはしない点である。このアプローチは、しばしば「操作主義」とも呼ばれる。

これに対して、生物医学モデルに基づいた近代医学では、「特定病因論」に基づいた病気の原因による疾患分類が支配的である。この特定病因論では、疾患は特定の（身体的）病因（たとえば細菌感染や脳の器質的・機能的異常など）から生じると見なす。そして、さまざまな検査テクノロジーを用いて、その特定病因を客観的に確認し、その病因を取り除いたり、正常に戻したりすることで疾患を治療できる、と考える。したがって、典型的な近代医学では、患者の訴える苦しみは派生的な主観的症状に過ぎず、検査で客観的に確認された身体的変化（徴候）の方が病因と直結する情報として重視される。

ところが、今日に至るまで、この意味での機器を用いた検査で検出できる客観的な徴候は、精神医学の領域ではほとんど認められていない。そして、ＤＳＭ─Ⅲ以降のＤＳＭのなかでも、検査テクノロジーによる客観的判断は、薬物や毒物を原因とする疾患や遺伝子異常による疾患の場合を除いてほぼ扱われていない。

患者によって語られる主観的な症状を重視する点では、ＤＳＭ的理性は生物医学モデルを批判して登場した「ナラティブ・ベイスト・メディシン（ＮＢＭ）」と類似している。ＮＢＭでは、患者の語り（ナラティブ）を重視し、傾聴や対話や解釈に治療的意義があると考える。だが、ＤＳＭ的理性は患者の語りの治療的意義や物語性を重視しているわけではない。ナラティブをパターン分類して、操作主義的に測定することで、精神科医の間で用語の意味や診断が一致する信頼性の高い疾患分類を作り出すことが目的となっている。この点で、ＤＳＭ的理性はＮＢＭと異なっている。

DSM的理性は、「無理論」ではなく、一つの理論的立場である。さらに特徴的なのは、さまざまな理論の間で起きる論争を制度化して包括する立場である点である。DSMは、決定版の真理として示されるのではなく、数年ごとに改訂されるマニュアルによって定められる。その過程では、委員会や総会での討論を経て、最終的には投票での多数決によって決められる。身体的疾患の場合は異なる。定義や診断基準は医学界内でのコンセンサスによって（通常は多数決ではなく）徐々に定められ、医学の進歩に従って適宜に改定されていく。そのとき、細分化された分野ごとに住み分けが行われて、互いに矛盾する複数の疾患分類が併存している場合も多い。

定義や診断基準が科学的な討論の積み重ねではなく多数決によって決まるため、DSM—Ⅲ以降の精神疾患分類は常に議論と改定に開かれた暫定分類として制度化されている。暫定的であるにもかかわらず、精神疾患に関する公認の（価格にも直結する）診断マニュアルという性質上、複数の疾患分類が共存することは許容されない。したがって、「勝者総取り」となるため、改訂のたびに派閥的かつ精神医学的な論争は絶えない。これは、他科での診断に比べてのDSM的理性の特徴である。

多数決による最終決定という精神医学独自の手法の淵源は、一九七〇年代の同性愛の脱医療化をめぐる論争のなかにある（Kutchins and Kirk 1997＝2002）。一九七〇年代に精神科診断の権威が深刻に揺るがされたことは、すでに前章で指摘した。それだけではなく、一九六〇年代から米国内で政治的な力をもち始めたゲイ解放運動（Bayer 1987）は、一九六〇年にマイアミで開催されたAPA総会から、デモによる直接抗議をおこなっていた。その抗議内容は、同性愛を「治療」するために行われていた

「嫌悪療法」を治療的虐待として批判し、DSMからの「同性愛」という病名を削除することであった。なお、嫌悪療法は、心理学的な行動療法の一種で、動物に芸を教えるように、同性の写真に恋愛や性的感情を抱いたら罰を与えるという方法を繰り返して、反射的に同性に対しては性的に嫌悪を抱くように条件付けするという治療法であった。

スピッツァーは、一九七三年にはゲイ活動家と「同性愛」の病名削除に賛否両方の立場の精神科医をふくむパネルディスカッションを開催するなど、学術的な討論を通じた和解を目指した調停を行った。当時の精神科医の多くは、同性愛行為を犯罪とする州法をもつ地域もある米国で、同性愛を精神疾患と見なして治療の対象とすることは、患者の利益に反する差別的行為になるので、臨床の実践として好ましくないと考えていた。これに対して、同性愛を精神疾患（少なくとも「正常」なセクシュアリティではない）と定義することに積極的だったのは、精神分析理論に忠実な一部の精神科医たちだった。なぜなら、精神分析理論では、エディプス期を経て成人の異性愛段階に達することが正常な発達過程であるとされていたからだ。

こうした論争を受けて、APA理事会は一九七三年末に、同性愛を、精神疾患の名称としてはDSMから削除する決定を下したとされる。ただし、より正確にいうと、同性愛を正常なセクシュアリティの一部と宣言したわけではない。解釈によっては同性愛を含み得る広い疾患概念「性的指向性の障害」を、理事会として提案する妥協が行われたのだった。だが、マスメディアでは、これが、ゲイ解放運動の勝利であり、同性愛の脱医療化であるとして大きく報道された。これに危機感を抱いた同性愛を精神疾患とみなすAPA内部の反対派は、この問題をAPA会員全員による投票にかけることを提案した。この一九七四年の投票の結果、理事会の決定は覆されることなく、会員の投票で支持されたのである。

ただし、一九七〇年代後半でも「性的指向性の障害」という遠回しな同性愛の言い換え表現を認めるかどうかの論争は継続した。最終的に一九八〇年のＤＳＭ―Ⅲからは、同性愛も「性的指向性の障害」も削除された。その代わりに付け加えられたのは、自分が同性愛であることに苦痛を感じる状態として「自我違和的な同性愛」という疾患名だった。「異常」なセクシュアリティそれ自体ではなく、そのセクシュアリティに本人が苦痛を感じることをもって、精神疾患と定義したわけである。

しかし、この病名をめぐっても、批判が生じた。それは、異性愛が社会規範となっている社会では、自分のセクシュアリティがそこから逸脱した同性愛だと自覚した場合には、（社会の差別や偏見に由来する）苦痛が生じることは当然で、精神疾患と呼ぶことは不適切との内容だった。そうした論争の結果、一九八七年の第三版改訂版ＤＳＭ―ⅢＲにおいては、最終的に「自我違和的な同性愛」も削除された。こうして、同性愛関連の疾患名は完全にＤＳＭから消失した。

なお、同性愛のケース以外でも、ＤＳＭ的理性における論争のテーマは、正常と精神疾患の境界設定に集中している。その最大の理由は、症状を列挙して操作主義的に疾患を定義するＤＳＭ的理性の特徴にある。症状のチェックリストの点数で正常と異常の境界を決めることは、正常と異常の間には、質的な差異ではなく、症状の数や持続時間や重症度という量的な差異しかないということを意味する。そのため、境界を決める精神医学的な診断基準は、客観的で科学的というよりは、あいまいで恣意的で、時代や社会によって変化するものとみられてしまう。たとえば、うつ病についても、別離や喪失というライフイベントに対する正常な悲嘆や一時的な「喪」の反応が、チェックリストを当てはめると、うつ病との病名を付けられて治療対象にされることに対する批判が論じられている（Horwitz and

Wakefield 2007＝2011）。

もう一つの論争になりやすい境界設定の問題は、ある逸脱が病気と見なされた場合、それが精神疾患とされるか、それとも身体疾患の一部と見なされるかという問題である。本人たちによる社会運動が、自分たちの疾患は精神疾患ではなく身体疾患であると主張して、主流派の精神医学との論争を生じさせるケースがある。精神疾患ではないという主張が本人たちにとって重要である理由は、そのことで精神疾患のスティグマから逃れることが可能となるからだろう。たとえば、トランスジェンダーの場合、そもそも精神疾患や精神障害のカテゴリー（ＤＳＭ—５では「性別違和」）ではなく、身体の性別の誤りを外科的に修正するべき状態であるとの主張が行われている。ジェンダーに関するアイデンティティの自認は、自分自身の感情を信じればよいことであって、精神疾患かどうかについての精神科医の判断を必要とはしない、ということだ。

また、筋痛性脳脊髄炎、慢性疲労症候群など、苦痛や不快の訴えがあるものの、多くの場合は検査では客観的な異常が発見されない病気においても、この境界設定をめぐる論争が生じている（Shorter 1993）。これらは、医療社会学では「医学的に説明できない病」と総称される（野島 2021）。近代医学の生物医学モデルでは、主観的な症状が客観的な検査で確認できる疾患と因果的に結びついている場合にだけ、「本当」の症状として認められることが多い。そのため、検査では異常が見つからない場合、医学的には説明できない「奇妙な」主観的症状と見なされる。そして、たいていの場合、それらは精神疾患に由来する症状と解釈されることになる。これは、生物医学モデルが、「心身二元論」に基づいて身体疾患と精神疾患を区別するからだ。そのため、身体に客観的な検査で判断できる異常がなければ、精神に異常があるとの推論が導き出される。その結果、「医学的に説明できない病」は、精神医学的には「心身症」や「精神的葛藤の身体化」（ＤＳＭ―５では「身体症状症」）と診断される。筋痛性脳脊髄炎、慢性疲労症候群などの患者本人の多くは、こうした精神疾患という病名を受け入れようとはしない。そして、しばしば、本人と医療者の間のコンフリクトが生じる。

こうしたコンフリクトでは文化による違いも影響している。日本での筋痛性脳脊髄炎について調査した医療社会学者の本間三恵子によれば、日本では、過労や家族のトラブルなどの「ストレス」が原因で病気になったと考えている患者が多いという（Homma 2018 : 535）。その意味では、純粋な身体疾患ではなく、心身症の要素があることは広く認められているといえる。だが、日本においては、ストレスが重要な病因と認識することは、それを精神的な原因から生じた精神的な病気（心身症）と認めて精神科や心療内科を受診することにつながるわけではない。この理由は明確でないが、日本では、西洋的な心身二元論とは異なって、心身を一体化してみる身体観が一般的だからかもしれない。

また、ＤＳＭ―Ⅳ（一九九四）、ＤＳＭ―５（二〇一三）の改訂では、過剰診断が生じかねない診断基準への改訂や新しい疾患名の収載があったとの批判も大きくなっている。その典型的な例が、「ＡＤＨＤ（注意欠陥・多動症）」の診断基準が変化したことで、患者数が増大し、治療薬の売上も増大したケースである（Frances 2013 = 2013 : Smith 2012 = 2017）。ＡＤＨＤとは小児期からの発達障害の一種で、年齢に比べて落ち着きがなく衝動的だったり、注意力が持続できなかったりするために、日常生活に困難が起きている状態とされている。この診断基準は、ＤＳＭ―Ⅳからは、多動症状がなくても、注意欠陥の症状だけがあればＡＤＨＤと診断できるように拡大された。さらに、ＤＳＭ―５からは、小児の発達障害だけではなく、成人用の診断基準が追加されたことで、小児期には診断されていなくても、成人になってから初めてＡＤＨＤと診断される人口が急増した。

こうした診断基準の緩和には、巨大製薬企業のマーケティングによる間接的な影響があるともいわれる。これは、医療社会学では、一般的に「疾患喧伝」と呼ばれる現象だ。それは、ある疾患に対して保険適用が認められている医薬品の種類が数種類以内に限られている場合、その医薬品を宣伝するのではなく、その疾患名を啓発する「社会貢献」に企業が寄付することを指している。そうすれば、企業イメージを高めるとともに、寄付金として節税しつつのマーケティングで、患者数を増やし、医薬品売り上げを伸ばすことができる（Moynihan and Cassels 2005＝2006；Paris 2015＝2017）。とくに、精神医学の内部から強い批判をしているのが、DSM―Ⅳ作成の中心人物であったアレン・フランセスであることは興味深い（Frances 2013＝2013）。

ただし、こうした巨大製薬企業への精神医学界からの批判は、米国の一部の精神科医たちが、ある日、突然に良心に目覚めた結果だと考えるのはナイーブすぎるだろう。二〇〇〇年代初頭の米国では、巨大製薬企業と医学界との癒着による研究不正や医薬品価格の高騰がマスメディアでも問題化していた（Angell 2004＝2005）。そうした批判を受けて、オバマ政権下で、医師の利益相反を規制するサンシャイン法が、二〇一〇年の医療改革関連法（オバマケア）の一つとして成立した（施行は二〇一三年から）。この法律は、医薬品・機器産業が一〇ドル以上の利益を医師に供与した場合には連邦に報告し、それをオンラインのデータベースとして公開することを義務付けていた。賄賂の受け渡しのように密室で行われる利害相反の行為を、白日（サンシャイン）の下にさらすという趣旨である。つまり、巨大製薬企業と距離を置いて、そのマーケティングを倫理的に批判して見せることは、二〇一〇年代の後半では、内部告発や暴露というよりは、時流に乗った行為だったともいえる。

こうした規制はグローバルにも行われ、同じ時期に、世界各国で同様の立法が行われている

（Grundy 2018）。日本でいえば、新薬の開発や臨床試験などの臨床研究に関わる医師に限ってだが、二〇一八年に施行された「臨床研究法」で利益相反に関する報告義務が規定されている。だが、こうした利害相反の規制は、巨大製薬企業による医師への影響を無くすことにはならない。むしろ、より効率化された組織的なものになる可能性もある。サンシャイン法によって、巨大製薬企業と医師との金銭的関連がデータベース化されたことで、医師の交流関係のＳＮＳのデータベースや各医師や医療機関での医薬品販売のデータベースなどとも組み合わせて、よりきめ細かい医師向けマーケティングへの動きも始まっているという（Mulinari and Ozieranski 2022）。

ポストＤＳＭ的理性に向けて

こうしたＤＳＭ的理性に対する批判が、向精神薬とその効果（と有害作用など）とマーケティングをめぐるものであったり、精神疾患の本人たちからの異議申し立てであったりすることは、精神医学をめぐる社会的な力関係の変容を示している。

一つの特徴は、学問としての精神医学は、従来の精神病理学や精神分析のような独自の「医学」のあり方――身体に関する近代医学とは異なる論理――ではなくなりつつあるところだ。精神医学は、身体疾患に対する内科治療をモデルとする近代医学へと近づきつつある。それは、過去の「おしゃべり療法」から、向精神薬を中心とする精神医学へのシフトである。それに伴って、診断や分類のシステムも、神経科学との連携を深めつつある。そのため、ポストＤＳＭ的理性の動向としては、次章で紹介するように、精神症状を臨床的に記述して分類する診断ではなく、脳機能検査による精神疾患概念の再編成へ向けた動きが加速している。

もう一つの特徴は、もはや、精神障害者が、社会的に沈黙させられ、誰かに代弁してもらう存在ではなくなっている点だ。医療や福祉の専門家に頼るだけではなく、自ら治癒への模索を実践し、それを集団的に共有して蓄積しつつある（その日本での代表は「当事者研究」（浦河べてるの家 2005））。法律面でも、日本では、精神障害者が社会のなかで働くことを支援する「障害者雇用促進法」改正によって、二〇一八年からは精神障害者の雇用が「義務化」された。また、精神障害者自身も援助者たちも、狭い意味での医学的な回復としての治癒や一律でお仕着せの社会復帰とは異なった目標（リカバリー）をもつことの重要性を理解しつつある（駒澤 2022）。地域精神医療でも、精神科病院と地域を連携するだけではなく、薬物治療や精神科病院の存在を前提とはしないアプローチもその存在感を強めている。その例が、本人の自宅で精神医療者チームと家族や関係者が繰り返し対話するオープンダイアローグである（Seikkula and Arnkill 2016＝2016）。こうした潮流は、ＤＳＭ的理性に基づいた医療専門職による分類と介入を必ずしも必要としないリカバリーへの模索とみることができる。

次章では、こうしたポストＤＳＭ的理性の現状として、神経科学に基づく新しい精神疾患分類法「研究領域基準（ＲＤｏＣ）」と精神障害者自身による「狂気」のポジティブな捉え返し（「狂人」によるＰＳＹの知）とを取り上げていく。

第4章　脱精神医学化の二つのエッジ——RDoC（研究領域基準）とマッドネス

つまり、このPSYの機能（fonction-Psy）が、規律を身につけさせることの不可能なすべての者のために、規律の役割を果たしたということです。個人が、学校や仕事場や軍隊において、極端な場合をいえば監獄において、規律に従うことができないとき、その度に、PSYの機能が介入しました。

——ミシェル・フーコー、一九七三年一一月二八日講義（Foucault 2003＝2006：105、文脈に合わせて訳は変更）

PSYの圏域

一七—一八世紀の精神医学を扱って、「監禁」という実践を批判した『狂気の歴史』（初版一九六一）で知られる哲学者ミシェル・フーコーは、コレージュ・ド・フランスでの講義でも、繰り返し一九世紀以降の西洋社会における精神医学の展開を論じていた。そこでは、「ＰＳＹ」を冠する一連の学問――精神医学、精神病理学、精神社会学、精神犯罪学、精神分析学――がまとめて批判的に扱われている。ＰＳＹという接頭語は、もともと「心」を意味するギリシャ語「プシュケ」に由来する。つまり、ここでのフーコーの主張は単純で、心や精神を扱う学問は、人びとを自発的に社会秩序に服従させる規律の権力を、専門的な知によって正当化する役割だと批判していた。このフーコーのＰＳＹへの反感は、一九六〇年代に始まる世界的な精神医学・精神科病院批判の潮流と強く呼応し合っていた。

二一世紀の現在、フーコーが想定していたＰＳＹとは異なる何ものかが、精神医学・精神医療の風景に登場している。しかも、それらは、一九六〇年代の精神医学批判と一部の論点を共有した形で、従来のＰＳＹを否定しつつ、精神疾患や狂気についての異なった知と振る舞いを立ち上げようとしている。たとえば、精神医療の実践は、今日では精神科病院を中心とするものではなくなり、向精神薬を服用しながら通常の社会生活を送ることは一般的なこととなっている。そのことは、精神医学がかつて有していた独特の神秘性を薄め、精神医学の知を標準的な（身体の）医学に近づける傾向を生み出している。また、かつては一般的だった精神科医による一方的な監禁は目立たなくなり、精神疾患の本人の意志を尊重する支援や本人の思いをくみ上げたリカバリーが重視されつつある。それらの形作る風景は、できる限り、監禁の実践から距離を置こうとする精神医学ということもできるだろう。

ここでは、その状況と深く関わる二つの領域を取り上げることで、「心」を扱う学知としてのＰＳＹの変容、あるいはＰＳＹと脱ＰＳＹのせめぎ合いに迫ってみたい。なお、ここでは主に英米での実践や議論を紹介し、日本においてもほぼ同時並行的に行われていたさまざまな実践や議論については、紙幅の都合もあり取り上げない。

第一領域としての「ＲＤｏＣという新しいＰＳＹの知」では、新しい精神疾患分類法「研究領域基準（Research Domain Criteria：RDoC）」――二〇〇八年から米国の国立精神保健研究所（ＮＩＭＨ）によって進められている研究プロジェクト――を概観する（Lilienfeld and Treadway 2016）。これは、本人の主観的訴えではなく神経科学の客観的な研究成果から知識を積み上げて、従来の精神医学とは別の形で、科学的に妥当な精神病の分類を作り上げることを目指している。また、精神医学／医学内部から、ＰＳＹの知を根本的に変えようとする試みでもある。実際、（身体の）医学と精神医学の最も大きな違いとは、医学では生物医学テクノロジーを駆使した検査によって病気が診断されるのに対して、精神医学における病気の診断は基本的に患者との会話を通じて行われる点にある。ＲＤｏＣは、徹底した科学化と客観化によって主観的な訴えを意図的に排除しようとするので、発想としては「脱ＰＳＹ」といってもよいだろう。

第二領域としての「「狂人」によるＰＳＹの知」は、精神障害者の社会運動における「狂気（マッドネス）」の復権を中心としている。精神障害者自身による社会運動は一九七〇年代から世界各地で同時多発的に生じていた。とくに一九九〇年代後半以降の潮流として、狂気を精神病として否定的にとらえるのではなく、狂気という生きられた経験（体験）に誇りをもち、狂気に自分自身のアイデンティティを見いだすことが主張され始めた。ＰＳＹの知の担い手が医療専門家から「素人」や「狂人」という本人たちへと移行している点では、この潮流もまた「脱ＰＳＹ」といえるだろう。そこには、ＰＳＹの対象とされてきた人びとが生み出しつつある知と専門家によるＰＳＹの知のせめぎ合いと絡まり合いが現れている。

この二つの知のあり方は、それぞれ独自な基盤から生まれており、互いに相補うことはあっても、一つの立場を別の立場に包み込んだり、一つに総合したりすることはできない。その互いに還元不可能な複数の知の緊張関係こそが、二一世紀における脱ＰＳＹの特質ではないだろうか。

研究領域基準（ＲＤｏＣ）という新しいＰＳＹの知

精神医学における体系的な疾病分類では、第３章で紹介した米国精神医学会（ＡＰＡ）による「精神疾患の分類と診断の手引き」（現在はＤＳＭ―５ＴＲ（二〇二二））と世界保健機構（ＷＨＯ）による「国際疾病分類（現在は第一一版（二〇一九）でＩＣＤ―11）」がよく知られている。ＩＣＤ―11は疾病統計に使われるため日本はもちろん世界的にも普及している。また、ＤＳＭ―５は米国内での分類ではあるが、日本も含めて多くの国で参照されている。実際上は、この二つの疾病分類は作成した精神科医にも重なりが多く、対照表で相互翻訳が可能なのでほぼ同等のものとして扱える。

二〇一〇年代に、そこに付け加えられたのが米国ＮＩＭＨの研究プロジェクトＲＤｏＣである。ＮＩＭＨとは米国国立健康研究所（ＮＩＨ）傘下の研究所の一つで精神医学を専門分野としている。ＮＩＭＨは、メンタルヘルスから動物実験までも含む研究を行い、その年間予算は二〇二〇年代では二〇億ドルを超えている。直接的比較はできないが、その巨大さは、日本の文科省科研費（大学関係者はよくご存じだろう）の年間総額がおよそ二六〇〇億円（二〇二二年）であることを考え合わせてみればわかる。

ＮＩＭＨは、二〇〇八年の戦略プランで、「研究目的のために、観察可能な行動と神経生物学的測定法という次元に基づいて精神障害を分類する新しい方法を開発する」ことを宣言した（二〇〇八年一二月一七日。ただし正式ホームページでは改定後なので、オリジナルは https://web.archive.org/web/20081217154853/http://www.nimh.nih.gov/about/strategic-planning-reports/index.shtml（二〇二四年七月確認））。その後、ブルース・N・カスバート（二〇一五から二〇一六年のNIMH所長）らを中心にして、臨床医、研究者、企業などを含んだワークショップでコンセンサスを作り上げ、二〇一二年にRDoCとして発表した（Sanislow 2010；Morris and Cuthbert 2012）。その背景は、精神医学の研究者たちからのDSMという精神科診断システムに対する不満だった。NIMH所長を二〇〇二年から二〇一五年まで務めたトーマス・インゼルはRDoCを紹介するなかで、それを次のように述べている。

臨床的コンセンサスに基づいた診断カテゴリーは、臨床神経科学や遺伝学での発見と噛み合わない。また、診断カテゴリー区分では治療効果の予測ができない。さらに最も重大な欠点は、症状や症候に基づいたカテゴリーは、機能障害の奥にある根本的メカニズムに対応していないことだ。（Insel 2010：748）

その上で、インゼルはRDoCの基本仮説を次の三点にまとめている。一つは、精神疾患を「脳の障害」と想定する点だ。ただし、脳卒中のように明確な器質的病変ではなく、ネットワークとしての脳の「神経回路の障害」であるという。第二に、この神経回路の障害は、精神疾患の患者に対して、臨床神経科学の手法（脳波や機能的MRIなどの脳機能イメージングあるいは遺伝子検索など）を用いた検査で客観的データとして確認できる、という仮説である。第三に、こうした手法で得られた客観的データの臨床応用は精神症状を理解し適切な治療計画を立てるのに有用であるという仮説である（こうした検査の必要性は今日の通常の身体に対する近代医学では当然視されている）。

そして、実際のＲＤｏＣはこの**表３**のようなマトリクスで提案されている（Cuthbert 2014）。カスバートに従ってＲＤｏＣマトリクスの内容を簡単に見ておこう。まず、縦軸がこの分類マトリクスのなかで重要な位置を占める五つの「領域（ドメイン）」である。この領域を構成する単位は、心理学や神経科学の研究成果に基づいて設定されるがそれ自身としては計算・計測不可能な構成概念（コンストラクト）である。これらの合計二三個の構成概念をまとめた上位カテゴリーが五つの領域である。中心に来るのは認知システムであり、知覚、注意、記憶、言語、制御など心理学ではよく使われる構成概念が含まれている。その上にある二つの領域は、感情に関わる心理学や情動神経科学で用いられる概念である。そして、感情がポジティブかネガティブかによって二つの感情価（ヴェイレンス）の領域を分けている。このなかには、快と不快の神経回路や報酬系のように脳内での神経回路がはっきりとわかりつつあるものも含まれている。下の二つは、社会性やコミュニケーションに関わる領域と覚醒や睡眠に関わる領域である。

縦軸の領域に対して、横軸は七つの分析ユニットであり、研究対象や手法のシステム階層性に沿って並べられている。中心に来るのが神経回路であり、ＲＤｏＣの精神疾患に関する中心仮説だ。その左は回路より基礎的なレベルとして、細胞、分子、遺伝子がくる。そして、右にはより階層の高い分析ユニットとして、生理、行動、自己申告となっている。この分析ユニットでは行動と自己申告が精神障害者の独特な行動と言語的な訴えつまり従来の精神症状に相当している。

領域や分析ユニットとは区別されて右端にパラダイムがある。これは分析ユニットにおいてどのよ

領域　　　　　　　　構成概念	分析ユニット							パラダイム
	遺伝子	分子	細胞	神経回路	生理	行動	自己申告	
ネガティブ・ヴェイレンス・システム								
急性の脅威（「恐怖」）								
潜在的な脅威（「不安」）								
持続性の脅威								
損失								
欲求不満的な無報酬								
ポジティブ・ヴェイレンス・システム								
接近動機								
報酬への初期反応性								
報酬への持続的反応性								
報酬学習								
習慣								
認知システム								
注意								
知覚								
作業記憶								
宣言記憶								
言語行動								
認知的制御（エフォートフル・コントロール）								
社会プロセスのシステム								
親和／愛着								
社会的コミュニケーション								
自己の知覚／理解								
他者の知覚／理解								
覚醒／モジュレーション・システム								
覚醒								
生物リズム								
睡眠－覚醒								

表3

うな立場から構成概念を分析するかということを意味している。

この表は二次元マトリクスだが、そこに付け加えて二つの次元が重要とされている。一つは発達の次元であり、小児期の虐待の心理的影響などに関連している。もう一つは環境の次元であり、PTSD（心的外傷後ストレス障害）などと関連している。

人間の脳を主たる研究対象とする神経科学における研究領域や分析ユニットの大分類として見れば、確かに「科学的」である。そのいっぽうで、たとえば、臨床的な精神疾患としての統合失調症をこのマトリクスでとらえようとした場合には、社会性の障害、認知機能の障害、情動表出の障害、睡眠障害など複数の領域にまたがって分散したカテゴリーとなる。また、RDoCマトリクスのマス目の一つ一つは、複数の精神疾患や心的状態と対応している。一例として、分析ユニット「行動」と研究領域「社会プロセスのシステム」の交差するマス目を取り上げてみよう。そこには、精神疾患である統合失調症、発達障害である自閉症スペクトラム障害、さらには（精神疾患とはいえない）引きこもりも関係することになるだろう。では、なぜ病名そのものがまったく登場しないばかりか、病名との明確な対応も付けがたいマトリクスが新しい精神疾患分類の「未来へのビジョン」として鳴り物入りで登場したのか（Insel 2010：748）。

それを理解するには、RDoCとDSMの言説上の拮抗関係に目を向ける必要がある。RDoCへの動きが開始したのは二〇〇八年、DSM—Ⅳ（一九九四）の改訂作業が開始された二年後である。その始まりを告げたNIMHの戦略プランには次のような一節が記されている。

現在のところ、精神障害の診断は臨床的観察——同時に生じやすい症状を同定し、その症状がいつ始まったかを突き止め、その症状が消え去ったり再発したり慢性化したりするかどうかを確認する――に基づいている。しかし、今日の診断体系のなかでの精神障害の定義には、統合的な神経科学に基づいた最新情報は含まれておらず、神経科学研究によって科学的進歩を達成するには最適とはいえない。

このプランでの仮想敵、つまり精神疾患で生じる症状を正確に記述してその自然経過を正確に観察することを通じて疾患実体に迫るアプローチは、まさに一九八〇年以降に精神医学診断の主導権を握ってきた（DSM―Ⅲ以降の）DSMの中核思想（第3章で論じたDSM的理性）なのである。

RDoC対DSM

第3章で紹介したとおり、DSM的理性に対しては、医学的妥当性よりも社会的利害による影響が大きいのではないかとの疑いがかけられている。そうした批判だけではなく、DSMで採用された症状記述による分類に対しては、その方法論という観点からの批判も数多く行われた。とくに、ある症状の持続期間や頻度（たとえば、「大うつ病エピソードが毎日二週間以上続く」）によって精神疾患かどうかを分類するとき、症状の重症度の連続性を閾値で正常と病気に区分することが恣意的である点は繰り返し批判された。また、列挙された症状の七項目中少なくとも三項目がそろえばある精神疾患として定義している場合に、症状の組み合わせによっては重なる症状が一つもない状態であっても同じ病名となる点も問題視された。さらに、実際にＤＳＭによる分類を行う際には、複数の診断名が共存して二つの精神疾患の中間型になってしまうこともある点も批判された。とくに、統合失調症と感情障害（双極性障害を含む）の中間にある「統合失調感情障害」は混乱を招くカテゴリーであった。たとえば、動植物の分類であればカテゴリーが互いに排他的でない分類システムは失敗作と見なされるはずだ。

これに対して、ＲＤｏＣは、正常と病気という二分法的カテゴリーを廃して、診断名横断的に心的システムの機能（研究領域）の「「正常から異常までのすべてのバリエーション」を研究する」（Cuthbert and Insel 2013 : 5）という。つまり、記憶力であれば認知症の物忘れ症状から正常を超えた達人的な記憶力までを連続体として研究するプロジェクトである。これは、研究重視という観点に立って、正常と異常の区別という問題含みの臨床的な分野を慎重に避けているともいえる。だが、逆の解釈もできる。こうしたアプローチは、ＤＳＭ的理性のように疾患カテゴリー別ではないことによって、個人の特性に合わせた治療法をオーダーメイドで設計する「個人化医療」の考え方とも親和性が高いからだ。その意味では、ＤＳＭ的理性が臨床重視でＲＤｏＣが研究重視というわけではない。精神疾患の存在を認めながらも、その臨床的な鑑別診断を志向しない点がＲＤｏＣの特徴とみるべきだろう。さらに、研究領域は、動物実験でも健常者での心理学実験でも利用できるように設計され、基礎研究での知識を臨床応用する「橋渡し研究」に役立つようになっている。これは、ＤＳＭ的理性を人間以外の実験動物に適用することが不可能であることとは対照的だ。

なお、ＲＤｏＣの元になったのは、生物学的精神医学でいわれる「エンドフェノタイプ」仮説である。これは、遺伝学的研究が精神疾患に関連する特定遺伝子を決定することに失敗し、単純な遺伝ではなく多因子遺伝が想定されていることを受けて現れた仮説である。エンドフェノタイプとは、脳機能イメージングや認知機能テストの成績パターンや脳波などの神経生理データで客観的に計測可能な表現型（人間の特性）を意味している。そして、遺伝子が直接に表現型としての精神疾患と関連するのではなく、遺伝子は精神疾患と関連する表現型であるエンドフェノタイプと相関するという仮説である（Insel and Cuthbert 2009）。

ＲＤｏＣが提案されて以降、ＮＩＭＨの研究資金はＤＳＭで定義されている疾患ごとではなくＲＤｏＣの枠組みに沿って提供されつつある。そして、新しい治療法の研究開発においても、「多くの新規医薬品の限定された特定の効能に対して、ＤＳＭ／ＩＣＤの症候群は異質なものを含んでいてあまりに漠然としているので、それを補うためにＮＩＭＨでの新規治療法開発契約の募集要項にはＲＤｏＣの考え方が取り入れられているものもある」という（Kozak and Cuthbert 2016）。研究費の配分と基礎医学知識の生産という面で、ＲＤｏＣは精神医学のあり方に今後大きな影響を与えていくかもしれない。

では、ＲＤｏＣは、脱ＰＳＹを遂行しつつ科学的真理への王道を進んでいるプロジェクトかといえば、疑問点も多い。たとえば、ＲＤｏＣは、精神症状ではなく機器によって測定可能で客観的なデータを重視する、と主張している。だが現時点では、健常者と精神障害者を簡単かつ確実に判定できる検査キットなど存在していない。この理念と現状のギャップを真剣に受け取るなら、ＲＤｏＣは、「生物心理社会モデル」と呼ばれることもある従来の精神医学の折衷主義的性格（生物医学、心理、社会の複雑な相互作用として精神的健康と精神疾患の問題をとらえる見方）とは異なり、「生物生物生物モデル」といってもよいほどに生物医学に偏った原理主義に基づくイデオロギー的企てとみることもできる。

　生物学偏重の理論的バイアスがもっとも明確に表れているのが、精神疾患に対する環境要因の軽視である。ＲＤｏＣの但し書きでは、研究領域の次元と同様に環境の次元は重要だとされているもののマトリクスのなかに環境は明示されていない。そして、人間と社会や人間と環境の相互作用という観点は研究領域には希薄で、すべてが個人の社会性という領域のなかで一括して扱われてしまっている。

　また、医療社会学の視点からみれば、二一世紀になって狂気や精神疾患の領域にＲＤｏＣが登場したことは、アデル・クラークらのいう「生物医療化（biomedicalization）」の一例とみることができる（Clarke et al. 2010）。それは、たんに医療の対象が拡大するプロセス（従来の医療化）に留まるものではなく、脳機能イメージングやリスク遺伝子検索や詳細な認知機能検査などの生命科学技術の上昇によって、従来の疾患概念や知識体系や治療が総体として変容しつつあるプロセスでもある。人間の脳を新しいテクノロジーで解明しようとする「ニューロ」時代（Rose and Abi-Rached 2013）における精神医学の変容あるいは「脱精神医学化」を具体的に跡づけることは、科学技術社会論として興味深くしかも重要な研究の方向性であるといえる。たとえば、社会学者のＭ・ピカースギルは、科学における新規性がいかに構築されるかとの観点から、ＲＤｏＣの出現を分析している（Pickersgill 2019）。

　だが、ここで掘り下げて考えてみたいのは、ＲＤｏＣそのものというよりは、ＲＤｏＣと対になって現れているもう一つの脱ＰＳＹの動向である。そして、そうした二つの脱ＰＳＹの流れの並置から見えてくるものを探るのが、ここでの目的である。次節からは、ＤＳＭにおいては激しい論争となり、ＲＤｏＣが宙吊りにしている正常と異常（狂気）の区分を精神医学とは別のやり方で引き受けようとする集合的主体性――精神障害者自身の社会運動――に着目してみよう。

「狂人」によるPSYの知――PSY対ハンガーストライキ

二〇〇三年七月、精神障害者の社会運動団体「マインドフリーダム・インターナショナル（MFI）」の六名が、米国精神医学会（APA）などに対して、「主要な精神病が「生物学的基盤のある脳の病気」であるという証拠、そして「精神科治療薬が脳内の化学的不均衡を修正する」という証拠」を科学的に示すことを求めたハンガーストライキを行った（Whitaker 2010＝2012：497）。それに対する最終的なAPAの回答はある意味で極めて正直なものだった。「神経科学は進歩しているが、研究者や臨床家は、特定の精神障害あるいは精神障害一般について信頼性が高く予後判定に役立つバイオマーカーとして利用できる明確な病変部位や遺伝子異常を同定するに至っていない」と認めたのである（http://www.mindfreedom.org/kb/act/2003/mf-hunger-strike/（二〇一四年七月確認））。

精神疾患に関する科学的研究の状況は、現在でも大きな変化はない。ここで取り上げたRDoCも、精神疾患を神経回路の異常とする「仮説」に基づいた研究プロジェクトを超えるものではなく、その仮説を証明するための努力が重ねられているのが現状である。いいかえれば、いまでも「科学的に有効な証拠」は十分には発見されていない。この事件は、かつての反精神医学の突きつけた問い――つまり精神医学は根拠のない神話にすぎないという批判――が一定の有効性を現在でももち続けていることを示している（本書の第2章参照）。

MFIもその一つとして、今日では精神障害者自身による社会運動団体は世界各地に多数存在している。その総称として、米国やカナダでは「コンシューマー、サバイバー、元患者（consumer/survivor/ex-patient）」の頭文字を取って「c／s／x運動」、英国では「（精神医学）サバイバー運動」や「（サービス）ユーザー運動」と呼ぶことが多いという（Statsny and Lehmann 2007；Sayce 2000；Reaume 2002）。これらの用語のニュアンスの違いについて、説明しておこう。用語の違いには、精神障害者が自らのアイデンティティをどこに位置づけているか、また、精神疾患をどのような状態と考え、精神医学に対してどのような態度をとるかが凝縮されている。

ユーザー（利用者）とコンシューマー（消費者）は、どちらも何らかの精神医療サービスを受ける者としてのアイデンティティである点では共通している。患者と呼ぶと医師の治療を受ける受動的な存在という意味になるため、自分で精神医療サービスを選択して必要なものだけを利用するということを強調するのが、ユーザーやコンシューマーという用語である。ただし、英国では、コンシューマーという語は、一般的な消費者というよりも、購買力のある富裕層の消費者という意味を言外に含むので、あまり好まれないという（日本でいう「意識高い系」と似た感じだろうか）。これらのユーザーやコンシューマーとは異なり、サバイバー（生存者）という表現の場合は、精神医学的な治療（向精神薬や精神科病院への入院）という苦難を生き延びたという意味を含んでいる。したがって、サバイバーは、医療専門職による精神医療サービスに対して否定的で、精神医学による支援を二度と使わない場合が多い。元患者（ex-patient）という用語は、サバイバーほど精神医学に対して否定的ではないが、精神医療に対して従順に従う患者であることを自分から辞めたという意味を含むこともある。ただし、精神二〇〇〇年代以降では、こうした精神医学への拒否感は含まずに、「がんサバイバー」と同様に精神疾患という苦難を克服したという意味で、「サバイバー」という呼び名を使う場合もあるようだ（Diamond 2013）。さらに、マッド（狂気）という伝統的には侮蔑的に使われてきた用語を逆手にとって、自らの精神疾患をマッドネスと呼んで肯定することは、「マッド・アイデンティティ」や「マッド・プライド」とも呼ばれる（LeFrançois et al. 2013；Curtis 2000）。これは、ＬＧＢＴなどの性的マイノリティの社会運動が、ときに、かつての侮蔑的な表現である「クィア（変態）」を自称することと類似している。

なお、日本では、精神障害者自身の活動としては「当事者研究」がよく知られている。二〇〇一年に浦河べてるの家で創始された「当事者研究」は、日常生活のなかでの苦労をテーマとした「研究」を、精神障害者本人が行うものだ。具体的には、その研究をミーティングで発表し、個人性をもった独特の自己病名（「統合失調症全力疾走依存あわてるタイプ」など）をつけることで、人と問題を切り離して、皆で苦労を分かち合い、苦労に対処することを目指している（浦河べてるの家 2005）。こうした動向は、英米での精神障害者自身の社会運動と、「狂人」によるＰＳＹの知としては実践上の共通点も多いと同時に、さまざまな点で違いも大きそうだ。

精神障害者であることや狂気を自分たち自身で、精神医学とは別のやり方で定義づける英米での社会運動は、どのような特徴をもち、どのような歴史を経て形成されたのだろうか。

米国のｃ／ｓ／ｘ運動の参与観察研究を行ったリンダ・Ｊ・モリソンは、精神障害者の社会運動には、沈黙を破って発言する面と精神医学による抑圧から自らを守る面の二つの側面が不可分に存在していると指摘している（Morrison 2005）。こうした二つの特徴は、他の病気での患者運動ともある程度までは共通している。患者たちが団結して社会運動を形成するのは、自らのヘルスケアに関わるニーズを社会に対して主張するという目的と、病気を抱えつつ自らの社会生活を守るためのさまざまなノウハウを共有するという目的の二つの機能が大きいからだ。

ただし、社会に対する発言やニーズの表明という点では、ｃ／ｓ／ｘ運動の主張は、団結して声を上げるという社会運動一般に当てはまる性質には留まらない。それは、精神疾患においては、病気としての定義上、本人自身の訴えは幻覚や妄想によって歪んでいるために、まともに取り上げる必要のない「たわごと」として扱われてきた歴史があるからだ。そのため、精神障害者の社会運動においては、自分たちの発言が、素人の言葉や精神症状として無視されることに抵抗するという側面が極めて大きい。そのためには、精神医学の知識を獲得することで理論武装して医療者に対抗し、精神医療として行われる入院や投薬という「治療」の非人道性を証言することが重視される。

互いに団結してノウハウを共有し、自分たちの生活を守るという面の強さもまた、精神障害者の社会運動に固有の特徴である。それは、精神科病院への入院が、しばしば、本人の意思に反する強制入院であることと関わっている。そのため、c／s／x運動の主張は、精神医学の権力によって行使される強制医療に対抗して、個人の自由という法的権利を擁護し、治療法や生き方についての選択権を求めるものとなる。

他の病気での患者運動との違いは、これらの二点に加えて、さらにもう一つある。それは、こうした精神医学から距離をとるというc／s／x運動の特徴は、精神障害者の本人と家族の間に存在するずれとも関係していることだ。精神疾患については、本人の感情的な苦痛を含むことがあるため、家族内での感情的な対立や齟齬が関わることが多い。そのため、家族や医療者の参加を禁止した上で、精神障害者の本人たちだけでの運動体となることが、しばしば認められる。いっぽうで、家族なども参加している精神障害者の社会運動も存在し、その場合は、医学研究の促進、ヘルスケアや社会的サービスの充実、疾患に対するスティグマの解消などを主目標とすることが多く、精神疾患以外の多くの患者運動とも共通した性格が強くなる。

精神障害者の社会運動小史

医学史のロイ・ポーターによる『狂気の社会史——狂人たちの物語』（Porter 1988＝1993）で紹介されているとおり、精神医学に抵抗する精神障害者は、かなり昔から存在してきた。さらに一九世紀以降になると、精神科病院（アサイラム）に強制収容された人びとと支援者による社会運動もあった（Dain 1989 : Chamberlin 1990）。

もっとも初期のものには、英国のジョン・パーシヴァルらによる「「狂人」友愛組合（Alleged Lunatics' Friend Society）」（一八四五年創設）がある（松村 1991 : 190-191）。米国でもほぼ同じ一九世紀後半に、夫によって精神科病院に監禁されたが裁判の末に自由になったエリザベス・パッカードが、強制収容に反対するパンフレットを発行し「反アサイラム協会（Anti-Insane Asylum Society）」を創設している。また、米国のクリフォード・W・ビーアズは、一九〇八年に自身の入院体験を手記にした『我が魂にあうまで』を出版して精神医療の改善を訴え、精神衛生運動やメンタルヘルスの創始者の一人となった。

だが、今日的な意味での精神障害者自身による社会運動は、一九七〇年代以降といってもよいだろう。それは、第2章で紹介した全世界的な精神医学に対する異議申し立てと呼応したもので、カウンターカルチャーと結びついて、反体制的な政治の要素を含み、ＰＳＹの知の正統性に対して疑問符を付けるもの（脱ＰＳＹ）という特徴をもっている。

その始まりとされるのが、一九七二年に発足した英国の「精神病患者組合（Mental Patients' Union : MPU）」である。その創設宣言は、釣り針にかかった魚のイラストにちなんで「魚のマニフェスト」

として知られ、次のように書き出されている（Crossley 2006：147）。

この数年で、精神科病院と精神医学の反動的な制度に抗して、多くの集団が立ち上がった。だが、患者を巻き込むことができなければ、こうした集団のラディカルな代案に向けた思いは、学生や専門家の知的な議論や仕事のおしゃべり以上にはなり得ない。患者はどんな場合でも、そうした代案を勝ち取るには必要不可欠の存在なのだ。

（中略）

精神病患者組合を政治的に組織することで、支配階級の手先である精神科医と精神科病院に対抗して患者パワー（PATIENT POWER）を効果的に動員できると確信している。

「患者パワー」という用語は、一九六〇年代の米国での「ブラックパワー」に想を得たものだろう。人種の平等を謳う公民権法（一九六四）の成立後も続いた人種差別に対して、アフリカ系アメリカ人は、白人に理解を求めるのではなく、自分たち自身が政治的力をもつことで人種差別の撤廃を目指す運動を起こした。そのときのスローガンが、ブラックパワーだった。

ちなみに、魚のイメージは、精神科医カール・メニンガーが、一見すると不可解な精神症状が苦悩から逃れようとする患者自身のセルフケアとしての必死の努力でもあり得ることを、釣り針から逃げようとする魚の姿にたとえたことに由来しているという。

ＭＰＵそのものは短命で数年後には緩やかな組織連合へと解体していったが、ニック・クロスリーによれば、一九八〇年代、ＭＰＵの人脈と思想は「精神医学による抑圧に反対するキャンペーン

（Campaign Against Psychiatric Oppression：CAPO）」やイタリアでの精神医療改革の影響を受けた運動（European Network for Alternatives to Psychiatry）と結びつく「精神医学への代案英国ネットワーク（British Network for Alternatives to Psychiatry：BNAP）」へとつながっていったという。さらに一九八〇年代半ばには「ラディカルになった「精神病患者」たちは自分自身を「精神病患者」とは呼ばなくなった」結果、ユーザーやサバイバーというアイデンティティを重視する精神障害者の社会運動が登場した（Crossley 2006：173）。これは、メンタルヘルスの分野でエンパワメント、セルフヘルプ活動、ピアサポートなどが重要視され始めた時期ともほぼ一致している。そして、今日の日本でいえば「当事者主権」（中西＋上野 2003）に相当するこのような考え方は、一九八〇年代に広く英国政府や医療従事者によっても受け入れられていった。現在の日本でいう「当事者参画」である。そうした社会運動を英国で代表する団体が、「サバイバーは発言する（Survivors Speak Out：SSO）」だった。創始者の一人であるピーター・キャンベルはこの時代を次のように表現している。

> 精神疾患と診断された人びと、すなわち現在及び過去の精神疾患患者は、社会のなかで目に見える存在、声を聞き届けられる存在となり、さらには権力の中枢に招き入れられた。そうした人びとは政府には意見を求められた。そうした人びとにコンサルトすることがサービス提供者の義務となった。メンタルヘルス関係者は職業的訓練の場で、そうした人びとの手助けを必要とするようになった。（Campbell 1996：218）

一九七〇年代に創設されたＭＰＵが反体制であったのに比べて、ＳＳＯなどの一九八〇年代の社会運動は、ユーザー／サバイバーというアイデンティティを確立しながらも、「非政治的」であることを主張して体制側とも協力関係をもっていたところに特徴があった（後に、精神医療に批判的な人びとから、その点は批判される）。

いっぽう、米国の社会運動も英国の場合とよく似た経過をたどっているが、精神障害者自身のイニシアティブを重視する傾向がより強い。これは、米国の精神障害者の社会運動の創始者の一人であるジュディ・チェンバレンの主著『精神病者自らの手で』のタイトルにも表れている（Chamberlin 1977＝1996）。チェンバレンらは、非専門職的でセルフヘルプやピアサポートを提供できるドロップイン・センター（気軽に立ち寄れる場所）の重要性を主張し、医療専門職主導の地域精神医療に対して批判的だった。また、彼女の著作は、英国での一九八〇年代の運動にも影響を与えたとされる。

米国での精神障害者による社会運動は、オレゴン州ポートランドの「狂人解放戦線（Insane Liberation Front）」（一九七〇）を最初に、ニューヨーク（一九七一）、ボストン（一九七一）、サンフランシスコ（一九七二）などの地域で結成されたという（Chamberlin 1990：Morrison 2005）。各地の運動をつないだのは、サンフランシスコで一九七二年から発行されていた「マッドネス・ネットワーク・ニュース（MNN）」と一九七三年から毎年開催された「人権と精神医学的抑圧に反対する会議」であった。いずれも当初は、精神障害者以外の医療者や法律家も参加していたが、当時のブラックパワー運動やフェミニズム運動の例にならって、一九七〇年代後半には自分たちの問題を自分たちの視点から扱うために精神障害者のみの参加となった。

しかし同じ頃、ＮＩＭＨが「コミュニティ支援プログラム」によって精神障害者の社会運動を経済的に支援し始めたことによって、一九八〇年代半ばには精神障害者の社会運動は分裂する。精神医療従事者と協力して体制内での改革を求める人びと（コンシューマー）と強制医療の廃止を重視する人びと（サバイバー）の間で、運動方針の違いが生まれたからだ。その結果、ＭＭＮは廃刊となり、「人権と精神医学的抑圧に反対する会議」も中止となった。そして、前者すなわちＮＩＭＨによる連邦資金支援を受けた「全米精神保健コンシューマー・セルフヘルプ支援センター」が精神障害者の社会運動の主流となっていった。

こうして一九九〇年代後半に至るまでには、英米カナダなどの世界各地では、ピアサポートやセルフヘルプ活動が「成功」して社会的に認められるようになった。その一方で、精神障害者が「ピア」として、医療専門職の主導する地域精神医療の下請けを担う現状に対する批判も出始めた（Fabris 2013：130-139）。また、インターネットなど情報通信技術の発達によって、個々の精神障害者にとって、精神医学批判の言説や情報に接することは容易になり、人数的には小集団でも自らの主張を世界に届けることも可能となった。こうした状況を背景にして、マッドネスをもアイデンティティや個性の一種として肯定的にとらえる社会運動は登場してきた。

日本の状況について、ここでは詳しくは触れないものの、日本の精神障害者自身による社会運動は、ほぼ同時期の一九七〇年代に創設されていた（桐原＋長谷川 2013）。こうした「狂人」によるＰＳＹの知とでも表現できる潮流は、世界同時的だったのである。精神障害者自身の社会運動のグローバルな展開については、伊東香純による『精神障害者のグローバルな草の根運動――連帯の中の多様性』に詳しい（伊東 2021）。

精神障害者の社会運動の主張を理解する枠組みとして、これまで医療社会学の領域では、法律モデルと医学モデルの対比がよく使われてきた。その観点から、以上の一九七〇年代以降の流れを整理し直してみよう。

こうした社会運動は常に、精神医学による抑圧（精神科病院への強制入院）から身を守るために、自己決定権の擁護と強制医療の批判に力を注いできた。その際に法的な手段を主として用いることを、法律モデルあるいはリバタリアン・モデルと呼んでいる。つまり、臨床場面も含めて、犯罪の処罰以外には監禁は最小限しか許されないとする論理である。これを実践するには法律知識が必要であるため、精神障害者自身の運動が中心の場合でも、支援する法律家の存在も大きかった。

英米における初期の経過をたどっておこう（Crossley 2006；Sedgewick 1982）。第二次大戦後の英国では一九四六年、それまで複数あったメンタルヘルス関連の団体を統合して「全国精神保健協会（National Mental Health Association：NAMH）」が創設される。そのＮＡＭＨが一九七一年に「精神医学の濫用、ネグレクト、不正義」を批判するキャンペーンとして開始したＭＩＮＤは、精神障害者の法的権利の擁護を主張して、政府の精神保健政策（一九八三年の新「精神保健法」）に大きな影響を与え、その後のＮＡＭＨの代名詞となった。米国出身で英国に移住していた弁護士ラリー・ゴスティンらを中心とするＭＩＮＤの運動は、個人の国家からの自由を強調するリバタリアニズムに基づいて強制医療の濫用を無くすことを目指していた。

このＭＩＮＤの元になったのは、一九六八年にニューヨークで始まった「精神病患者の権利の保護と拡張」キャンペーンだった。自由を擁護する活動で知られる米国自由人権協会を中心とするこの運動は、「誰もが結局のところ、自由を奪われ、気狂いのレッテルを貼られ、バスで一生がかりの精神病院に送られる前に、弁護士と相談する権利を持つべきである」と主張していた（Ennis 1972＝1974：295）。

一九九〇年代半ばに、この法律モデルを先鋭化させたのが「全米権利保護とアドボカシー協会（National Association for Rights Protection and Advocacy：NARPA）」である。あらゆる強制医療を拒否するだけではなく、「精神病患者に平等な市民権と平等な犯罪への責任を」をスローガンに法的に完全な平等をも求めていた（Sayce 2000：116）。この立場からは、精神異常抗弁（心神喪失などによる刑事責任無能力の主張）も否定されることになる。マッドネスを肯定する立場からすれば、犯罪も人間の（逸脱はしているものの）社会活動の一部であり、精神症状の一部と見なされて犯罪の社会的意味を無化されたり、犯罪を行ったことの責任を取らされなかったりすることは、人間の平等を否定することになるからだ。もちろん、これは一部の極端な主張であり、法律モデルとされる議論の多くは、強制入院の濫用を防ぐ法的に適正な手続きを確立することを主な目的とするものである。

ただ、精神異常抗弁を否定する極端な法律モデルからは、重要な論点が明らかになる。それは、伝統社会も含めて、なぜ多くの社会において、「狂人」による犯罪は通常の処罰とは別の扱いを受けるべきだとみなされているのか、という点を考え直す契機になるからだ。これは、「狂気」とは何か、精神障害・精神疾患とは何か、だけに留まることなく、自由意志と責任の関係はどのようなものか、社会における罪と罰の関係とは何か、という根源的で哲学的な問いにも触れている。

こうして精神障害者に絶対的に平等な権利と責任を求めるならば、精神障害者に対して行われてきた福祉サービスにも大きな影響が生じる可能性もある。なぜなら、犯罪に対する責任と同じように、働けないことにも責任をもつべきとの論理につながりかねないからだ。精神障害者に対する法的に平等な条件が整っているなら、精神障害者が（たとえば精神疾患による感情的苦痛のために）働けないとしても、そのことは自己責任となってしまう。それは、一九八〇年代以降のネオリベラリズムの元での医療・福祉の予算削減を正当化しかねないものとして、精神障害者自身や支援者たちの一部からは危険な主張ともみなされた。そのため、この意味での「平等」を求めるべきかどうかは、精神障害者や支援者の間でも意見が分かれている。

さらには、この精神障害者にとっての「平等」とは何かという論点は、今日のダイバーシティや障害者一般をめぐる職場における合理的配慮についての議論ともつながっている。女性の働きやすい職場や男女が平等に生きることのできる社会、あるいは車いすの身体障害者に対する合理的配慮について想像することは、多くの人びとにとって、そう困難ではない。もちろん、イメージされる社会像は、個人によって異なるだろうが、大まかな方向性に違いはないはずだ。だが、感情的な苦痛を抱えた精神障害者にとっての平等な社会的扱いはどうあるべきかについては、いまのところ、皆が納得する正解は見えない。精神障害者に対する差別的スティグマは許されないことは最低限のコンセンサスだろうが、それ以上の配慮やサポートがどのようなものかは明確とはいえない。

法律モデルが精神障害者の法的権利を「健常者」と平等に扱うことを求めたのに対し、精神障害者を患者として他の病気の患者と平等に扱って治療することが必要だと考えたのは医学（脳疾患）モデルである。つまり、精神疾患は脳の病気の一種に過ぎない以上、精神疾患を他の身体疾患と違う何かとして特別視する必要はなく、脳に関する医学研究の発展が最終的にはすべてを解決するだろう、ということだ。これは、後のＲＤｏＣにもつながっていく思想である。この医学モデルは、精神科医たちだけではなく、全米精神疾患患者家族会（National Alliance for the Mentally Ills：NAMI）にも支持されていた（Sayce 2000：87-93）。一九九〇年代の「心を開いて　精神病は脳の疾患」とのスローガンによる反スティグマ・キャンペーンは、医学モデルの考え方を象徴している。

この医学モデルが、家族会であるＮＡＭＩにとくに受け入れられた理由の一つは、医学モデルの基盤となった薬物療法を支持する精神医学がかつての精神分析に批判的だったからだろう。精神分析では家族内での心的葛藤が精神疾患の原因とされ、しばしば精神療法による治療は親の責任追及と非難へと転化した。とりわけ非難されたのは母親で、自閉症児を生み出すのは育児に冷淡な「冷蔵庫マザー」であり、統合失調症を生み出すのは矛盾したコミュニケーションを行う「分裂病因性母親」であるとまでも考えられていた（現在では医学的に否定されている）。なお、同様に、家庭内で生じたとされる心的トラウマに精神疾患の病因を見出そうとする誘導的な心理治療は今日でも行われ、家族を性的虐待や児童虐待の加害者として一方的に非難することに加担するなど、さまざまな問題を引き起こしているともいわれる（「虚偽記憶症候群」）（Loftus and Ketcham 1994＝2000）。これらの家族への非難を非科学的として批判したのが医学モデルだった。

多くの精神科医や精神障害者家族、そして精神障害者（の一部）には支持されているものの、医学モデルに対しては多くの批判もある。なかでも重要なのは、すでにＲＤｏＣ批判として紹介したが、個人の内部にある脳という臓器に注目することは、対人関係や社会環境・経済状況などの環境要因を軽視することにつながる点だ（社会問題の個人化と脱政治化）。また、精神障害者への差別に対して反対する反スティグマ・キャンペーンとして、医学モデルは失敗だったともいわれる（Sayce 2016）。一般の人びとは、精神疾患は脳疾患であるという知識から、精神障害者は私たち健常者とは異なった脳をもつ異質な存在であるとの信念を強化してしまったからだ。そのため、精神障害者に対する社会的排除は医学的に正当化され、脳の違いである精神疾患は治癒不可能とするスティグマを強固にしてしまった。

さらに、精神障害者の社会運動の立場から医学モデルを批判するとき、重要な論点は二つある（Sayce 2000：94-97）。一つは、精神障害者の狂気という「生きられた経験」の価値（すなわちマッドネス）を低下させ、精神症状として医療化し、異常で病的なものとしてしまう点（病理化）、もう一つは、脳の疾患である以上は治療するのが当然であるとして、治療の正当性が前提とされる点だ。精神障害者たち本人の社会運動が懸念していたのは、この二つが結びついたとき、精神障害者の治療拒否があっても脳疾患による精神症状（病識の欠如）として無視し、家族や医療従事者が脳疾患に対しての強制医療をしてもよいという論理になることだった。それは、まさに法律モデルによる法的保護（弁護士に相談する権利の擁護）が批判の対象としてきた旧態依然たる精神医療の押し付け（パターナリズム）に他ならない。

この点については、実際にＡＣＴ（Assertive Community Treatment）をめぐって、一九九〇年代に精神障害者と家族会のＮＡＭＩが激しく対立した。ＡＣＴとは、一九七〇年代に始まった医療と福祉を合わせたチームで訪問医療を行う地域精神医療のプログラムで、精神障害者が地域のなかで生活することを目指すものである。これは、精神医療の支援チームが積極的（アサーティブ）に地域に出て、精神障害者の地域生活を支援するという手法を指している（ただし、日本では、政府の推し進める地域包括ケアと関連付けるため「包括型地域支援プログラム」と呼ばれている）。

米国における ACT で論争となったのは、アドヒアランス（内服遵守）の低い患者に対するきめ細かい服薬指導を行い、治療中断を減らす介入プログラムの導入だった。これは NAMI からの支援を受けていた ACT の手法だった。しかし、精神障害者の社会運動からは、地域で生活する精神障害者に対する頻回の訪問は、事実上の強制治療につながるとして批判が湧き起こった。向精神薬を拒否する患者の選択の自由を否定しているとみなされたからだ。また、NAMI に対しては製薬企業の寄付があったことから、ACT は向精神薬の売上を促進するためのマーケティング（押し売り）としても批判された。この状況を、モリソンは次のように表現している。

NAMI とその支援者たちが組織的に、全米で強制的外来治療を ACT プログラムとして導入しようとしたことに対して、一九九〇年代の c／s／x 活動家たちはこれまでの運動の歴史のなかでも例を見ないほどの動員をかけて反対した。NAMI と新しい製薬企業型精神医学に挟撃されて、精神保健における自由と人権の問題が、再び運動にとっての最大の課題となったのだ。（Morrison 2005：90）

ACT だけではなく、一九九〇年代以降には、精神障害者に対する強制的外来通院（通院しなくなれば強制入院させられる仕組み）が、「地域治療命令（Community Treatment Order：CTO）」や「支援された外来治療（Assisted Outpatient Treatment：AOT）」として英米などで拡大しつつあることも、医学モデルと法律モデルのせめぎ合う論争を引き起こした（Fabris 2011）。

こうした法律モデルとも医学モデルとも違って、マッドネスを肯定的なアイデンティティとする観点は、マッドネスを一種のマイノリティとして捉えている点で、障害の社会モデル（第10章参照）と共通点が多いとされる。だが、精神障害者の社会運動と（身体）障害者運動との対話は一九九〇年代に実質的に始まったものであり（Beresford 2000：伊東 2021）、問題はそれほど単純ではない。マッドネスは、ある人にとっては障害だが、別の人にとってはラベルに過ぎない神話であり、感情的な苦痛であると同時に個人の成長をもたらす体験であり、そこからのリカバリーに価値を見いだすとともにそれにプライドをもつことも求められる何ものかとして互いに矛盾しつつ、正解のない錯綜した形で表現されるからだ（Spandler et al. 2015）。

ＰＳＹ、あるいは脱ＰＳＹの未来

ＲＤｏＣが生まれた背景にあるのは、脳機能検査による診断や向精神薬による脳の分子レベルでのコントロールであった。それらは、人間をも生物学的な生の一つとみなすことで飛躍的に発展した生物医学を背景として、（脳を含んだ）人間身体に介入の程度を深めつつある生物医学テクノロジーの存在によって可能となったものだ。一九九〇年代以降に顕著になったこうした傾向は、精神や人格、あるいは「心」までも物質的なプロセスとして機械論的に説明し可塑的に変化させることを可能としつつある。

いっぽうで、精神障害者たちの社会運動は、精神医学による身体（脳）的な調整や治療に留まらない生き方の集合的な調整のあり方、つまり社会のなかでの生活様式としての生を重視し、リカバリーやエンパワメントの技法を求めている。オープンダイアローグ（Seikkula and Arnkill 2016 = 2016）や当事者研究（浦河べてるの家 2005）などの先駆的な取り組みは、私たちがこれまで「医療」という名前で呼んできた専門家中心の実践とは異なる、社会的な営みを目指している。

これは、フーコーの「生政治」という概念において、「生」が個々人の身体性への物質的な介入と同時に、人びとの社会的な生の営みの調整も示す両義性をもつことに、奇妙なまでに正確に対応している。生物医学的な神経科学の徹底化と「生きられた経験」の自己肯定の相反する二つの方向性は、従来のＰＳＹとは異なる新風景となっている。この目をこらしても焦点を合わせることが困難な茫漠としたオールオーヴァーな広がりは、ある種の希望をもかき立ててくれる。それを鑑賞するだけではなく、緊張関係をもって行為する闘技場（アリーナ）とみなすならば、そのなかに入り込み、ＰＳＹの機能とは異なったアクションを試す可能性が、私たちには開かれているからだ。

第2部　〈医〉と技術

第5章　iPS細胞の三つの世界——再生医療の科学技術社会論

幹細胞に対する人類学者たちの関与によって（中略）が解明された。
——アナンディ・バーラドワジ（Bharadwaj 2012：304）

二つの文化、一つの細胞

冒頭の文章は、人類学の総説を掲載している年報雑誌の二〇一二年号からの引用だ。読者の皆さんは、この中略部分に何が書かれていたかを、想像できるだろうか。

「幹細胞」とは、増殖できる性質（複製能）と分化できる性質をもった細胞を指す生物学の用語である。通常の幹細胞は、分化できる範囲が限られている。たとえば、造血幹細胞は、人間の一生の間ずっと分裂して増殖し、赤血球や白血球などの血液細胞を生み出すが、他の細胞を生み出すことはない。これに対して、幹細胞の一種であるｉＰＳ細胞やＥＳ細胞は、通常の幹細胞より分化する能力が高く、身体のどの部分の細胞にもなり得る潜在的な性質、すなわち「多能性（pulipotency）」をもっている。そのため、幹細胞を利用することで、失われた臓器の再生や若返りも可能となると期待されている。「再生医療」と呼ばれるプロジェクトの中核は、この幹細胞であり、幹細胞を活用するためのテクノロジーである。

さて、最初の問題だが、幹細胞と人類学者をつなぎ合わせる言葉や概念やモノを推測して、中略部分を埋めることは、ｉＰＳ細胞研究者も含めて理系の研究者にとっても、人文社会科学など文系の研究者にとっても容易ではない。この章のタイトルにあるｉＰＳ細胞に「科学的」な興味をもってこの本を手に取った人びとには、突飛なクイズに感じられるかもしれない。

友人のコアなｉＰＳ細胞研究者と話をしていると、私も想定していなかった人類学とｉＰＳ細胞のつながりがあり得るとわかった。幹細胞を特定の機能をもつ細胞（たとえば心臓の筋肉）に分化させるトリガーとなる物質については未知な部分が多く、試行錯誤で研究しているという。つまり、さまざまな物質を手当たり次第に、幹細胞に試しているらしい。海底のサンゴのかけらとか、どこかの奥地の草など、地球上のあらゆる場所からさまざまな動植物を集めて、その成分を一つ一つ総当たりでテストしているという。そんな場合は、フィールドワークを行う人類学者が採集してきた資料が役立つこともある。

だが、ここで考えたいのは、そういう幹細胞の研究のためにたまたま有用だった人類学という意味ではない。現代の人類学者はアフリカの儀礼だけでなくｉＰＳ細胞をも研究対象としている。なぜなら、ｉＰＳ細胞や幹細胞が実験室で培養されるという研究実践そのものが、研究者、研究助手、実験設備、試薬、試薬を生産する産業、科学論文として真実性を保証する査読システムなどの多様な人びとやモノを含めネットワークによって成り立ち、そのネットワークの作動は、そこに関わる人びと自身（科学界の「原住民」）にとって説明が難しいからだ。それらをめぐっては、治療に応用するための臨床試験（人体実験のことだ）が社会のなかで次々と立ち上がり、医療倫理・生命倫理学的な研究や臨床応用の規制が必要かどうかが議論され、社会問題となっている（澤井 2017）。さらに、現代社会でのバイオは経済的にも大きな役割をもっている。幹細胞の研究に対しては、科学技術政策の一環として公的資金での研究支援が行われ、患者団体を含めて多くの人びとが難病治療への希望を託し、医療規制の少ない地域での再生医療クリニックを受診する医療ツーリズムが国境を越えて行われ、巨大製薬産業や投資家たちが産業化へのチャンスを伺っている。

現代社会の多様な側面にｉＰＳ細胞が組み込まれている事態は、人類学、政治学、経済学、社会学、倫理学などのフィールドワークの絶好の調査対象となっているのである。この章では、先ほどの引用の「（中略）」部分の現状マップを提供することを目指している。

ちなみに、中略部分を略せずに書くと次のようになる。

> 幹細胞に対する人類学者たちの関与によって、研究や治療のためにヒト幹細胞を分離するという技術科学的な可能性を束ねる、複数の交差した文化的な紐帯が解明された。人類学のユニークな貢献は、幹細胞をエスノグラフィー（民族誌）の研究対象とするだけでなく、科学的生産、政治的論争、経済的計算、倫理的多様性、宗教的反対、社会的動員など、様々な社会技術的アレンジメントの文化的輪郭を明らかにすることである。（Bharadwaj 2012 : 304）

こうした人文社会科学的分野の研究は、多くの人にとっては難しくて、あまり聞き慣れない理論的用語が使われている。そのために、iPS細胞研究者からみても、実験室での基礎研究とは異なった問題関心に基づく仕事であって、自分のやっている作業とは直接的には関係しないと感じられるかもしれない。

非科学者とくにその中心とみなされる文系の学者と理系の科学者の間でものの見方や考え方に大きな相違があることは半世紀以上前から「二つの文化の分裂」として問題視されてきた。一九五〇年代に書かれたC・P・スノー卿の『二つの文化と科学革命』によれば、それは、シェークスピアを読んだこともない無教養な人びと（すなわち科学者）と、熱力学第二法則が何かもわからない科学に無知な人びと（すなわち人文社会科学者）の間での意思疎通の難しさを示している（Snow 1993＝2011）。現代日本でも「二つの文化の分裂」があることは、隠岐さや香のベストセラー『文系と理系はなぜ分かれたのか』でも指摘されていたとおりだ（隠岐 2018）。

しかし、物質的実在としてのiPS細胞の世界とその社会的意味づけが生じている人間社会のネットワークとは、隔絶されているわけではなく、同じ一つの世界に属している。私がここで挑戦したいのは、実験室でのiPS細胞の振る舞いに着目することで、iPS細胞という物質的実在の客観的・科学的な研究とiPS細胞の意味と意義をめぐる社会的事象の人文社会科学的研究を分割する境界線（ボーダーライン）を、消し去ることはできないものの、重なり合うあいまいな領域としてのボーダーゾーンやコンタクトゾーンに変化させることだ。そのために、この章では、iPS細胞を、互いに共通部分をもちながらも異なっている三つのネットワークのなかに位置づけることにする。

第一は、**生命科学の知識と作動のネットワーク**、とりわけ発生生物学をめぐる論争史である。Ａ・クラフトとＢ・Ｐ・ルービンの研究を参照しつつｉＰＳ細胞発見の生物学史上の意義とその限界を考えることで、「細胞のアイデンティティ（自己同一性）」という哲学的な観点を提出したい（Kraft and Rubin 2016）。そして、その問いを、ｉＰＳ細胞とは何か？ではなく、ｉＰＳ細胞が何ものであるかはどのような手続きで定められるのか？という技術実践的な問いとして、明確化していく。ここでいうアイデンティティは、細胞のゲノムとしてのアイデンティティ（その細胞が誰由来かという身元）ではなく、ある細胞がどのような機能をもっている場合に幹細胞や皮膚細胞などの特定の細胞として定義されるのかという意味で使っている。

第二は、**再生医療産業のグローバルなネットワーク**に立ち現れるｉＰＳ細胞である。産業化や商業化への方向性は、医学において研究室の実験台（ベンチ）での基礎研究を臨床（ベッド）や社会で役立てることを意味する「ベンチからベッドサイドへ」というかけ声とともに現代社会では強力に推進されている。そして、再生医療を目指す産学連携は、「トランスレーショナル研究（橋渡し研究）」とも呼ばれる。そのなかで、科学技術やバイオ産業の展開はグローバルなものとなっている。だが、そのいっぽうで、科学技術政策や研究規制政策や医療規制政策のあり方は一国的で、国家間での違いも大きく、グローバルなかでのローカルな差異が拡大しつつある。

第三は、幹細胞移植での治療すなわち**移植医療や再生医療という臨床的諸実践のネットワーク**のなかに位置づけられたｉＰＳ細胞だ。これは基礎的な科学の研究室や大学はもちろんだが、病院や医者患者関係とも深く関わっている。このネットワークのなかのｉＰＳ細胞研究は、真理を探究する科学であると同時に、病者に希望を与えるプロジェクトとして約束手形のように機能している（Morrison

2012 ; Gardner et al. 2017)。新しい治療方法の医学的発見への希望は、公的研究資金の投入を正当化し、資本市場やクラウドファンドでの研究資金の獲得にもつながり、研究の駆動力となる。しかし、ときには現実離れした「熱狂（ハイプ）」や「バイオ幻想」（Petersen 2001）を生み出し、一時的なバブル経済となって破綻する場合もある。また、過度な期待は、リスクを過小評価させ、安易で危険な人体実験をも正当化してしまう危険性をもはらんでいる。

細胞――実在から過程へ

二〇一二年のノーベル医学・生理学賞選定委員会は、山中伸弥のｉＰＳ細胞作成の業績をその半世紀前のジョン・ガードンによるカエルのクローン作成の業績と合わせて共同授賞とした。その授賞理由は「成体細胞が多能性をもつように再プログラムされることが可能であるという発見」であった（ノーベル財団ＨＰ）。では、ここでいう「プログラム」は、生物学において何を意味するのか。その隠喩において、プログラムはどんなハードディスクやメモリに書き込まれて保存されているのか。また、そのプログラムを実行するハードウェアとは何に対応しているのか。これらの点を少し概念にこだわりながら生物学史的・哲学的に考えてみよう。

ここで鍵になるのは、ノーベル財団のいう「成体細胞が多能性をもつように」との一節である。そこには、一つの細胞に過ぎない受精卵が、どのようなプロセスをたどって、さまざまな種類の、合計すれば数十兆ともいわれる細胞へと秩序だって差異化（分化）し、その結果として人間のような多細胞生物を生み出すのか、という生物学の根本問題が関わっているからだ。最初の受精卵は、こうした意味での「多能性」をもっている。しかし、大人の人間（成体）の一つの細胞をとってきても、そのままでは、その細胞から「クローン人間」を作ることはできない。すなわち「多能性」は失われている。この時間の経過のなかで何が起きたのか。

分子生物学が示したように、すべての生命の設計図がDNA配列として遺伝子に書き込まれているとすれば、人間の細胞のすべては基本的には同じ設計図をもっていることになる。にもかかわらず、それらがいったん特定の機能をもつ細胞になってしまった後、再び受精卵のように一つの細胞から人間を再生することは容易ではない。これを可能とすることができれば「クローン人間」の産出となる。しかし、そこには倫理的だけでなく、技術的なハードルもまだ高い。

分子生物学と遺伝子説は、人間の細胞のすべてが同一のDNA配列をもっていると示した。しかし、それらが異なる機能をもつ細胞として分化するメカニズムをいまのところ系統立てて説明できていない。外部環境のなかのどのような要因がどのタイミングで細胞に働きかければ、細胞が適切に分化していくのかというプロセスの全容は知られていない。発生生物学者コンラッド・H・ウォディントンはすでに一九四〇年代に、特定の遺伝子が特定の時間と場所で活動するのは遺伝子と環境との相互作用によって定まると理論的に推定し、「エピジェネティクス」と名付けていた。しかし、遺伝子と環境の相互作用との概念では、「生まれか育ちか」のバランスに関わる現象のすべてに適用できるため、あまりにも広すぎる。

科学史家エヴリン・フォックス・ケラーによれば、この難問に「プログラム」という概念を生物学にもち込むことで最初に解答を与えたのが、フランソワ・ジャコブとジャック・モノーによる「オペロン説」だったという（Keller 2000＝2001、第3章）。これは、遺伝子には、設計図のうちどの部分を実際に使うか（発現）を調節して、遺伝子のスイッチを切り替えてオンオフするプログラムが存在するという説である。一つのコンピュータであっても、さまざまなプログラムを走らせることで異なった機能に使えるように、同じ遺伝子をもつ細胞が実行するプログラムの違いで皮膚細胞や筋細胞や神経細胞に分化できることになる。そうして、多細胞生物「人間」が生まれる。ジャコブとモノーの考えでは、プログラムには二つの階層があり、遺伝子に書き込まれた実行プログラムそのものと、その実行プログラムを制御してメタレベルでオンオフするプログラムがあるとされた。細胞の分化を可能とするのは、この後者のメタレベルでのプログラムなのである。では、そのオンオフのプログラム（「発生プログラム」）はどこに書き込まれて保存されているのだろうか。

ジャコブとモノーのオペロン説では、発生プログラムは遺伝子に書き込まれているとされていた。つまり、すべては遺伝子のみによって決められているということだ。だが、その後の発生生物学研究では、遺伝子だけで発生の過程を制御しているわけではないという実験結果が次々と示された。つまり、遺伝子という実行プログラムをメタレベルで制御するのは、遺伝子に書き込まれた発生プログラムだけではなく、さまざまな環境要因が発生プログラムとして機能するということだ。その結果、二〇〇〇年代以降には遺伝子と環境の相互作用を研究するエピジェネティクスは大きな研究分野となった。

当時の技術では、成体から得られた分化した細胞を、なんらかの方法で分裂増殖させても、通常は同じ種類の細胞しか生み出すことはできなかった。つまり、皮膚の細胞は分裂しでも皮膚細胞のまま、筋肉の細胞は分裂しても筋細胞のままだった。そのため、受精卵がもつ「全能性（totipotency）」、つまり遺伝子という設計図に合わせて順序立てて分化し、多様な細胞へと変容し、臓器を作り出し、最終的には一個の個体を生み出すプログラム（発生プログラム）――実行プログラムとしての遺伝子をコントロールするメタレベルのプログラム――は、成体の細胞の遺伝子からは消去されていると考えられていた。すなわち、成体の細胞には全能性は存在しないというのが、当時の通説だった。ちなみに、この全能性（個体になり得るという性質）は、受精卵から数回分裂するまでの細胞にはあるが、その後失われてしまう。それ以降は、多能性（どんな細胞にもなり得る性質）だけが残る。

ガードンの業績とは、この通説に対する反証だった。彼は、一九六〇年代に、カエルの成体から得られた細胞からその遺伝子を含む核だけを取り出して（核を取り除いた）卵子に核移植するという手法で、初めてクローンのオタマジャクシ作成に成功した。つまり、成体の細胞にも全能性があることを示したわけだ。発生プログラムは分化した成体の細胞にも潜在的に存在しているとの成果が、山中とのノーベル賞同時受賞につながった。

生物学上の細かい議論になるが、一九五〇年代に、両生類のクローンの作成に初めて成功していたのはロバート・ブリッグスとトーマス・キングだった。彼らは、ヒョウガエルの発生初期の胚（オタマジャクシにもなっていない）を用いて、その細胞の核だけを（核を取り除いた）卵子に核移植して、もう一度、発生初期としての分裂を開始させることに成功していた。ただし、そのクローンは数千個の細胞にまでなったところで成長を止めていた。ガードンは、一回目の核移植後にしばらく分裂成長させ、そのなかで順調に分裂している細胞を選んで、その核をまた別の（核を取り除いた）卵子に核移植するという手法を工夫して、オタマジャクシ、さらにはカエルにまで成長させたのである。しかし、ほ乳類でのクローン作成は困難で、一九九七年のイアン・ウィルムットらによるクローン羊ドリーの作成まで待たねばならなかった。
これらの実験からは、成体の分化した細胞の核には個体を発生させる遺伝プログラムが残っていることが示された。それを、ある適切な環境（核を取り除いた卵子の内部）に置いてやれば、その細胞の皮膚や腸としての実行プログラムではなく、受精卵だったときの発生プログラムが作動するとわかった。クラフトとルービンはその発見が細胞のイメージを変えたと評価し、その生物学史上の意義について次のように述べている。

私たちが強調したいのは、このこと（引用者註：細胞分化が一方通行の不可逆なプロセスではないこと）が細胞についての再概念化と切り離せないということだ。それは、細胞を固定した実体と見なすこれまで長く信じられてきた見方から離れて、細胞を能動的に維持され続けている状態と見なす方向に進むことを意味する。このモデルからみれば、細胞のアイデンティティは変化し得るものとなる。（Kraft and Rubin 2016：498）

細胞を、発生プログラムに基づいて特定の機能をもつ細胞への分化する傾向とその逆に受精卵の頃の全能性へと戻ろうとする傾向のせめぎ合うバランス状態と見なす視点は、一九世紀に確立した細胞説（「細胞は生物の構造と機能の単位である」）とは大きく異なっている。単位は変化しないからこそ、何かを計測するための基準となる。その意味では、細胞は構造上では一つの単位であるが、その機能は変化するプロセスなので単位として扱いづらいということになる。さらにいえば、この新しい細胞のイメージは、受精卵から始まって多細胞の生体にいたる分化の枝分かれのなかでの細胞のアイデンティティのダイナミックな連続性を強調する点で、種々の細胞をそれぞれに異なった実行プログラムを搭載した単機能の機械と見なすモデルともずれている。

ガードンの実験は、細胞というアイデンティティの見方を、個体を形作る単位という多様な性質に分化した実在から、受精卵から多様に分化していく傾向と単一の全能性（発生プログラム）をもつ細胞へと復帰していく傾向とのせめぎ合いの過程へと変えた。受精卵や幹細胞は、分化への傾向をストップし続けない限り、他のさまざまな細胞へと多様に分化していく。皮膚から得られた細胞であっても、永遠に皮膚細胞のままであるとは限らず、環境によってさまざまな細胞に変化し、ときには全能性を取り戻してクローンの個体にまでなることもできる。つまり、細胞のアイデンティティは流動し、変容する。

細胞が、生物学者たちが当初に想定していた固定的な「実在」というよりは、動態的でアイデンティティを定め難い「過程」であるという生物学的事実に強いられて、研究者たちは、これまで自明だった細胞の機能的アイデンティティが変化し得ることに注意を払うように促され、その細胞が何者であるかを知るためのさまざまなテクノロジーやルールを発明する方向へと押しやられていく。この意味での細胞は、行為主体すなわちアクターとして能動的に、研究者たちと相互作用し交渉する。

複数の「新しさ」の重なり合い——生命科学の知識と作動のネットワーク

ここで、現代の生物学において細胞のアイデンティティが流動的であることを強調したのは、人文社会科学の立場から分子生物学の視点を相対化する必要があるとか、細胞が科学者共同体のなかでの言語的構築物に過ぎないとかいいたいからではない。iPS細胞をそれとして同定する（アイデンティファイする）作業の作動を丹念に追えば、iPS細胞研究は、iPS細胞という確固とした対象をもった研究分野ではないとわかるからだ。むしろ、iPS細胞研究とは、iPS細胞とその類似物たち（シミュラクル）と研究者たちの間での相互作用と交渉を含むような人とモノとの終わりなき対話として現れてくる。この細胞と人間の間での相互交渉がもち得る解釈の多義性に開かれた性質は、二〇一四年のSTAP細胞（刺激惹起性多能性獲得細胞）事件でのマスメディアを巻き込んだ論争の悲喜劇で明らかになったとおりだ（須田 2018）。

生物学に留まらない領域横断的な見方は、iPS細胞の「新しさ」を理解するには不可欠だと私は考えている。前節で歴史的に分析したとおり、山中の共同受賞者ガードンの業績の「新しさ」は実在としての細胞から過程としての細胞へと細胞のイメージを一新したことにあった。では、山中の業績の生物学史上の「新しさ」はどこにあったのか。たとえば、その「新しさ」はクローン羊ドリーのもっていた「新しさ」とは異なっているはずだ。クローン羊作成に成功したイアン・ウィルムットらが、技術的達成を賞賛されたもののノーベル賞共同受賞にならなかったのは、カエルの実験を羊で再現しただけで新規性がないと見なされたからに違いない。

生物学的な「新しい」事実の発見という点に注目しつつ、高橋と山中によるマウスでのiPS細胞作成を初めて報告した二〇〇六年の記念碑的論文に目を通してみよう。その要約には次のように記されている。

私たちがiPS細胞（人工多能性幹細胞）と呼ぶこれらの細胞は、ES細胞と同様の形態と成長パターンを示し、ES細胞と同じマーカー遺伝子を発現している。（中略）これらの結果は、培養された線維芽細胞にわずか数個の因子を加えることで直接的に多能性幹細胞を作成できることを証明している。（Takahashi and Yamanaka 2006）

中略部にはES細胞の特性が再現できていることを示す文言があったが、iPS細胞やES細胞に関連した研究分野の慣習的ルールに関わるもので、専門的に過ぎるのでここでは省略した。重要な点は、iPS細胞は、ES細胞の類似物を簡単に作成するためのレシピとして提示されているところだ。そのことをはっきりさせるために、その二五年前になる一九八一年のマーティン・エヴァンズ（二〇〇七年ノーベル医学・生理学賞）によるES細胞樹立の論文を比べてみよう。そこには、iPS細胞の場合の留保や慎重さを含む言い回しとは異なり、次のように多能性細胞の樹立が記されている。

現在まで、これらの細胞（引用者註：多能性細胞）を試験管内（in vitro）で持続的に増殖させながら培養することはできなかった。（中略）ここでは、試験管内で培養したマウス胚盤胞から直接に分離した多能性細胞株を組織培養する手法を確立したことを報告する。（Evans and Kaufman 1981）

この二つを比べればわかるとおり、iPS細胞の「新しさ」は新品の新しさというよりは、ES細胞類似品の改良製造手法として控えめに提示されている。そして、それは謙譲の美徳というより実際の事実であり、ガードンによるクローンのカエル作成やエヴァンズによるＥＳ細胞発明の画期的な新規性と比較したとき、従来の研究の積み重ねの上でのパズル解きという継続性や連続性の面が強いことは否定できない。では、ｉＰＳ細胞の「新しさ」はどこにあったのか。

ｉＰＳ細胞のもつ連続性のなかでの新しさを理解するには、さきの遺伝子とプログラムという概念で整理するとわかりやすい。ｉＰＳ細胞を発明したことの生物学的な「新しさ」は発生プログラムと遺伝プログラムの関係性を明確化した点にあると考えられる。全能性に直結する発生プログラム（一つの細胞から器官を順序立てて形成して個体を生み出す）について、二〇〇〇年にケラーは次のようにまとめていた。

もしも「プログラムは何から構成され、どこに潜んでいるのか」と今日問いかければ、その分野で数を増しつつある研究者たちは、プログラムはゲノムの構造およびこれらの構造が埋め込まれている細胞機構の広大なネットワークからなる相互作用複合体から構成され、かつそこに潜んでいるのだと告げることだろう。このプログラムはこれ以上単純化できない――生物体自身よりも複雑さの低いものではこの仕事がこなせないという意味で――ことさえ、考えられるのだ。

（Keller 2000＝2001：129）

つまり、発生プログラムとしては細胞内の環境などの遺伝子以外の要素が重要だということ（エピジェネティクス）は、すでに二〇世紀の時点で、生物学者の間でのコンセンサスだったということになる。このケラーによるまとめを念頭に置いて、山中の業績を再考してみよう。

山中の発見とは、複雑で外部環境の要素が大きいと考えられていた全能性が実は数個の遺伝子という単純なものである可能性を示すものだった。厳密にいえば、多能性や全能性と関わる発生プログラムのうちの遺伝子に書き込まれた遺伝プログラムという部分が、四つ（ないし三つ）の遺伝子から成り立つことを証明したことである。だが、一つの細胞からどうやって個体が発生するかの仕組みには未解明の部分も多い。iPS細胞やES細胞のもつ「多能性」つまり個体のすべての細胞に分化する能力は、受精卵のもつ「全能性」、つまり一つの細胞から一つの個体を形成する能力とは異なっている。

もちろん、こうした点で、iPS細胞の「新しさ」は、発生生物学を一歩先に進めたブレイクスルーである。だが、iPS細胞の社会的、あるいはジャーナリスティックな「新しさ」は、それだけではない。その新しさは、発生生物学の歴史とは少し離れたところに存在している。それを理解するには、実験室での生物学的知識の合理的探求に留まらない「作動中の科学（science in action）」としての、社会のなかの幹細胞研究の多面性に目を向ける必要がある。C・ハウスケラーとS・ウェーバーは、そのことを指して「iPS細胞の生物学的・倫理的・医学的な三つの性質によって、iPS細胞が新しい研究対象となる可能性が示された」（Hauskeller and Weber 2011：422）と指摘し、件の論文の数ヶ月後にある英国の研究者がインタビューで述べた言葉を記録している。

はっきり言って、これでやっと、ヒト胚を使う倫理的ジレンマを乗り越える可能性が見えてきた。核移植よりうまく、その患者に合わせた細胞を作ることのできる可能性も。それから……科学的な好奇心という点でも驚くべき技術だね。うまくいったことに驚いたよ。(Hauskeller and Weber 2011：419)

こうした感想は、私の記憶でも、当時多くの研究者に共有されていた。つまり、iPS細胞の社会的インパクトの大きな部分は、生命倫理学上の重要性にあった。繰り返すが、このことは、その発見が生物学的にはそれほど重要でないという意味ではない。むしろ、その逆だ。社会のなかに埋め込まれている「作動中の科学」は、そもそも生命倫理学的な承認であれ何であれ、社会的にその価値を認められない限り、科学研究の一つの分野として存在し得ない。その意味では、生物学のなかでの発見として重要であると同時に、生物学の研究を生命倫理学的に可能にする条件を切り開いたという意味での「新しさ」でもあると表現できる。

人間のES細胞作成には、不妊治療のために作られた人間の受精卵を破壊したり、中絶された胎児を利用したりする必要があるため、さまざまな社会的・倫理的問題を生み出していた。とりわけ、米国においては、中絶をめぐる問題は激しい政治的対立と結びついている。それらについては、『病のスペクタクル』(美馬 2007)の第4章で論じたので、興味のある方は参照してほしい。これに対して、iPS細胞は、ES細胞とは異なり、その作成のために中絶という医療実践を必要としない。そのため、倫理上の懸念を回避する手法としてiPS細胞の発明は歓迎された。人間の皮膚細胞からiPS細胞を作成可能であることが二〇〇七年に発表されたとき、中絶に反対する立場である米国ホワイトハウス(共和党のジョージ・W・ブッシュ大統領)やカトリック教会の本山であるバチカンのローマ法王庁が、歓迎のコメントを出している(朝日新聞大阪本社科学医療グループ 2011：3)。

このように、発生生物学の知識という研究上の文脈のなかでの意味づけに加えて、あるいはそれ以上に、生命科学の作動のネットワークすなわち生命倫理学的な文脈のなかでの意味づけと臨床医学的な意味づけこそが、iPS細胞の科学的対象としての「新しさ」の大きな部分を作り出しているのだ。ただし、厳密にいえば、iPS細胞の作製や研究が倫理上の問題から完全に逃れているわけではない。iPS細胞がどんな細胞にでも分化し得る（多能性をもつ）のならば、iPS細胞から生殖細胞を作ることでクローン人間を作成することができるからだ（Cyranoski 2008；澤井 2017）。

細胞のアイデンティティ政治

生命科学の知識ネットワークのなかでのiPS細胞という点で、もう一つ細胞のアイデンティティに関する重要な論点がある。それは、ES細胞とiPS細胞の関係である。ある新しい実在（この場合はiPS細胞）が新しい研究対象として認識されることを、純粋な科学的好奇心から生じるできごととするのは、ナイーブすぎる見方だろう。新しい研究分野は、既存の研究分野のなかで、研究ポストや研究予算はもちろん研究への注目度なども含めて、他の研究対象をある意味で押しのけ、新しい研究のための余地を作り出して初めて出現可能となる。ハウスケラーとウェーバーは、インタビューのなかで、iPS細胞が話題になり始めた時期での、ES細胞研究者のあるポスドクの言葉を紹介している。

ＥＳ細胞というのは自分自身の原始的な細胞、設計図細胞さ。自分で自分のｉＰＳ細胞を作ったとしても、それは分化した結果の細胞が元になっている。たとえば皮膚の細胞をとってきて無理矢理に多能性細胞のような状態に引き戻したわけだ。だからその二つは別物。この違いのせいで本当に機能も違うかどうかは、ぼくにもわからないけど。（Hauskeller and Weber 2011：422）

高橋と山中の二〇〇六年の論文での歯切れの悪さもまた同じ点にあった。すべての既知の手法で調べた上で、ｉＰＳ細胞がＥＳ細胞と同じ特徴をもっているとわかっても、人工的に遺伝子改変で作成されたｉＰＳ細胞は、その出自においてＥＳ細胞とは異なっている。そして、自然に任せれば個体になるはずのヒト胚（中絶胎児）から分離されて得られた「正常」な多能性細胞であるＥＳ細胞はより「自然」に近い存在とみられることが多い。「ＥＳ細胞こそがゴールドスタンダード」（Hauskeller and Weber 2011：423）という発想は、幹細胞研究者の間では一般的だ。つまり、ｉＰＳ細胞研究を進めるには、その前提としてＥＳ細胞研究が不可欠ということだ。これは、倫理的・臨床医学的・技術的なｉＰＳ細胞研究の利点を認めた上で、ｉＰＳ細胞とＥＳ細胞の間での研究者コミュニティの平和共存的な棲み分けを可能にする視角である。

だが、科学研究の予算や研究者ポストの配分を含む現実政治においては一種の勝者総取りがしばしば起きる。二一世紀における英国と日本での幹細胞研究の展開を比較した見上公一とＮ・ステファンスは、ｉＰＳ細胞研究が日本の国策となったことで、ｉＰＳ細胞とＥＳ細胞の研究分野での棲み分けが、日本と英国という二つの国家の間での研究のあり方のローカルな差異としても現れていると指摘している（Mikami and Stephens 2016）。科学の理念としては普遍的であるはずの生物学の知識が、現地の文化や政治や経済の影響を強く受けて独特な形で土着化する現象は、ある種の「ローカル・バイオロジー」（Lock 1993＝2005）や「ローカル・バイオロジカル」（Franklin 2005）と解釈できるものだ。さらに見上は、二〇一〇年代の日本での国策iPS細胞研究偏重が、iPS細胞以外の海外研究情勢への無関心と公的研究機関以外の民間セクターで行われる研究への冷淡さという二つの視野狭窄を生み出していたとも論じている。

初期から国家がiPS細胞研究に関与したことで、日本の研究事業は、山中テクニックをめぐる想像世界のなかに閉じ込められ、国家に支援されたオールジャパン体制からはみ出たところにある知識を低く評価するようになったのだ。（Mikami 2015：200）

ES細胞とiPS細胞を特徴付けるときに使われることの多い自然と人工の二分法という枠組みは、科学史や科学哲学の立場からみれば問題含みである。いうまでもなく、実験室でES細胞を培養し増殖させるという実践そのものはきわめて人工的で複雑な手続きであり、iPS細胞の培養や増殖との共通点が多い。その意味では、どちらも極めて人工的な手段によって維持されている特殊な人工的状態の細胞である。ES細胞の出自が中絶胎児であるということだけを理由にして、遺伝子の操作で生み出されたiPS細胞より「自然」と見なすことは、物事をみる遠近法の違いであって、客観的事実ではない。むしろ、ここで注目すべきは、どのようにして、培養されつつ増殖を続けるなかで世代を超えて入れ替わっていく細胞のアイデンティティが定義されているかという問題である。

ES細胞とiPS細胞の場合には、さらにやっかいな問題が加わる。それは、多能性細胞は、その定義上、「自然に」分化して特定の機能の細胞（皮膚細胞や筋細胞など）に多様化していく傾向をもっていることだ。つまり、幹細胞としてのアイデンティティを保つためには、それらの細胞が分化した場合には排除できるように、研究者が監視していなければならない。その事実は、ＥＳ細胞やｉＰＳ細胞のような幹細胞を再生医療などに応用するために、標準化して品質管理しようとするグローバルなネットワークにも、技術的なレベルで大きな影響を及ぼしている。これもまたｉＰＳ細胞が人間による研究開発の活動のあり方を調整するという意味で、アクターとしての能動的性質といえるだろう。

ＥＳ細胞やｉＰＳ細胞のような多能性幹細胞は「自分と同じ細胞を生み出し、同時に異なった機能を持った細胞を作り出すことができる細胞」と定義されている（Slack 2012＝2016：3）。そして、マスメディアでの幹細胞は、未分化な状態のままで半永久的に次から次へと増殖可能で、細胞バンクにストックすることができ、必要なときに皮膚や神経や膵臓の細胞などのどんな細胞にでも分化させることのできる「万能細胞」として描かれている。しかし、実際の多能性幹細胞はそれほど扱いやすい振る舞いをする細胞ではない。自然発生的に、つまりは「勝手に」分化して別の細胞になってしまう気むずかしい細胞なのだ。

Ｌ・エリクソンとＡ・ウェブスターはヒトＥＳ細胞の研究室でのインタビュー調査から、安定した万能細胞という公式のイメージとは異なった裏の顔がＥＳ細胞にはあると論じている（Eriksson and Webster 2015）。それは、細胞のアイデンティティが流動的であることに関わっている。胚の内部で、ＥＳ細胞作成の元になった細胞が多能性を保持し続けるのはだいたい数日とされる。その後には、多能性細胞は個体の身体を構成するさまざまな細胞へと分化して、胚のなかに存在しなくなる。それが、多能性細胞の「自然」なプロセスである。そうした細胞から得られたＥＳ細胞も、何かの刺激をきっかけに分化して、普通の何か特定の細胞になってしまう可能性が常にある。そのため、幹細胞としての未分化状態を実験室で維持し続けることは「非自然的」な状態といえる。インタビューのなかで実験室の技術者は、気分屋なヒトES細胞との相互作用と交渉を次のように生き生きと語っている。

細胞をよく見て、いろいろわかってやらないと。頑張っている最中なのか、ご機嫌なのか、そろそろ分けて引っ越しさせないといけないのか、それとももう分化しちゃったのか。腹を空かしているのか、不機嫌なのか。ただもう経験値なのさ。ES細胞のときには、これを毎日毎日しなくちゃならない。それが基本。毎日、自分の細胞を眺めて何をすべきかを決めないとだめだ。（Eriksson and Webster 2015：76）

iPS細胞の研究室でフィールドワークを行った鈴木和歌奈は、細胞の「顔つき」や「表情」を見て取って世話（ケア）することを「ソムリエ」と表現し、技術者が一種の感情労働を行っていると分析した（Suzuki 2015）。さらに、うまく実験を成功させるための名人芸のように、研究者は細胞を培養する培地そのものにも手を加えてオリジナルなものにすることがある例を、J・F・ホーグルは紹介している。

ぼくの培地に、ある種の物質を加えてやると、ぼくの細胞たちは生存率が良くなる。その長期データも見たら、細胞たちはいつもより健康だったよ。染色体タイプも正常で、細胞の見た目もいい。その物質がどうやってそんなことを引き起こしたかはわからない。でもそれがどうした。

かまわないじゃないか。（Hogle 2010：439）

アイデンティティの流動性という点でとりわけ問題含みなのは継代培養、つまり幹細胞をその多能性という性質を保ったまま（分化させないまま）増殖させるために、ある容器から次の容器に細胞を移し替える操作だ。少量の細胞塊から注意深く物理的に細胞を分離して移すことを好む研究室もあれば、フラスコで培養した大量の細胞塊を酵素で化学的にバラバラにしたほうが細胞に不要な物理刺激を与えないのでよいという考え方の研究室もあるという。それだけに限らず、「研究室の楽屋」ではさまざまな実践や実験環境の差異が存在し得ることに、研究者たちはとても自覚的である。

選び出す時点で、単に取りやすい細胞を選んでしまっているかも。熟練のテクだったら「すばしっこい」やつを次に移して増やすのに選ぶかもしれないな。そうするとそいつがとんでもないものに化けるかもしれないしね。（Eriksson and Webster 2015：77）

実験室で細胞を継代培養する間に、人間の意識的・無意識的な選択が働くことは避けられない。その結果、人間の活動を含む環境への適応として、細胞に一種の適応進化が引き起こされる。その個々の研究者による介入の結果として、幹細胞は、研究室ごとにその研究室の環境に適応した違った特性をもつようになっていくだろう。こうしたインタビューのなかには、幹細胞がある種の能動的なアクターとして、研究者たち自身によっても擬人化されていることを示すものもある。たとえば、「それぞれの細胞株が人格のある人間（パーソン）と同じだ」と答えた研究者もいた（Hogle 2010：444）。ここで重要なのは、こうした個性は研究者の想像力のなかに存在するだけではなく、研究室ごとの培養環境の差異に対するエピジェネティクス的な適応進化としてリアルに生じている可能性があることだ。アイデンティティが変化しやすいという幹細胞に特有の新しい性質を研究者たちはどのようにして手なずけ、比較可能な単位のもとに標準化するのか。

iPS細胞を認識する

この点を理解するためには、科学哲学者ハンス＝イェルク・ラインベルガーによる「認識対象＝物（epistemic thing）」と「技術的諸物（technical objects）」の区別が有用だろう（Rheinberger 1997）。彼によれば、科学者の実験室に存在するさまざまなモノは大きく二つのグループに分かれる、という。一つ目のグループは、未知のモノ、いいかえれば研究対象である。二つ目のグループは、すでにそれが何かわかっているモノ、いいかえれば実験室のさまざまなツールだ。どの実験室にも共通で存在する備品から、その実験室が独自に開発した機器、ときには細胞やマウスなどまでも含まれるだろう。前者が「認識対象＝物」で、後者が「技術的諸物」に相当する。

ここで、科学研究のテーマは未知の存在としての「認識対象＝物」である。それは研究分野によって、「物理構造、化学反応、生物学的機能のような物質的実体やプロセス」（Rheinberger 1997：28）などさまざまだ。たとえば、iPS細胞の場合であれば、遺伝子操作によって体細胞から生み出されたES細胞そっくりの未知の細胞である。

その細胞がＥＳ細胞と「同一」であるかの実験を行うには、「器具、記録装置、モデル生物、暫定的な定理や境界概念」（Rheinberger 1997：29）などが実験設備として、実験室（ラボ）に配置されている必要がある。そして、実験室においては、「認識対象＝物」（ＥＳ細胞そっくりの細胞）以外の、実験用具や記録装置の性質や使用法は、既知でなくてはならない。この既知の実験条件を構成する事物や概念のセットをラインベルガーは「技術的諸物」と呼んでいる。

研究とは未知な何かを既知にする営みである以上、「技術的条件の首尾によって認識対象＝物がわかるかどうかは決まり、十分に認識対象＝物が安定したと見なされれば、それは実験準備の手順の一つになる」（Rheinberger 1997：29）。つまり、ラインベルガーによる科学研究とは、「認識対象＝物」の性質を解明して手なずけて標準化し、次の「認識対象＝物」を研究するためのツールすなわち「技術的諸物」とすることなのである。そして、技術的諸物は研究環境や実験条件の一部と見なされ、研究者たちにとって「常識」として受け入れられ、研究関心という意味では無色透明の「見えないもの」となる（Ｂ・ラトゥールのいうブラックボックス）。

二〇〇〇年代では、山中らの実験室内で発明されて間もない未知のものだったｉＰＳ細胞は、既知の技術的諸物であるＥＳ細胞をツールとして使って比較して研究することで、徐々にｉＰＳ細胞の性質のなかに既知の部分が増大していったと考えられる。ｉＰＳ細胞が発明されて一〇年以上を経た二〇二〇年代では、すでにｉＰＳ細胞はおおむね既知のツールとして扱われ、さまざまな研究に応用されている。歴史をさかのぼれば、ＥＳ細胞が樹立されてすぐの一九八〇年代では、ＥＳ細胞は既知のツールではなく、未知の研究対象であって、それが多能性を本当にもっているかどうかが、研究されていた。つまり、何が「認識対象＝物」で、何が「技術的諸物」かは、時代によって変化していく。

前掲のエリクソンとウェブスターは、このように「認識的対象＝物」が飼い慣らされる過程に、リアルな事物として生産する側面と概念として認識する側面があることを指摘して、実在物をうまく作り出すこと（生―対象物化（bio-objectification））と、それをうまく既存の知識のなかに分類すること（生―身元確認（bio-identification））の二つの段階と名付けている。だが、この二つは段階として、きれいに分離できるわけではなく、実際の科学研究史のなかでは絡まり合っている。

その絡まり合いがもっとも分離不可能なのは、生物が標準化されてツールとして扱われる場合だ。H・ランデッカーが指摘するように、科学のなかでも生物学の「ハエやマウスや培養細胞のような生きたテクノロジー」は、物体ではなく生命であるため、手なずけて標準化することは困難だ（Landecker 2007：25）。とくに、幹細胞研究の場合には、難しさはさらに増す。なぜなら、多能性とは、その細胞自体の現在もっている明白な特徴というよりは、潜在的な性質であるからだ。多能性があるかどうかがわかるには、実際には、事後的に、その幹細胞が何かのきっかけで皮膚細胞や心筋細胞になったかどうか（多能性を失ったかどうか）を確認することでしか知ることはできない。いいかえれば、多能性とは、究極的には生命としての変化する性質そのものである。そのために、潜在的な性質を標準化することは原理的に困難となる。そのことをL・ホーグルは次のように述べている。

> 定義に使われている用語（未分化、分化、多能性）そのものがあいまいで相対的で、可能性や潜在能力をテストすることに依拠している。しかも、それは将来に何が起きるかという推測によって成り立っているのだ。（Hogle 2010：438）

ラインベルガーの議論に従えば、培養しているES細胞やiPS細胞の身元確認を頻繁に行ってアイデンティティを安定させ予測可能にするための標準化の手法を見つけ出すことは、幹細胞の科学的研究そのものの重要な要素となる。だが、それほど単純とはいえない。「新しさ」を見いだすことを目標とする「作動中の科学」における研究者たちの振る舞いには、その場限りの器用仕事のような熟練の技を重視し、客観的な標準化に抵抗する要素もあるからだ。

不変で標準化された細胞を作り出すことで、より安全でコントロールの効く研究ができるようになる。だが、個々の細胞株が多様な性質をもつことで、健康な細胞をより効率的に作り出したり、必要な組織に合致させた分化をより効率的に起こしたりできる方法が見つかるかもしれない。差異を維持し育て上げることと安定化のために標準化に頼ることの間にある緊張関係を解決することは困難だ。（Hogle 2010：446）

実験室のエスノグラフィーとしてみれば、こうした緊張関係が具体的にどのようにミクロな場面で現れるかはとても興味深い。それは、鈴木が、研究者をソムリエと呼んだことにも表れている。だが、ここで次に論じたいのは個々の研究者や研究室のレベルでの標準化への抵抗だけではなく、もっと構造的な問題である。なぜなら、再生医療についての標準化は、個々の科学者による科学研究の論理に基づくと同時に、医薬品規制という社会的な論理のなかにも絡め取られているからだ。

ここからは、生命科学の知識と作動のネットワークからは離れて、iPS細胞の棲まう二つ目の世界として、再生医療産業のグローバルなネットワークに目を向けていこう。

医薬品についてはグローバルな規制が行われ、とくに日・米・EUを含む先進諸国においてはほぼ一致した医薬品承認のシステムが存在している（医薬品規制調和国際会議）。こうしたグローバルな調整は「ハーモナイゼーション」と呼ばれ、臨床試験の手順をランダム化比較試験（RCT）によって統一し、一国で行われた臨床試験データが他の国々でも利用できるようにして、グローバル市場での医薬品の開発と実用化を迅速にすることを目的としている。

RCTとは、医薬品や治療法の効果判定法のなかで最も科学的・客観的とされる方法である。たとえば医薬品の場合、同じ症状の患者を多数ボランティアとして募集し、ランダムに二群に分け、一方には新薬、もう一方には偽薬ないし従来の医薬品での治療を行う。多くの場合、臨床試験を計画した者以外は、患者本人はもちろん主治医にも使っている薬剤が新薬かどうかわからないようにする（二重目隠し法）。これにより、さまざまな主観的バイアスを減らして、医薬品の効果を厳密に客観的に評価するというものだ。また、こうした科学的評価に基づいて治療方針を決めることは「根拠に基づく医療（evidence-based medicine：EBM）」とも呼ばれる。

標準化に関わるこうしたグローバルな規制は、研究に対して外部から一方的に課される制限というわけではない。たとえば、EUでの再生医療の規制について調査したD・ウィルソン＝コヴァクスらは「こうした（引用者註：EBMとRCTに基づいた）臨床試験での成功は、関与した臨床グループと同僚たちの地位と専門性を確固としたものとし、幹細胞研究全体の権威を高める」と論じている（Wilson-Kovacs et al. 2010：101）。つまり、規制はネガティブに禁じるだけでなく、規制を成功裏にクリアすることによる象徴的威信をポジティブに生み出す機能をもっている。また、その過程での規制当局は、法的ルールを機械的・一方的に適用するのではなく、規制当局と臨床グループの相互の対話と交渉を柔軟に行うことが求められている。こうしたプロセスは有効性の客観的な確認と安全性を重視するため、時間と予算を必要としている。この点については、一九八〇年代後半から、とくにエイズ治療薬開発の文脈で、患者の社会運動からの批判とそれに応じた規制政策の変更が行われてきた（Epstein 1996）。新薬開発が、副作用をチェックする安全性の規制のために遅れてしまい、市販にいたるまでの時間がかかりすぎることで、結局は患者のためになっていないのではないかという批判があったためだ。なお、この時期の論争については、『〈病〉のスペクタクル』（美馬 2007）の第３章で紹介したので、興味のある方は参照してほしい。

Ａ・ローゼンマンらによれば、再生医療においても同様に、国家による規制とそれに基づいたＲＣＴによるテストに対するいらだちと争論が生じつつあるという。

> 患者たちの新しい希望、有利なビジネスチャンス、規制枠組みの国際的な不整合が原因となって、ＲＣＴによる標準化に対するトランスナショナルな抵抗が生まれた。（中略）こうした利害関係者たちは、実験的臨床の自由を最大化しようとしつつ、医薬品規制当局による管理と公的な医薬品承認プロセスの特徴である高コストと厳しい規制を最小化することを望んでいる。（Rosenmann and Chaisinthop 2015：113）

つまり、本来は、実験的治療や新規医薬品のもつ有害作用リスクから患者を守るための規制のはずなのだが、新規医薬品の承認を遅らせることで、新しい治療法を待ち望む患者たちから批判されているのだ。実際のところ再生医療はグローバルな流行となっており（Webster 2013）、欧米や日本では認められていない手法でＥＳ細胞やｉＰＳ細胞を利用する再生医療クリニックや病院が、世界各地とくに中国（Song 2011）とインド（Tiwari and Raman 2014）に数多く存在している。また、そうした「最先端」の実験的医療を求めて難病患者たちが大挙して「巡礼」とも揶揄される医療ツーリズムを行っていることについても多くの研究がある（Song 2010；Petersen et al. 2013；Petersen et al. 2017）。こうした状況は、国家的な医薬品行政の弱さとして「規制の真空」と表現されたり（インドの場合）、ある種の文化的・道徳的価値観の差異として「道徳的に破綻した生物学のワイルド・イースト」と戯画的に表されたり（中国の場合）することが多かった。

だが、中国やインドよりもラディカルにＥＢＭやＲＣＴを離れて異なった方向性へ向かう最右翼と目されていたのは、実は日本である（Cyranoski 2013）。二〇一四年の薬事法改正（「薬機法」）では、「（1）「再生医療等製品」を新たに定義するとともに、その特性を踏まえた安全対策等の規制を設ける。（2）均質でない再生医療等製品について、有効性が推定され、安全性が認められれば、特別に早期に、条件及び期限を付して製造販売承認を与えることを可能とする」という二点を重視している（厚生労働省ＨＰ）。再生医療は、生きた細胞を使う手法であるため、通常の医薬品と比較すると、品質が不均一になることが多い。そのため、標準化が困難であるにもかかわらず、国民の期待が高いことを理由に、計画書の提出を義務づけただけで、エビデンスの客観的評価法であるＲＣＴのプロセスを省略した早期承認と実用化を認めたのである。

こうした傾向は、COVID-19のパンデミック以降の二〇二〇年代にはさらにグローバルに加速している。新しいmRNAワクチンや新規治療薬は、実験段階であっても世界各地で使われるようになったからだ。こうしたグローバルな医薬品規制緩和の傾向が、今後も継続していくのかどうかはわからない。地域ごとや国ごとの違いが鮮明になっていく可能性もある。たとえば、米国に比べてEUは、どちらかといえば、疑わしいものに関しては厳しく規制する方向性（予防原則）に傾きがちである。

グローバルに再生医療の標準化と規制が変化しつつある現状を、ローゼンマンは、標準化の例外や土着的な標準化（Sleeboom-Faulkner 2016）と考えるだけでは不十分で、新しいトランスナショナルなシステムとしての「オルター標準化（alter-standardization）」の登場と見なすべきだと論じている。

> ここで重要なのは、グローバルなスケールで生じている細胞由来テクノロジーの規制における根本的変化であり、これは他の組織工学的生産物や新しい分子薬にも密接に関わる。このプロセスは、本論文で示したとおり、国境を越えた幹細胞の領域でたんに別のスタンダード（標準）や自己規制的な実践が生じたことだけではなく、「選択の自由」を認める法律制定や医薬品承認プロセスの規制緩和を求める闘争において幹細胞が重要な役割を果たしたことにも表れている。
>
> （Rosenmann and Chaisinthop 2015：128）

そこには、欧米由来のコスモポリタンな科学とグローバルな一律の標準化とは異なるやり方で、別の（オルター）グローバルな枠組みが作られつつある徴候が示されている。その理由はいくつかある。

一つは、生きた細胞であるために、従来の医薬品規制の枠組みではうまく捉えがたい幹細胞自体の性質にある。これもまた幹細胞のアクターとしての能動的な特性だろう。第二に、幹細胞研究と再生医療が未だ実用化の初期段階にあるため、医薬品に比べて世界統一市場を作り出すためのグローバルな標準化への（欧米に本社をもつ巨大製薬産業からの）圧力が少ないこともある。さらには、複数の幹細胞研究や再生医療に関わる学会組織（とくに中国に拠点を置くInternational Association of Neurorestoratology（ＩＡＮＲ）やインドに拠点を置くStem Cell Society of India（ＳＣＳＩ））が、外部からの規制ではなく、自己規制やガイドライン作成を重視していることも理由の一つのようだ。

だが、グローバルな「オルター標準化」の最大の推進力は、ＥＳ細胞やｉＰＳ細胞による再生医療に集まっている「希望（Hope）」や「期待（Expectation）」という集合的で社会的な想像力だ。では、移植医療の臨床的諸実践のネットワークのなかでのｉＰＳ細胞が表象する希望はどのように現れているのか。次節では、そのことを考えてみよう。

真理から希望へ――再生医療という臨床的諸実践のネットワーク

こうした幹細胞移植や再生医療という臨床的諸実践のネットワークが、ｉＰＳ細胞をめぐる三つ目の世界である。

病むという経験において治癒の可能性は希望や期待と結びついている。病者が病をどのように経験しているかは、医学的な診断と治療だけには限られない「生きられた経験」をストーリーとして物語るという文脈で、「病の語り（ナラティブ）」とも呼ばれる（Kleinman 1988＝1996）。現代社会における iPS細胞や再生医療との関連で重要な点は、この「病の語り」が、ときには個人的なものではなく、集合的言説となって政治的な力をもち、患者運動を通じて研究者コミュニティや科学技術政策にも影響を与えているところだ。病気という個人的・生物学的身体でのできごとを通じて社会運動が立ち上がる状況は、社会運動論の観点から見れば、「身体化された健康運動（embodied healthcare movements）」や「病の集団的アイデンティティ（collective illness identity）」として分析されてきた（Brown 2004）。

たとえば、私の専門領域でもあるパーキンソン病を例として考えてみよう。この病気は、四肢の震え、筋肉のこわばり、歩行障害、動作の緩慢などの症状を示し、五〇歳代以降に発症することが多い神経難病である。日本での有病率は人口一〇〇〇人に対して一人ぐらいで少ないが、白人にはもっと多い。そして、パーキンソン病の患者運動は、一九九〇～二〇〇〇年代の米国において、ES細胞を利用した再生医療の社会的認知と推進に大きな役割を果たしたことが知られている（Ganchoff 2004）。

パーキンソン病は、脳のドパミンをつくる細胞が死んでしまうことで起きる疾病である。そのため、医薬品によってドパミンを補う治療や一種の脳内ペースメーカ（DBS）を入れて脳の機能のバランス異常を正常化する治療が行われる。だが、根本的には、死滅した細胞の代わりになるようなドパミンを作る神経細胞を、脳内に移植することで治療ができるのではないかと考えられていた。

一九八七年には、この基本的アイデアをもとに、中絶胎児の脳からドパミンを産生する神経細胞（中脳細胞）だけを選んで取り出し、パーキンソン病の患者の脳内に移植する手術が行われた。現在では、中絶胎児の脳細胞の代わりに、iPS細胞からドパミンを作る細胞を分化させて作りだし、脳内に移植する再生医療が臨床的な実用化の目標の一つとして進められている。この半世紀近くに及ぶパーキンソン病の細胞移植治療の歴史は、再生医療と社会の関係について大きな示唆を与えてくれる(Barker 2013, 2015)。

この歴史を医療社会学的に読み解く上では、T・モレイラとP・パラディーノのいう「希望の体制(regime of hope)」という視点が有用だ(Moreira and Palladino 2005)。これは、二〇〇〇年頃を境として、再生医療をめぐる科学や研究というシステムが、真理の探究を中心とした体制から希望を中心とした体制へとシフトしたという議論だ。

中絶胎児の神経細胞を用いた細胞移植治療は、一九八七年にスウェーデンで最初に行われた後に、英国、スペイン、米国、メキシコ、キューバなどで次々に行われた。が、パーキンソン病治療としての有効性については、患者間と施設間でのばらつきが大きかったため、医学界のなかで確立した治療法とは認められていなかった。この未解決の問題を解決し、細胞移植治療の有効性の有無を客観的に判断することを目的に、米国の国立健康研究所(NIH)を中心としたRCTでの臨床試験(コロラド/コロンビア試験)が、四〇名のパーキンソン病患者を対象にして一九九四年から開始された。医薬品による投薬治療とは異なり、細胞移植は脳の外科手術を伴っている。つまり、治療群では、脳神経外科医が、患者の頭蓋骨に穴を開けて、中絶胎児の神経細胞を細い針を通して脳内に注入する。そして、RCTでは必須の偽薬群(対照群)では、頭蓋骨に穴を開ける手術だけを偽手術として行って細胞は移植しないという手の込んだことがなされた。私も、当時に論文を読んで、偽手術までする臨床試験の徹底ぶりに驚いた記憶がある。残念ながら、このRCTの結果、細胞移植と偽手術の間に治療効果の差はないことが証明された。つまり、実際の細胞移植の効果は、患者側の新規治療法に対してもつ希望や期待のプラス効果(プラセボ効果)と区別がつかないほどわずかだったということだ。

さらに二〇〇〇年代にも三四名の患者を対象とした同様のRCTの臨床試験（タンパ試験）が行われたが、それでも治療効果は証明されなかった。むしろ、細胞移植を受けた患者群では、ゆっくりとくねるような四肢の異常運動が手術の有害作用として生じ（移植片誘発性ジスキネジー）、それを抑えるための別の脳手術が必要になった患者もいたという。こうした有害作用は、ドパミンが過剰な場合に起きることが多く、当初から予想はされていたリスクだった。

標準化された客観的真理を重視する立場からすれば、こうしたRCTは決定的な証拠（エビデンス）であり、パーキンソン病に対する神経細胞移植は治療的に無意味であるという「真理」が結論になるはずだった。だが、物事はそれほど単純には進まず、「NIH試験は神経細胞移植に関する論争を終わらせようと企画されたが、結果として支持者と（理論や方法や倫理的側面での）反対者の間での二〇年以上続いてきた論争を別の用語でやり直させ、再起動させることに終わった」（Moreira and Palladino 2005：63）のである。つまり、臨床試験のやり方がまずかっただけで、研究室の実験レベルでは成功するのだから、実際の臨床試験でも細胞移植をうまく行うことができれば有効なはずだという「希望」が、社会的には優位となったのだ。

モレイラとパラディーノは、こうした状況を、真理よりも希望を重視する「希望の体制」と名付けている。「この試験を研究方法として不適切に実施されたものであったと考え、動物実験での脳外科的手法での成功を根拠として手術を実施し続けるべきだと考える人びと」（Moreira and Palladino 2005：66）が、研究と医療の分野で支配的になったという意味だ。それは、「病の語り」における希望や期待を重視するという点では人間主義的であるが、患者に対する侵襲性が高い実験的治療が歯止めなく暴走して医療被害者を出すリスクをもはらんでいる。

先端医療のリスクに関する医療社会学の研究には、携帯型の人工心臓の歴史を分析した『臓器交換社会』がある（Fox and Swazey 1992＝1999）。そこでは、心臓移植が治療法として確立する前に、一か八かのギャンブルのように、時期尚早で危険な人工心臓の臨床研究が米国で繰り返し行われ、結局のところは失敗に終わって実用化に至らなかったことが紹介されている。

私も含めて多くの神経内科医と神経生理学者は、神経細胞のドパミン分泌は神経ネットワークのなかで必要に応じて分泌する量が調整されるため、単純に神経細胞を移植するだけでは、十分に機能しないのではないかと考えている。つまり、その移植された神経細胞を取り巻く神経ネットワークを再建する研究を同時に進める必要があるということだ。さらに、単純な発想での治療を難しくしているのは、パーキンソン病は、脳内のドパミンを作り出す細胞だけの病気ではなく、患者の全身に関わる病気でもある点だ。神経細胞移植を行った後に、移植された（健康だったはずの）ドパミンを作り出す細胞が、新たにパーキンソン病に冒される場合があること（専門的にいえばレビー小体の出現）もわかってきた（Angot et al. 2010）。

だが、治療への「希望」は、「希望のテクノロジー」となって患者たちを誘惑し、玉石混交の「再生医療」のグローバル化に大きな役割を果たしている。ウェブ上での再生医療関連の患者向け直接広告を、その内容の真偽を問わず広告として分析したA・ピーターセンとK・シーアは、そこに共通したテーマや特徴があることを論じている（Petersen and Seear 2011）。一つは、公式の臨床試験と比べて、数多くの病気が再生医療の治療対象としてリストされていることである。また、科学的な「真理」という側面より、どんな地域からでも簡単にアクセス可能であることやオフショアであることの経済的利点も謳われている（休暇用パック旅行とセットの場合もある）。さらに、代替・補完医療一般にも共通だが、再生医療を受けた病者自身による「病の語り」も、ネット広告のなかに多用されていた。典型的には、こうしたネット上での広告のなかでの再生医療は、医療サービスの対価を得る営利事業というよりは、病者の苦しみに配慮した利他的な恩恵や手数料を取るだけの贈与を行う事業として表象されていたことも指摘されている（Burns 2009）。もちろん、そのように表象されているという事態と、実際の運営が商業主義的かどうかとは別物である。

こうした広告重視の「再生医療」には、営利目的の悪質な詐欺が含まれていることはいうまでもない。だが、科学研究における「希望の体制」は、病者の希望を餌食とするたんなる個別的な詐欺ではなく、「体制」としての構造的な要因をも含んでいる。ピーターセンとシーアが指摘するように、やる気のある善意の研究者こそが、「自分の研究を進めるための公的資金や支援を得る努力の一部として科学研究の重要性を「誇大宣伝」して治療への期待を高める一翼を担っている」ことも忘れてはならないからだ（Petersen and Seear 2011：343）。つまり、臨床応用の可能性への希望こそが、現代社会において公的な研究費を獲得するための条件となっている。

さらにいえば、こうした場合に基礎研究者が性急な臨床応用をたしなめることも逆説的に、「いまは無理だが、良い潮時があれば……」という意味となって臨床家や投資家の（現在ではない）未来への期待を高める効果をもつ場合があるという（Wainwright 2006）。ここで重要となるのは、研究者はもちろん社会の全体が、「希望（ホープ）」と「誇大宣伝（ハイプ）」の間のきわどい一線をどう見極めるかだろう（Caufield 2016）。

現在の再生医療と同じアイデアに基づいた医療テクノロジーは、一九九〇年代の米国では「組織工学（Tissue Engineering）」と呼ばれていたものだ。一九八〇年代に、人間の皮膚の細胞を培養して人工皮膚を作成して重症のやけどの治療に用いることが可能となったことをきっかけに、産業的にも投資分野としても大きく脚光を浴びていた。そして、一九九七年のクローン羊ドリーの作成や一九九八年のヒトES細胞株樹立を追い風に、二〇〇〇年ではすでに、全米で七三の会社と三〇〇〇人以上の従業員がいたという。その年のタイムズ誌では、組織工学者はその年の「一番ホットな職業」に選ばれるほどだった。しかし、組織工学で作られた製品の市場化は失敗し、二〇〇二年秋に「組織工学バブル」は崩壊した（Kemp 2006；Mason 2007；Morrison 2012）。

こうした歴史の教訓を記憶し続けることも、科学の人文社会科学的な研究の重要な任務だろう。

オルガノイドは考える

最後に、こうしたｉＰＳ細胞と関わる三つの世界――生命科学の知識と作動のネットワーク、再生医療産業のグローバルなネットワーク、移植医療や再生医療という臨床的諸実践のネットワーク――をふまえて、今後実用化とともにさまざまなかたちで論争となっていくであろうｉＰＳ細胞を利用した人間のオルガノイド（organoid：臓器に似た細胞組織体）作成についても簡単に紹介しておこう（Lancaster and Knoblich 2014；Clevers 2016；Bredenoord et al. 2017）。

二〇一〇年代の後半から、ｉＰＳ細胞やＥＳ細胞などの幹細胞研究の可能性の中心は、幹細胞を利用した細胞移植という意味での再生医療にはなく、「シャーレに置かれた人間組織」すなわちオルガノイドの研究へ向かっている。オルガノイドとは、幹細胞から作られた三次元構造であって、複数の臓器特異的な細胞から構成され、自己組織化によって作り出され、細胞の種類ごとに空間的に決まったパターンを形成した細胞集合体を意味している（Lancaster and Knoblich 2014）。ようするに、実験室で作成される「臓器（オルガン）もどき」という意味でオルガノイドと名付けられているわけだ。技術的には、幹細胞を時間的に順序立てて分化させることに加えて、特定の形状や配置にするために三次元の足場（細胞外マトリクス）を作り出すことも必要になる。

オルガノイドの臨床応用は急速に進んでいる。たとえば、二〇一六年のリオデジャネイロ・オリンピックの際に、感染妊婦の子どもに小頭症つまり脳の異常を引き起こす可能性のある病気「ジカ熱（ジカウイルス感染症）」が中南米で流行していることが話題となった。その研究の際には、動物実験に加え、人間での症状を理解する上でより役立つ最先端の手法として、人間の脳オルガノイド（「ミニ脳」）にジカウイルスがどのような影響を及ぼすかが研究された（Qian et al. 2016）。

こうしてオルガノイドは、これまでの基礎研究としての動物実験と人間（患者）を対象とした臨床試験という二つの段階の間あるいはその外部に新しい領域を作り出しつつある。人間のオルガノイドを使った実験は、生きている人間に対する臨床試験ではないが、人工的に作られた人間パーツを使った実験である。その点で、場合によっては、人間とは異なる種である動物での実験より、患者での臨床試験のほうに近い実験手法と考えられている。

よく知られているとおり、生物学や医学の基礎研究では多くの動物実験が行われている。こうした研究は、人間で実験を行う代わりに動物を用いるという意味で動物モデルによる研究と呼ばれる。だが、医薬品開発などの場合には、人間と動物では身体の構造や機能に差があるため、動物実験での研究を人間に対する臨床医学に直接に利用することは困難な場合が多い。この点から「オルガノイド技術は待ち望まれてきた動物実験への代案」とまで表現されている（Bredenoord et al. 2017：2）。もちろん動物実験が不要になるわけではないが、動物実験の必要性が減ることは確実だろう。さらには、動物実験倫理や動物福祉として、どのような条件であれば動物実験が許容できるのかというハードルにも変化が生じるとも考えられる。

このように、オルガノイドは、幹細胞による再生医療のように直接的に臨床的諸実践のネットワークに組み込まれていないが、間接的なかたちで臨床応用の実践のあり方に大きな影響を及ぼしている。オルガノイドは、動物実験を代替ないし補完することで、新規医薬品開発の研究を効率化していくだろう。さらに、今後、オルガノイドを用いて、人間の細胞でできた人工臓器を作成するテクノロジーにつなげることは、科学研究の「希望の体制」にはすでに組み込まれている。

臨床的諸実践のネットワークにおいて、もう一つ重要な点は、オルガノイドを使った実験は、オーダーメイド医療や個別化医療と関連していることだ。すでに紹介したとおり、医薬品の承認には現在ＲＣＴによる有効性の確認が、エビデンスとして標準的に使われている。本章では、同時にグローバルなＲＣＴ批判が生じつつあることも紹介したが、医学研究の主流がＲＣＴ重視であることには変わりはない。

ＲＣＴが必要とされている理由は、人間も含めて生物には多様性があるために、医薬品の有効性や副作用は事前には完全に予測できず、多くの個体でテストすることで確率的にしか知り得ないことによる。だが理論的には、そして十分な資金があれば、個別の病者の疾病臓器オルガノイドを事前に作成して、医薬品の有効性と副作用を個別に評価することが可能となる。その意味では、富裕層に対しては、各個人の特性に対応して個別化され、ＲＣＴを必要としない臨床医学が、オルガノイドの活用によって登場する可能性もあるだろう。富裕層に限らず、患者数がきわめて少ない希少疾患の場合、この可能性はもちろん「希望」である。この可能性は、医学における客観性やエビデンスと何かという問いに大きな変更を迫るものとなるだろう。オルガノイドは、基礎研究での動物実験と実地での臨床試験という区分を揺るがせることで、再生医療だけではなく医療産業や製薬産業のネットワークでも重要なアクターになりつつある。

さらに、生命科学の知識と作動のネットワークにおけるオルガノイドは、iPS細胞がそれなりにクリアしたはずの生命倫理上の諸問題を、別次元において再導入しつつある（Boers et al. 2016）。その一つはクローン作成との関わりである。臓器の三次元構造の作成技術は究極的には臓器の集合体としての人間そのものを一つの細胞から作成する技術とつながっているからだ。オルガノイドという観点からは、一つの臓器を作ること、複数の臓器群を作ること、脳をもたない人体を臨床研究用に作ること、クローン人間を作ること、これらの実践は連続体となっている。これは、幹細胞の一種であるiPS細胞の問題として理論的には存在していたが、オルガノイドのテクノロジーによってリアルな問題として浮上してきた。

もう一つの重要な点は、オルガノイドは顕微鏡下でしか見えない細胞とは異なり、文化的・象徴的な意味をもち、ときには肉眼で観察できる臓器の類似物であるところだ。しかも、これらのオルガノイドは、もともとの細胞の提供者と遺伝的連続性をもっているため、病気か健康かの情報として密接に個人とつながっている。オルガノイドは、人間の身体から取り出された臓器ではないものの、人体パーツと同様の道徳的な扱いを必要とする部分的身体としてのアクターなのである。現代社会においても、人間の部分的身体は、特別な種類のモノとして、通常の物品とは違う仕方で扱われている。輸血で使われる血液は、市場に出回る商品ではなく、献血として寄付され、贈与されるべきモノとして扱われている。また、人間の臓器を市場で商品として売り買いすることは、ほとんどの地域で法的に禁止されている。だが、臓器もどきとしてのオルガノイドについては、どう扱うべきかは定かではない。

あなたが、バイオバンクに自分の血液の細胞や皮膚の細胞を提供したとしよう。あなたがサインする同意書には、さまざまな研究への応用の可能性が記載されているはずだ。だが、心臓や肝臓のような臓器や筋肉が無数に作り出される可能性まで存在すると、提供者は想像していないだろう。さらに、思考をもう一歩進めてみよう。個人のｉＰＳ細胞から作られた「脳オルガノイドが個人の認知能力を知るのに使われれば」どうなるだろうか（Boers et al. 2016 : 939）。それどころか、もしシャーレに置かれた小さな脳オルガノイドが原始的な意識をもっていたら……とも考えることができよう。

人文社会科学系と理系の相違という「二つの文化の分裂」は、人間によってというよりは、幹細胞やオルガノイドによって架橋されつつある。しかも、それは、人間的なるものの外の視点や人間とモノの区別をなくした思考へ向けて格闘する人類学や哲学が切り開きつつある今日の人文社会科学の潮流（「存在論的転回」）と、奇妙なやり方で重なり合い、共鳴している。現在の生物学で生じつつある事態、ｉＰＳ細胞やＥＳ細胞のような幹細胞研究が生み出しつつある地平は、人間や人体という概念の限界を掘り崩しつつある。

第6章　クリスパー（CRISPR）哲学とラマルクの危険な思想

より一般的にいえば、進化の図式は、樹木と血統という古いモデルを放棄しつつあるのかもしれない。（中略）次世代に遺伝する病気や、自分自身を次世代に複製する病気によってよりも、多形態的かつリゾーム的な流行風邪によって、われわれは進化し、命を落とす。

——ジル・ドゥルーズ＋フェリックス・ガタリ（Deleuze et Guattari 1980：18＝2010、ただし訳文は文脈に合わせて変更した）

ゲノム編集からクリスパー哲学へ

二〇二〇年のノーベル化学賞は、ゲノム編集を「高校生でもできるほど」簡単なものに変えたCRISPR-Cas9（クリスパーキャスナイン）という手法を発案したジェニファー・ダウドナとエマニュエル・シャルパンティエに贈られた。CRISPR-Cas9を用いたゲノム編集ツールの利用は、二〇一二年に論文として発表された直後から爆発的に拡大し、家畜や農産物の遺伝子操作はもちろん、人間の遺伝子治療や胚の遺伝子への介入にも応用されて議論となっている（Daudona and Sternberg 2017＝2017；石井 2017；Knoepfler 2016＝2017）。

だが、ここで取り上げたいのは、革新的なゲノム編集ツールとしてのCRISPR-Cas9とその臨床・産業応用や生命倫理学的な問題ではない。CRISPR-Cas9の有している哲学的な意義――ダーウィニズムとは異なる進化機構の一つとして生物学の哲学のなかで活発に議論される点――が、本章のテーマである。それを、ここでは仮に「クリスパー哲学」と名付けている。

このクリスパー哲学の思想性を明確化するために、CRISPRをラマルキズム進化の典型例と位置付けたロシア出身の生物学者ユージーン・V・クーニン（Eugene V. Koonin）の論（Koonin 2019a；Koonin and Wolf 2009, 2016）を紹介し、そこから改めてCRISPR-Cas9というゲノム編集ツールの社会的な側面を再考するというのが本章の構成である。

なお、クーニンの議論に関しては、『生物学と哲学（*Biology & Philosophy*）』誌の二〇一九年三四巻で特集されている（特集の趣旨はPradeu 2019）。そこでのクーニン批判を引き受けた上で、この章では、クリスパー哲学という観点からのCRISPR-Cas9の意義を論じる。なお、この特集号での議論の内容に関しては矢倉英隆による紹介がある（矢倉 2019）。

CRISPRとは

最初は、簡単にCRISPR-Cas9とは何かを説明しておこう（Daudona and Sternberg 2017＝2017；Hille et al. 2018）。

人間などの生物の遺伝情報はDNAの鎖が二本ペアになった二重らせんとして細胞の核のなかに存在している。そして、このDNAの鎖は、A、T、G、Cと略される四種類の塩基をアルファベット文字のように組み合わせた配列となっている。この塩基の組み合わせが言語のようにコード化されて、タンパク質の設計図に対応することで、遺伝情報を担っている。これが、現代の遺伝学の基本的な図式（セントラルドグマ）である。

そのDNAに書き込まれた遺伝情報がゲノムと呼ばれる。そして、一九九〇年に開始されたヒトゲノム計画は、二〇〇三年には、人間のゲノムをすべて解読することに成功した。つまり、生物学的な意味での、人間の設計図はおおむねわかったということになる。だが、その結果、思いがけなく判明したのは、人間のゲノムの半分以上では同一のDNA配列が反復されていることだった。そうした単純な反復部分は、おなじパターンの繰り返しに過ぎないため、人間の身体を構成するタンパク質の設計図としての意味をもたないと考えられた。

こうした反復配列の一つが、クリスパー（CRISPR：Clustered Regularly Interspaced Short Palindromic Repeats）である。それは、クラスター状に、一定の間隔を置いて同じ短いDNA配列（約三〇塩基）を繰り返しているパターンである。その間隔部分は、スペーサーと呼ばれており、多くは数百塩基である。いっぽう、その反復部分には、前から読んでも後ろから読んでも同じDNA配列になる回文

（palindrome）のような対称性をもっているという特徴があった。

ちなみに、こうした回文の配列の繰り返しを、一九八七年に世界で最初に大腸菌で発見したのは、その頃大阪大学にいた石野良純だった（Ishino 1987：石野 2020）。だが当時は、このCRISPR配列の生物学的な機能はわからないままだった。

ゲノムを解読する技術が進んだ二一世紀に入ると、このCRISPR配列は、人間のような多細胞生物だけではなく、細菌の五〇％、アーキア（古細菌）の九〇％以上に存在することがわかった。つまり、生物一般に広く、しかも進化論的にみて古くから存在していることになる。さらに、この配列の近くには回文パターンとはまた別の特定のタイプのＤＮＡ配列があることがわかった。それらはまとめて「クリスパー関連（Cas：CRISPR-associated）遺伝子」と呼ばれるようになった。これが略されたのが「キャス」である。

二〇一〇年代に入ると、CRISPR-Casのなかでも重要な意味をもっている部分が、CRISPRの回文配列の間にあるＤＮＡ配列（スペーサー）部分であることがわかり始めた。このスペーサーは、その細胞のもともとのゲノムではなく、その細胞にとっての他者のゲノムに由来する場合があるとわかったからだ。具体的には、スペーサーは、その細胞を攻撃し侵入してくるバクテリオファージやウイルスなどのゲノムの一部だったのである。その一方で、Cas配列から作られるCasタンパク質については、その主な機能の一つは、ゲノムを切断するヌクレアーゼ（核酸分解酵素）としての働きだということも判明した。また、あるウイルスのゲノムの一部をCRISPRのスペーサー部分に取り込んでいる細菌は、そのウイルスには感染しないということも確認された。

これはダニスコ社という食品加工の原料メーカーの研究者たちが、二〇〇七年に、乳酸菌に感染して溶かしてしまうバクテリオファージというウイルスの研究をしていて発見したことである。つまり、CRISPR のスペーサー部分にそのバクテリオファージのＤＮＡを取り込むことで、乳酸菌は自らを外敵の侵入から守っていたのだ。

これらの事実から、CRISPR-Cas は単細胞生物の自己防衛のための免疫機能を果たしていると推定された。つまり、CRISPR と Cas を組み合わせたシステムは、細胞内の CRISPR 配列に含まれるスペーサーと同じゲノム配列をもつ（外来侵入）ウイルスのゲノムを認知し、それを、Cas タンパク質を利用して破壊する働きをもっていると考えられたのだ。

なお、Cas には、大きく分けると、外来ゲノムを電動芝刈り機のように細かく切り刻んで分解するⅠ型とＤＮＡの二重らせんを同じ場所で両方切断するハサミのようなⅡ型が存在している。このⅡ型の中核となるのが Cas9 遺伝子とそこから作られた Cas9 タンパク質である。

以上をまとめると、CRIPSR が、外来からの侵入者をゲノムという形で記録しておき、次に同じ侵入があった場合にその記録と照らし合わせる役割をもち、Cas はその同定された侵入者を殲滅する役割を果たし、一体として細胞を外敵から守っていることになる。

ここまでが、CRISPR の基礎編である。次節では、現在その CRISPR がどのように応用されているかを、簡単にみてみよう。

ゲノム編集ツールとしてのCRISPR

ダウドナとシャルパンティエの業績とは、このCRISPR-CasのなかのCas9を使うシステムを巧妙に遺伝子操作して他の生物の細胞でも容易に使えるよう改造し、一つのパッケージとしてゲノム編集ツール「CRISPR-Cas9」を作成したことにあった。CRISPR配列のスペーサー部分に、あらかじめ標的となるDNA配列を組み込んでおけば、その部分を正確に見つけ出して切断できるという仕組みだ。編集というからには、文書作成アプリと同じで、カットだけではなく、コピーやペーストができなければならないだろう。だが、CRISPR-Cas9そのものは決まった場所で二重鎖を二本ともカットすることでゲノムを切断するだけだ。実際には、このコピーやペースト機能の方は、研究者が、新しく編集ツールを作ったわけではない。生物の細胞に元々備わっているDNA修復のメカニズムを主として利用している。

ゲノムは、紫外線や電磁波や放射線や化学物質や老化によって損傷することがある。放射線被ばくや発がん物質が、がんを引き起こすのは、細胞のゲノムに傷をつけてしまうからだ。ゲノム損傷の場所によっては、その細胞は死んだり、がん化したりする。そこで、ゲノムが損傷した場合に備えて、多くの生物の細胞はそれを修復する自己治癒のメカニズムをもっている。それがDNA修復だ。この場合の修復は大きく分けると二種類ある。

一つは、カットされたゲノムの切り口である二つの末端をそのままつなぐ方法だ。ただ、そのままつなぐときには、つなげたDNA配列部分に余分な塩基が挿入されたり、塩基が欠損したりするミスが頻繁に起きる。そうなると、修復時のミスによってゲノムの文字がずれる。その結果、そこに書き込まれたタンパク質の設計図は読めなくなり、その遺伝子の機能は失われる。それが、「ノックアウト」と表現されるものだ（つまり修復は失敗）。これを遺伝子治療に使う場合であれば、ある病気の原因となる異常な病的遺伝子を標的にしてCRISPRのスペーサー配列に組み込み、それを人間の細胞に入れる。そして、その病的遺伝子を切断させ、修復時のミスを誘発して、その病的遺伝子が機能しないようにする。

もう一つのＤＮＡ修復は、コピー&ペーストに相当する編集機能である。それは、修復のときに、二重らせんというペアの構造を利用して、よく似たＤＮＡ配列があればそれをテンプレート（鋳型）にしてコピーすることで修復するメカニズムだ。CRISPR-Cas9がカットした部分の両末端と重なる配列をもったＤＮＡ断片がそばにあれば、細胞自身のＤＮＡ修復のメカニズムは、それをテンプレートとして利用してつぎはぎしながら切断部分をつなぐ。遺伝子治療に使う場合、特定の遺伝子部分を標的にしてCRISPRのスペーサー配列に組み込んでおき、その遺伝子を切断する。ここまでは遺伝子ノックアウトと同じだ。違いは、あらかじめそのＤＮＡ配列にほぼ対応した正常なＤＮＡ配列の断片を細胞に入れておく点にある。そうすれば、ＤＮＡ修復時にその断片が利用され、その結果として異常な遺伝子が正常な遺伝子に置き換えられることになる。

ただし、ゲノム編集ツールには、編集失敗というリスクがあり、そのことは臨床応用や産業応用の場面では大きな問題となる。そのことがもたらす生命倫理学的な課題については第7章で論じる。

ラマルク説とCRISPR

ここで、ゲノム編集ツールとしてのCRISPRについて解説をいったんは終えて、細菌やアーキアのもつ免疫機構としてのCRISPRのほうに話を戻していく。ただ、その前に、生物の進化に関する論争史を、ダーウィニズムとラマルキズムの対比としてたどっておこう。これは、CRISPR哲学を理解するには、必要な回り道だ。

進化論におけるダーウィニズムの基本的な考え方は、自然淘汰による「適者生存」とされる。だが、そもそも「適者」、すなわちその環境に適応している生物とはどうやって定義できるのか。この問題をめぐってはさまざまな議論があった。つまり、「適者」が競争を生き延びるのか、その環境で生存に成功した生物を「適している」生物として後付けで定義したのかがあいまいなのだ。そうした議論の詳細にはここでは立ち入らないが、この点が常に論争になるということだけは確認しておこう。

現代の進化理論でおおむね受け入れられているダーウィニズムにおける適者生存のプロセスとは次のようなものを指している。第一に前提となるのは、遺伝子の突然変異が、計画性なくランダムに生じることである。つまり、生物の世界は、事前の計画で作られたものではなく、偶然の作用による多様性が最初から存在していると考える。第二に、そうした突然変異の表現型の多様性によって、その環境により良く適応した遺伝子の突然変異をもつ者とそうではない者の区別が生じると考える。これは、ある生物の集団のなかの多様性やさまざまな差異の一部が、特定の環境のなかでは結果として、生存に重要な意味をもつ差異となるということだ。そして、第三に、その環境での生存競争が生じることで、より適応した者がその遺伝子をより高い確率で次世代に伝える自然淘汰が起きるとする。これが積み重なることで、事前に計画されたデザイン無しに、「生命の樹」と表現される状況、つまり単純な存在から枝分かれして、複雑で多種類の生命体への進化が起きるという考え方だ。

これに対して、いわゆるラマルキズムでの進化論は、ある環境でよく使われる器官はよく発達し（用不用説）、その環境に適応して発達した性質が次世代に伝わる（獲得形質の遺伝）と論じる説だとされている。つまり、ランダムな突然変異と事後的な自然淘汰だけで生物の進化を説明しようとするダーウィニズムとは異なった論理に基づいている。ただし、ダーウィニズムでも、用不用説は個体レベルでは成立する。筋トレをすれば筋肉が強く大きくなることは日常で経験する用不用説の実例だ。問題は、その性質が次の世代に伝わるかどうかである。ダーウィニズムは、環境のなかで獲得された性質は、その生物の一代限りのことであって、次世代に遺伝することはないと考えている。これは、筋トレの成果が子孫には伝わらないのと同じだ。

また、ラマルキズムは、進化を一つの方向性をもって積み重なる変化としていた点で、その方向性のゴールが存在することを前提としている。その場合は、ラマルキズムは、ゴールとしての生命の「完全性」を想定している点で「目的論」だとして特徴づけられ、計画されたデザインとしての目的論を否定するダーウィニズムと対比される。

ただし、こうしたラマルキズムとダーウィニズムの対比は、歴史的に見れば正しいとはいえない。目的論は、一九世紀の進化論全般に共通した考え方であって、実際上は、当時のダーウィン自身の進化論にも共通していたと考えられている。今日でも、日常用語やビジネスの領域で「進化」という語をメタファーとして使う場合（「経営組織の進化」など）には、優れた方向への意識的な変化であることは当然視されている。だが、さきほど説明した（現代の）ダーウィニズムの論理には、そうした意識的変化や目的論の意味合いはない。つまり、現代のダーウィニズム（「ネオダーウィニズム」や総合説と呼ばれることもある）とは、現代の生物学の知識に合わせてダーウィン自身の思想を取捨選択してアップデートしたものである。こうした状況によって、今日でのラマルクは、ダーウィンの敵役で、獲得形質の遺伝という誤謬を唱えた敗者という側面のみで記憶されている。

なお、生物学の教科書的にいえば、獲得形質の遺伝を否定する根拠としては、アウグスト・ヴァイスマンの実験がよく知られている。これは、ネズミの尻尾を何世代にもわたって切断しても、子孫のネズミの尻尾が短くならないという実験だった。ただし、この実験は、生き延びる上での必要性とは関係しないので、用不用説と獲得形質の遺伝の典型例というのは牽強付会ではある。

以上のようなダーウィニズムとラマルキズムの重なり合う地形図のどこに、CRISPR 哲学は位置づけられるのか。

そのために、現代ダーウィニズムと対比される現代ラマルキズムの定義をみておくことにしよう。現代生物学でのラマルクの再評価を広範に論じた論集『ラマルキズムの変化』（Gissis and Jablonka 2011）の編者であるS・B・ギシスとE・ヤブロンカは、現代ラマルキズムを、従来のラマルキズム理解とは少し異なった形で定式化している。それは、現代のダーウィニズムがダーウィン自身の説とは異なっているのと同様、ラマルク自身が唱えた説とは力点の置き方を変えたラマルキズムの定義だ。

ヤブロンカは、ダーウィニズムが「淘汰（selection）」というプロセスを重視することとの対比で、ラマルキズムの中心テーマは「発達による変異（developmental variation）」であると論じる。つまり、発達過程や環境に適応する可塑性によって生じる個体レベルでの変化が次世代に伝わるメカニズムに着目するのが現代ラマルキズムだというのだ。このようにして獲得形質の遺伝という現象をアップデートしたとき、現代生物学での事例として挙げられるのは、次の三つのテーマである（Jablonka 2011）。

①遺伝子以外の要素であるエピジェネティクスの遺伝
②目的論無しに自己組織化によって生まれる構造の進化
③生物学での個体とは何かという問い

①と②は、ゲノムを経由することなしに、世代から世代に特性が伝搬する現象を指しており、進化論の思想的意義としては重要な論点である。だが、ゲノムを介した遺伝とは異なる遺伝の現象なので、これ以上は深く触れないことにする。CRISPR哲学に直接関わるのは③である。

なお、③での個体とは何かという問題設定は、リン・マーギュリスによって広く知られるようになった細胞内共生説と関わっている（Margulis 1998＝2000）。これは、人間の細胞も含めて真核細胞の内部に存在するミトコンドリアや植物の細胞の中の葉緑体は、もともと細胞内に共生した他の細胞だったとの説である。この場合、遺伝子が生命の樹を通じて世代間で縦に伝わっていくだけではなく、種という壁を越えて横に手渡されること（遺伝子の水平伝播）（Martin 2018）で進化が生じていることになる。つまり、進化によって多様な種が生じるというダーウィニズムとは異なり、種の垣根を越えて遺伝子が混じり合うことで多様な種が生じる可能性が重視されている（Quammen 2018＝2020）。哲学的にいえば、多様な生命の間の競争ではなく共生や寄生を重視している点、適者として生き延びる単位を「個体」以上としている点で、ダーウィニズムとは大きく異なる生命観である。

ヒトゲノム計画の完遂以降には、ゲノム科学の次のフロンティアとして、ヒトの腸内細菌叢（マイクロバイオーム）への関心が高まり、腸内細菌と疾病や老化や栄養や性格との関連が次々と解明されつつある（Collen 2016＝2020）。こうした潮流もまた、ダーウィニズムとは距離をとる共生の生命観と関連している。そして、自己と他者の区分の二つの極端なパターンとしての、侵入者排除と他者との共生——寄生はその中間——を振り分ける仕組みのもっとも原始的なものが、細胞レベルでの免疫システムとしての CRISPR-Cas システムなのである。

なお、本章のはじめに引用したドゥルーズとガタリの『千のプラトー』の序文は、『リゾーム』として一九七六年に書かれた。遺伝子の水平伝播の進化論上の重要性が、主流の分子生物学において認められたのは、一九九〇年代以降であることを考えれば（さらにコロナ禍を思い浮かべれば）、その先見性に驚きの念を禁じ得ない。

さて、これらの現代的な意味でのダーウィニズムとラマルキズムという問題設定を背景として、ユージーン・V・クーニンの主張を考えてみる。現代ラマルキズムとして、クーニンは、遺伝子の水平伝播を重視し、その水平伝搬を通じた「獲得形質の遺伝」というポイントに着目する。そして、この意味でのラマルキズム進化を、次の三要素として操作的に定義している。

①環境要因によってゲノム変化が生じる。
②ゲノム変化は特定の遺伝子の変異として次世代に伝えられる。
③生じたゲノム変化は、最初の環境要因に対する適応度を高める。

ラマルキズムとダーウィニズムの違いとして重要なのは①の点である。ダーウィニズムであれば、ランダムで偶然なゲノム変化が最初に生じると考える。クーニンの定義するラマルキズムから、細胞における CRISPR の役割を見直してみよう。

まず、CRISPR のスペーサー部分という特定の場所で生じる突然変異に着目する。この部分の突然変異は、ウイルスによる攻撃に対応して、そのウイルスのＤＮＡ配列の一部を組み込んでいるのであって、ランダムに生じている変異ではない。つまり、偶然的ではないという意味で、ダーウィニズム的ではない。そして、この突然変異は、外部からのウイルスの侵入という環境要因の結果として生じたものである（条件①を満たす）。また、このゲノムに生じた突然変異は、その細胞が分裂して増殖する際には、次世代にそのまま伝搬する（条件②を満たす）。

さらに、そのウイルスのＤＮＡ断片を自分の遺伝子に組み込む突然変異によって、ウイルスに対する抵抗性が上昇する。つまり、CRISPR が細胞レベルでの免疫システムとして機能する。外敵から身を守ることができる結果、自然淘汰によってその遺伝子変異をもった細胞が生き残る確率は上昇するだろう（条件③を満たす）。

このように操作的定義の三つの条件を満たしていることから、クーニンは、CRISPR を獲得形質の遺伝に基づいたラマルキズム進化の一例と呼んでいる。さらに、彼は、CRISPR を「真性ラマルキズム」とも表現している。

わざわざ真性と呼んでいる理由は、ストレスの多い環境下では突然変異率が増大する現象（疑似ラマルキズム）（Foster 2007）と区別するためである。細菌が生存に適し難い環境に置かれると、突然変異が起きやすくなる場合がある。これは、突然変異の率がゲノム全体で増えると、群のなかの個体の多様性が高まり、適者生存できる者が生まれやすくなる結果を生み出すからだ。つまり、次世代には、その環境により適応した突然変異個体が生き延びて、増殖するということだ。これに対して、CRISPRでは、ランダムな突然変異と事後的な競争ではなく、用不用説のように環境への適応に有用な遺伝子変化が特定のゲノム部位で生じている。その意味で、真正なラマルキズムであるというのだ。

クーニンへの反論

CRISPRを「真性ラマルキズム」とするクーニンの説に対しては、もちろん反論がある。特集を組んだ『生物学と哲学』誌から主要な論文二つを取り上げて紹介する。

一つは、ジェレミー・G・ワイドマンらの反論である（Wideman 2019）。この論文の共著者には、ランダムな突然変異よりも遺伝子の水平伝播が原核生物での進化の主要なメカニズムであるとの説で知られる重鎮フォード・ドゥーリトルの名前がある（Doolittle 1999）。ワイドマンが指摘するのは、ラマルキズム的進化を定義する場合には、獲得形質としての表現型（高い木のえさを食べるために首を伸ばし続けたキリン）が遺伝子型（長い首に関連したゲノム）に変換されるところが理論的なポイントになるという点だ。ある個体が生活上に獲得した性質が、ゲノムという次世代の設計図にどう影響するのか（取り込まれるのか）というのが、ラマルキズムの根本問題だというのだ。

このワイドマンやドゥーリトルの観点からすれば、CRISPRのような遺伝子組み替え現象の場合は遺伝型と表現型は一体であるため、ラマルキズムと定義することは不適当だということになる。そこで、ワイドマンらは、CRISPRはラマルキズム進化の事例とみるよりは、進化の中立説と選択説（ダーウィニズム）の論争という文脈での「指向性をもった突然変異（directed mutation）」として概念化すべきだと結論する。

これに対して、クーニンは、ワイドマンらのラマルキズム解釈（表現型から遺伝子型への変換を重視）に「敬意を表しつつ不同意」（Koonin 2019b：2）としている。敬意を払っているのは、ランダムな突然変異だけを前提とするダーウィニズムへの批判という点で共通の問題意識があるからだ。クーニンは、ラマルキズムと指向性をもった突然変異という二つの解釈は力点の置き方の違いに過ぎず、「矛盾的ではなく相補的」（Koonin 2019b：2）だとまとめている。

次に、サム・ウーリーは、生物界での種の壁を越える遺伝子の水平伝播や、それに伴う遺伝子の混ざり合い（遺伝子組み換え）という現象そのものは、CRISPR以前からよく知られていたことを指摘する（Wolley 2019）。さらに、CRISPRというシステムそのものが、細菌やアーキアの免疫機構として進化してきた過程は、ラマルキズム的ではなく、集団レベルでの適者生存というダーウィニズムに従っていると論じる。CRISPR-Casシステムをもった個体ともたない個体が競争を行った場合には、外敵の侵入から身を守ることのできるCRISPR-Casシステムをもった個体が、適者として生き延びる。その意味では、CRISPR-Casシステムは、大枠としてのダーウィニズムの一部に過ぎないと結論付ける。

そして、ウーリーらは、ダーウィニズムの観点から、ラマルキズムを次のように分類している。

L1：なんであれ獲得形質が遺伝する。
L2：遺伝された獲得形質が、事後的に適応度が高いとわかる。
L3：適応度が高いという理由で獲得形質が遺伝する。

そして、Ｌ１やＬ２による進化は事後的な自然淘汰というダーウィニズムの基本原理で説明可能であり、本当のラマルキズムではないとする。そして、事後的な選択ではなく、生命機構が適応度を高くすることを目指していると想定する、いいかえれば目的論の要素をもつＬ３だけを、本当のラマルキズムと呼ぶことを提案する。ウーリーらの議論によれば、CRISPR はおおむねＬ２で説明可能であって、わざわざラマルキズムという用語をもち出すのは無意味ということになる。

ラマルキズム／ダーウィニズムのスペクトラム

ウーリーの議論に対するクーニンの反論（Koonin 2019b）は、とりあえずは、CRISPR が完全なＬ３に該当しないと認めつつ、Ｌ２とＬ３の中間に位置するというものだ。実は、このＬ２とＬ３の違いという論点は、ある特性が事後的に適応度の高いものとわかるのか、適応度の高い特性が遺伝するのか、という進化の核心に関わる問いである。これは、ダーウィニズムでの自然淘汰による「適者生存」において、適応度をどう定義するかという問題である。事後的に生き延びた個体を知った上で、その性質を適応度の高い性質として定義するなら、それは論点先取りになってしまう。

次に、この難問に対する補助線として、ダーウィニズムとラマルキズムという進化論での論争とは別の角度から考えてみよう。ここまでは、CRISPR-Cas システムのことを単細胞生物の免疫機構として説明することで事足れりとしてきた。だが、免疫機構とはもともと人間など多細胞生物のシステムであり、生物学の哲学という観点からすれば「自己と他者」の弁別という大問題と切り離せない。日常言語では自分自身とは異なる「他者」が存在するというのは常識だが、生物学的に「他者」とは何かを定義することは実はきわめて困難だ。たとえば、乳酸菌は、CRISPR-Cas システムを使って他者のゲノムを排除しているが、人間と同じような自己意識や他者への認識をもっているわけではない。

矢倉英隆は、認知という現象を理解する上で、人間をモデルとする脳中心主義を相対化し、生物界での認知システムを広義に考えるべきと主張する。そして、CRISPR-Cas システムは自己と他者のゲノムを区別し、後者をスペーサー配列に記憶し、それを処理して利用（侵入者の破壊）する点で、原初的な認知システムと見なし得ると論じている（Yakura 2019）。さらに、彼は次のように大胆な主張も述べている（矢倉 2023：243-244）。

> 認知機能は神経系に独占されているとは限らず、それぞれの生物において何が認知機能を担っているのかが大きな問いになるだろう。本章では、神経系が存在しない細菌や植物も厳しい条件のなかで生き延びているが、そこで認知機能を担い生存を支えているのは免疫システムではないかと推論した。そう考えても矛盾することが極めて少ないように見えたからである。もしこの結論を受け入れるとすれば、免疫システムは最古の認知システムを構成していることになる。

自己と他者の認知的区別という問題を、CRISPR-Cas システムという免疫の機能に合わせて、別の言葉でもっと具体的に言いかえよう。それは、どのようにして自己と他者のゲノムを認識して区別し、CRISPR-Cas のシステムが自分自身のゲノムを切断しないようにしているのか、という問題となる。CRISPR-

Casシステムは、なぜ・どのようにして、自己を攻撃して破壊せず、他者だけを選択的に破壊できるのだろうか。

侵入者側の観点に立てば、自己と他者のゲノムの区別が困難であるのは、侵入者が生き延びて増殖する上では必要なことだ。そもそも、ウイルスやファージが細胞に侵入して寄生するときには、その細胞内の生体機構を乗っ取って侵入者のゲノム（やタンパク質）を大量に複製させる。そうやって、侵入者は増殖する。これが可能となるのは、侵入された細胞の観点からすると、外から侵入したゲノムと細胞自身のゲノムを区別することができないからだ。

CRISPR-Casシステムと他者の問題を解くヒントはCasの多様性にあるというのがクーニンの議論だ。CRISPR-Casシステムには、Casのタイプによってさまざまな分子機構が含まれ、そのことが自己と他者の区別を行うレベルの多様性を生み出す。そのため、ウーリーのいうL1からL3までの要素が含まれ、ダーウィニズムからラマルキズム（指向性をもった突然変異）まで連続的なスペクトラムとなっている。つまり、クーニンの議論とは、CRISPR-Casシステムのすべてがラマルキズムだと主張しているのではない。ダーウィニズムだけでは完全に説明できない要素がそこに含まれているという主張なのである。

ここで、クーニンの主張をめぐる『生物学と哲学』誌での論争のまとめとして、ダーウィニズムとラマルキズムの立場から、CRISPR-Casシステムをどう説明するかを単純化して対比してみよう。

ダーウィニズムによるCRISPR-Casシステムのシナリオでは、最初、CRISPRはランダム、つまり手当たり次第に細胞内のゲノムをスペーサーに取り込んでいく。ランダムなので、自己と他者の区別はない。次の段階で、自己のゲノムを攻撃するCRISPR-Casをもった細胞の多くは「自死」あるいは一種の「自己免疫疾患」によって死滅する。いっぽう、偶然に侵入ウイルスのDNA配列を取り込んだCRISPR-Casをもった細胞は、こうした自発的な細胞死を起こすことなく生き延びる。そして、同じウイルスが攻撃してくる環境では、自然淘汰によって、その環境に適した（そのウイルスに対するCRISPR-Casによる免疫をもった）細胞が増殖していく。最初の段階で細胞の自死が多く生じるとすれば、生存効率は低いかもしれないが、事後的な自然淘汰というダーウィニズムの原理に従うだけで、CRISPR-Casシステムは最適化されていくことができる。

ラマルキズムのシナリオでは、何らかのメカニズムで自己と他者の判別という原初的な認知が行われると想定する。そして、ウイルスの多い環境下では適応的に（完全にランダムではなく）、侵入ウイルス由来のゲノムが他者としてCRISPR-Casのスペーサーに優先的に取り込まれる。このゲノム変化を受け継いだ細胞は、そのウイルスの多い環境では抵抗力があって適応度が高いため、より早いスピードで増殖していく（適者生存）。このように自己と他者の原初的な弁別によって駆動される「指向性をもった突然変異」こそがラマルキズム的進化である。なお、自己と他者のゲノムの判別は、わかっている範囲では、ゲノム長の違いや特定配列の有無などによって可能らしい。また、用不用説のように、使われなかったスペーサーが劣化していく現象や、あるウイルスのゲノム断片をスペーサーに取り込むとそのウイルスの別の場所のゲノム断片を優先的にスペーサーに取り込んでいく（侵入者への攻撃手段を増やす）現象も知られている。

これらの二つのシナリオは排他的なものではなく、実際の進化においては混ざり合っているのだろう。認知機構かつ免疫機構としてのCRISPR-Casシステムには、ゲノム断片取り込みという突然変異においてはランダムなものから指向性をもったものまでが含まれ、細胞の自死による淘汰や適応度の差による自然淘汰などの複数のメカニズムも関わって、種差やCasの分子機構の違いによって複雑に絡まり合うスペクトラムなのだ。

ここまでの議論で示された認知と進化を一体のものとして理解する生命観を、ダーウィニズムでもラマルキズムでもないクリスパー哲学と呼びたいと思う。CRISPR-Casシステムは、原初的な免疫機構として自己と他者を区別し、他者のゲノムを取り込みつつ、取り込んだゲノムを利用して他者を侵入者として認知し、それを破壊するシステムとして進化してきた。そこには、適応度（侵入者に対する抵抗力）による自然淘汰という側面（ダーウィニズム）とウイルスやファージの多い環境への細胞の適応的な遺伝子の変異（侵入者ゲノムの自己ゲノムへの優先的な取り込み）という側面（ラマルキズム）が存在している。これを、クーニンのように真性ラマルキズムと呼ぶかどうかはともかくも、CRISPR-Casシステムが結果として遺伝子組み換え（突然変異）を通じて自己を守り他者を排除する精巧な分子機構であることは確実だ。そして、それは人間など多細胞生物での免疫システムや認知システムとも類似したところがある。これは、進化論という点でみれば、CRISPR-Casシステムが細菌やアーキアの中で実行している遺伝子組み換えは、ウイルスやファージと細胞の間の種の壁を超えた遺伝子の水平伝播の一種であり、自己防衛と他者排除というバイアスのかかった遺伝子変化（指向性をもった突然変異）と見なすことができる。

ラマルクの危険な思想――CRISPRの道徳性について

興味深いことに、クーニンのラマルキズム解釈に批判的なワイドマンとウーリーの論文は共に、基礎生物学の進化論的な含意の考察にとどまることなく、生命倫理学と関わる社会的な論点にも触れている。それは、人間のゲノム編集に関する「自然化」というべき見方である。バイオテクノロジーという技術的な観点からは、人間によるゲノム編集という手法そのものはCRISPR-Casシステムによって可能となった。それが、ダウドナとシャルパンティエによるノーベル賞クラスの業績だった。だが、ワイドマンやウーリーの議論は、そうした技術的レベルの話にとどまらない。

ワイドマンは、論文のまとめとして、「これらの突然変異を、一方の端には純粋にランダムな突然変異があり、もう一方には純粋に指向性のある突然変異があるという連続体の上に置いている」イラストを示し、もっとも指向性の強い例として「人為的な変異：遺伝子工学のすべての形態、遺伝子組み換え作物や生殖細胞系列遺伝子治療を含む」としている（Wideman 2019：12）。また、ウーリーは次のように述べている（Wooley 2019：11）。

たとえば、知能の向上、長寿化、認知症予防など、特定の形質の遺伝子操作が望ましいと考えられている状況を想像してみてほしい。このような遺伝子操作には倫理的に重大な意味があることは明らかであり、私たちはそれを是認しているわけではない。しかし、もしこのような操作が人間の集団に広まったとしたら、これは「ラマルク的」進化といえるかもしれない。しかし、L3的な意味で「ラマルク的」であるためには、このような変化は適応的であり、親が子孫に望ましい形質を与えるという意識的な決定によって引き起こされる必要がある。私たちはさらに、淘汰圧に反応してゲノムを意図的に変化させる可能性を思弁することができる。たとえば、迫り来る存亡の危機に対応するため、他の惑星で繁栄できるようにゲノムを変化させ、より厳しい気候に耐えたり、酸素濃度や重力の影響の変化に対処できたりするようにするかもしれない。

このように、「指向性をもった突然変異」という観点を導入することで、細菌のCRISPR-Casシステムと人間による人間のゲノム編集（個人レベルで行われるデザイナーベビー）との連続性が強く意識されるようになる。たしかに、CRISPR-Casシステムの精巧さを前にすると、細胞が意図的ないし目的論的に自分のゲノム編集を行って、外敵への抵抗力を高めていると表現してしまいたくなる。そこから考えれば、細胞の免疫機構の進化と同じように、ゲノム編集による人工的デザインで次世代の人間を生み出すことは、ゲノムのレベルでみれば、指向性をもった突然変異の一種といえるだろう。

このゲノム編集技術の「自然化」にはレトリック的な言葉の綾には留まらない、もっと深い内在的な何か（ルイ・アルチュセールが科学者の自然発生的哲学と呼んだもの）が含まれているのではないか、と私は考えている。

人間（胚）に対するゲノム編集は、人間の遺伝的質を意図的に「改善」しようとする優生学の実践となり得る。そして、その「方向性」とは、特定の時代や社会での人間の経済的価値づけに基づいた「より優秀な人間」の生産と「より劣悪な人間」の排除へとつながる。たとえば、スティーブン・ピンカーは、早くも二〇一五年にゲノム編集による優生学を賛美する論考を公開している（Pinker 2015）。この人間の社会的ヒエラルキーを肯定するイデオロギーの絶対化や強化は、自然界での細菌の

CRISPR-Casシステムという事実とは遠く離れている。だが、ワイドマンやウーリーの「指向性をもった突然変異」という議論は、社会と自然の差異を覆い隠して、その二つを短絡的に一致させる働きをもっている。

ここでは、CRISPR-Casシステムと優生学の連続性という論点にこだわって、ラマルキズムのもつ道徳的な危うさについて考察していこう。それは、批判としてのクリスパー哲学である。

歴史的にみれば、ラマルキズムと優生学の間には、強い思想的連続性や親和性が存在している。一般的には、ダーウィニズムや進化論が前提としている生存競争や適者生存の思想が、「優生思想」の基礎になったとされている。だが、実際には一九世紀後半から二一世紀に至る思想地図はもう少し複雑である。一見すると対立しているかのようなラマルキズムとダーウィニズムの共通の前提として、人間の優劣を分けて上下のヒエラルキーとする考え方があったからだ。

すでに説明したとおり、一九世紀のラマルキズムには、完成形に向けて発展していくことを生命の進化とみなす目的論の要素が色濃く存在していた。これは、世代を重ねるにつれてキリンの首が長くなっていくとの良く知られた議論と似通っている。そして、ヤブロンカは、この目的論というイデオロギーの側面を意識的に否定して、「現代ラマルキズム」を個体の生成や発達や可塑性と関連づけて「発達による変異」として操作的に定義している。

いっぽう、一九世紀のラマルキズムは、生物の進化論に留まらず、生命と同様に社会もまた進化し、より良い方向に変化していくし、その進化の方向を推し進めるべきだという「社会進化論（社会ダーウィニズム）」の思想と結びついていた。社会の発展という目的のために弱者は淘汰されるべきだ（＝それが自然法則だ）という発想は、今日でいう「優生思想」まで継続しているものだ。

さらに、社会進化論は、個人が自由に競争するだけではなく、社会が社会の責任として、科学に基づいた進歩をデザインし、積極的に推進すべきであるという進歩主義とも結びついていた。そして、イデオロギー的な左右を問わず、より多くの自然を支配して、市場経済をより拡大することが、「社会進化」であるという思想は前提となっていた。この思想が、二〇世紀前半には、婚姻制限や断種による不妊化によって人種の遺伝的質の改良を目指す優生学を生み出し、さまざまな人権侵害と悲劇に帰結した歴史はよく知られている。

ここまでの説明でわかるとおり、優生学を含む人類による意図的な事前のデザインによる遺伝改造の試みは、事後的選択を重視するダーウィニズムではなく、目的論的なラマルキズムと親和的なのである。実際、「これまで「社会ダーウィニズム」と呼ばれてきた思想は、かつて一度もダーウィニズム（ダーウィンの進化論）であったためしがないのであり、「社会ラマルキズム」だったのである（吉川 2021：154）。なぜなら、現代ダーウィニズムは、事後的な自然淘汰のメカニズムを重視する思想であって、事前に行われる目的論的な設計を排除しているからだ。

クーニンのように「指向性をもった突然変異」として現代的なラマルキズムを理解するなら、そこでいう「指向性」と一九世紀のラマルキズムが前提としていた目的論の境界線はあいまいになる。CRISPR-Cas システムと優生学の間の思想的な連続性は、ワイドマンやウーリーの議論が、CRISPR-Cas システムの科学的な解説から、人間のゲノム編集の肯定へと結びついていくことに表れている。遺伝子の変化が、（ダーウィニズム的な）ランダムな突然変異ではなく、事前に特定の指向性ないしバイアスを与えられている――CRISPR-Cas システムの場合は免疫機構としての自己と他者の区別、デザイナーベビーの場合は親か誰かが決めた望ましい特性――ところは確かに共通しているからだ。

もちろん、CRISPR-Casシステムと優生学が同じというわけではない。その「指向性」を子細に見れば、免疫機構は生物としての生命維持に役立つ「自然」で正常な機能であり、子どもをより良くデザインしようとする社会的価値観に基づく欲望の人工性とは根本的に異なると論じることもできる。しかし、そうした区分はそれほどはっきりと区切られた自明な境界線ではない。子どもの「望ましい特性」が病気の遺伝子や致死的遺伝子の排除を意味するならば、ゲノム編集は、生命維持に役立つ「自然」なサポートを可能とする医療技術とも見えてくるからだ。こうした議論は、第11章と第12章で紹介するエンハンスメントとトリートメント（治療）の差異に関わる論争とも共通している。

また、CRISPR-Casシステムでの免疫の言説を、ゲノム編集にそのまま横滑りさせれば、他者としての病者や障害者（の原因ゲノム）を社会的に排除しようとする優生学をも「自然化」させかねないところがある。自己と他者の区別と他者の排除という免疫の言説を、人間の社会の説明に用いるときには、そうした社会的排除をよそ者の排除として「自然化」するレトリックとなりがちだ。

たとえば、人類学者のエミリー・マーチンは、「免疫系が自己と非自己との間の明確な境界を維持するという考えは、非自己の世界を見知らぬ敵とみなす概念をしばしば伴う」（Martin 1994＝1996：86）と指摘している、その例として、彼は、免疫学の入門書の次のような一節を引用している（Martin 1994＝1996：88）。

細胞はよそ者の抗原の特徴を「数十年間、思い出す」ことができる。侵入者の特徴は、免疫系の膨大な犯罪者記録の中に蓄えられている。蓄えられている特徴の一つに適合した物質が現れると、記憶細胞はそれと戦うための抗体の迅速な生産な取りはからう。侵入者は病気を引き起こす前に打ち負かされるのだ。そのことを称して、われわれは免疫をもっているという。そこには、自然があたかも警察であるかのように、警察組織という社会的な暴力装置があたかも自然な存在であるかのように描かれている。

こうして複雑に絡み合った生物学の知と社会との関係を理解する上では、ピーター＝ポール・フェルベークのいう「人工物の道徳性」という科学技術社会論の考え方が有用だろう（Verbeek 2011＝2015）。これは、ある種の科学技術が存在するだけで、意識されにくいままに、私たちの文化や道徳的な規範や生活習慣が深いところで影響を受けて変化していくことを意味している。彼が例として挙げるのは携帯電話という人工物（技術）が、私たちの約束行為（と約束を守るべきという道徳的規範）に与える影響である（Verbeek 2011＝2015：11）。

技術は、人間と実在の間に特定の関係性をもたらし、それと同時に新しい実践と生活のかたちをつくりだす。ふたたび携帯電話の例を考えてみよう。携帯電話は、どこにいるか場所を問わずに、人と人とがコミュニケーションすることを助けてくれる機能的道具であるが、それがその機能を果たすとき、実は同時に新しいコミュニケーションや新しい連絡のあり方を創造してもいる。携帯電話は、新しい約束の交わし方を発生させる。もし誰もがいつでもどこでも連絡がとれるのなら、長期的な計画はそれほど必要でなくなる。

この章でいえば、人工物とは、CRISPR-Cas システムとその特性——指向性をもった突然変異や原初的な免疫機構――に相当する。こうした特性は、技術的であると同時に言説的にも人間と相互作用し、さらには相互浸透していく。いいかえれば、CRISPR-Casシステムの特性のなかには、それをどう使うべきかがスクリプト（脚本）のように書き込まれている。そのスクリプトが、使用する人間の行為のあり方に影響を与え、ゲノム編集することは自然な行為の一つと感じさせる。これが、優生学擁護の主張の「自然さ」を人びとに納得させ、人間を優生学へと誘惑しているのである。それは、携帯電話というコミュニケーション機器の存在が、ある場所で何時にある人と会うという約束をする人間の行為を、時間や場所を厳密には事前に決めない約束へと変容させたのと同じことだ。

したがって、批判としてのクリスパー哲学とは、CRISPR-Casシステムのなかに見いだされる（一九世紀的）ラマルキズムというスクリプトを意識的かつ批判的に問題化する理論的実践になるだろう。

そのために着目すべきは、クーニンのラマルキズムとヤブロンカが定式化した現代ラマルキズムの間に存在する微妙だが重要なずれである。クーニンのラマルキズムは、遺伝子の適応主義に関する異説であって、実のところダーウィニズムの変奏でしかない。だが、ヤブロンカの主張する現代ラマルキズムとは、エピジェネティクスや自己組織化を重視することで、個体の特性を決める支配的な因子は遺伝子であるとする「遺伝子神話」そのものに対する批判として提唱されている。つまり、人間の設計図としてゲノムだけを考えることは単純すぎる「神話」だということだ。なお、この遺伝子神話については、第7章で詳しく論じる。

この点に留意して、クーニンのラマルキズム論を見なおすと、ヤブロンカらが整理した現代における種々のラマルキズム論である①〜③のなかから、クーニンは③だけを選び出している点で、「遺伝子神話」という土俵をダーウィニズムと共有しているとわかる。その理由は、クーニンの事例が、多細胞生物ではなく、細菌やアーキアという単細胞生物だからだ。単細胞生物なので、多細胞生物とは異なり、遺伝子型と表現型はほとんど一対一対応しているケースが多い。

そして、支配的な理論としての現代ダーウィニズムと「遺伝子神話」を共有していることこそが、クーニンの議論の強みであると同時に弱点でもある。土俵の共有のおかげで、クーニンの問題提起は、注目を集め、ダーウィニズムとラマルキズムの現代的論争という場を切り開くことに成功した。さらに、それは、単細胞生物での「免疫」という問い、すなわち自己と他者の認知の原初的形態を探求する研究の領域を活性化していくだろう。だが、まさに、そのことによって、クーニンによるラマルキズム解釈では、現代ラマルキズムの重要な意義である「遺伝子神話」相対化への可能性は見失われている。

以上を踏まえての私の見立ては、CRISPR-Cas システムが潜在的にもつ道徳性が人間のゲノム編集を利用した優生学へと突き進むことに対する歯止め――いわば免疫機構――は、現代ラマルキズムの思想だということだ。繰り返しになるが、ヤブロンカの定式化した現代ラマルキズムの中核には「遺伝子神話」への批判や相対化がある。それは、遺伝子ではないエピジェネティクスの世代を超えた連続性や遺伝子だけでは規定されない個体レベルでの自己組織化や発達や可塑性の世代間継承という問題設定である。こうした問いを可能とするのは、遺伝子とは神話であって、ゲノム編集だけでは、生命をコントロールすることも、人間の未来を支配することもできない、という見立てである。結局のところ、遺伝子は生の一要素に過ぎないというのが、現代ラマルキズムの究極の教えなのだ。同じゲノムをもつ一卵性双生児が、全く同じ人生をたどるわけではない。

クリスパー哲学におけるラマルキズムは、優生学への傾向性もはらみつつも、「遺伝子神話」への中和剤ともなり得る両義性をもっている。その意味でのラマルキズムは、ダニエル・デネットがダーウィニズムについて述べたように「始めは敵と間違えられる恐ろしい味方」なのである（Dennett 1996 = 2001：706）。

第7章　ゲノム編集と社会――「遺伝子化論」の視座から

ヒト胚のゲノム編集という問題

二〇一八年一一月二七日、香港大学で開催された「第二回ヒトゲノム編集国際サミット」において、中国の深セン市にある南方科技大学の准教授だった賀建奎（He Jiankui）が、ゲノム編集した双子の女児（ルルとナナ）の誕生を発表した。すでに、その双子誕生については、一一月二五日には、中国の正式な臨床研究登録サイトに公開され、二六日には賀の研究室から動画共有プラットホームYouTubeに動画がアップロードされていたという（Au 2023：1-2）。また、その直後に、同様の手法で三人目も誕生したとのことだ。

まず、どのようなことが行われたのかを具体的に見ておこう。ゲノム編集の目的は、子どもへのＨＩＶ（エイズの原因ウイルス）感染の予防とされている。ＨＩＶ感染者の男性とＨＩＶに感染していない女性との間で体外受精を行って、子どもがＨＩＶに感染しないようにするためのゲノム編集だった。体外受精によって作成されたヒト胚に対して、ＨＩＶに対する抵抗性を高めるゲノム編集を行った後で、女性の子宮に着床させ、ゲノム編集を受けた子どもを出生させた。このときのゲノム編集に用いられた手法は、第6章でとりあげたCRISPR-Cas9であった。この事件をきっかけに、遺伝子改造された人間を生み出すことの是非、とりわけヒト胚をゲノム編集することに関わる諸問題が現実的な課題として世界で議論されている。

賀は、香港での会議に参加していた研究者たちから多くの批判を受けた。その後、ネットやマスメディアでは「ならず者科学者」というイメージが流布し、このケースはグローバルなスキャンダルとして語られるようになった。また、中国国内でも、医学分野の最高研究機関の中国医学科学院と工学分野での最高研究機関である中国工程院は、賀の研究は非倫理的であると公式に批判した。その後に自宅軟禁となっていた賀は、二〇一九年一二月三〇日、違法なゲノム編集を行い、生殖補助技術を違法に用いたとして「違法な医療行為」で、懲役三年、罰金三〇〇万人民元（約四五万ドル）を言い渡された（二〇二二年には釈放された）。それだけでなく、国家衛生健康委は、彼が生殖補助医療に関連したサービスに従事することを禁止し、科技部は、彼がヒトゲノムに関する研究の行政許可や研究資金を申請することを禁止した。この事件をきっかけに、それまでは特許関連法規やヒト遺伝子に関する規制や生殖補助医療に関する規制などが分立してルールが複雑で錯綜していたヒト胚の扱いやそのゲノム編集についての法律やガイドラインが、人権や尊厳という観点から整理され、ある程度は全中国的に統一されて整備された（Song and Joly 2022：176）。

このケースでは、生まれてくる子どもに父親からのＨＩＶ感染が起きないようにする目的そのものは理解しやすい。ただし、本人の病気や障害の治療という目的ではなく、予防目的という点では生命倫理学的な問題があると見なされた。さらに生命倫理学で問題視されたのは、男性がＨＩＶ感染者の場合に、生まれてくる子どもと女性パートナーへのＨＩＶ感染を予防しながら子どもをつくる手法は、すでに医学的に確立している点だった。その手法とは、男性の精液からＨＩＶを取り除く精子洗浄法を行った上での体外受精である。したがって、これから生まれてくる子どもに、リスクを伴うゲノム編集をＨＩＶ感染予防のため行う医学的な必要性は高くはなかった。その点で、人道上の理由というよりは、賀の名誉欲や金銭欲のためではないかとの疑念が高まった。

社会学者のラリー・オウは、このヒト胚ゲノム編集という事件の背景には、研究者個人の問題だけではなく、社会構造的な文脈が存在すると指摘している（Au 2023：9-11）。それは、グローバルな情勢のなかでの中国、そして中国における科学のあり方と関わっている。その背景となる文脈の第一は、科学技術のイノベーションにおける米国と中国の主導権争いである。二〇〇八年から二〇一八年までの一〇年で、CRISPR 関連の論文は八三八九本、国別でみれば一位の米国が三二六二本、二位の中国が一五五四本であったという。しかし、その差は縮まりつつあることが、二〇一〇年代にはマスメディアで、米中間の科学領域での新冷戦として語られていた。つまり、ナショナリズムの発揚のために、新しい実験的な医療への挑戦を、中国国内では肯定的にみる傾向があったことになる。

もう一つの要因としてオウが挙げるのは、中国における規制の特徴である。中国での規制は、しばしば中央政府による大雑把なスローガンや指針で始まり、広大な国土での各地で実験的に実施された規制を経て、成功した地域がモデルとなって中央政府によって採用される経過をたどる。そして、賀のいた深セン市は、イノベーションをけん引する地域として、多くの科学技術分野での規制が緩やかだった場所である。そのため、多少は生命倫理学的な懸念があっても、実験的な医療が例外的に許されるはずと、その地域の一部の研究者が考えていても不思議ではない。

三つ目の要因は、中国政府が、二一世紀の経済計画において、科学技術イノベーションやゲノム科学を含む医学技術の進展を重視し、海外でのトレーニングを受けた優秀な科学者を優遇していたことである。そのため、中国における科学者の社会的・経済的な地位は極めて高かった。優秀な研究者であった賀もまた、研究そのものの進め方としてはかなりの自由度をもって、しかも潤沢な資金を運用できた。

こうした文脈を考慮すると、中国の科学技術政策と規制政策の論理のなかから、賀のような「やらかし」研究者が地方で出現し、それによって全国的な規制が実質化されることは、システムとして織り込み済みといえる。

二〇一二年にCRISPR-Cas9を利用した遺伝子改造の手法が発表されて以来、ゲノム編集を利用した生物学研究が拡大していることは、第6章で紹介したとおりだ。人間に対する臨床応用を射程に入れた研究としては、二〇一五年に、広東省の中山大学のグループによって、CRISPR-Cas9を用いたヒト胚ゲノム編集が報告されていた。それとともに、臨床応用に伴う生命倫理学的な懸念もまた強まっていた。なお、この研究では、そうした懸念をクリアするため、たとえ着床させても人間にまで発生する可能性のないヒト異常胚を意図的に用いていた（Liang 2015）。このとき使われた異常胚（3PN胚）とは、不妊治療クリニックで体外受精を行う際に、二から五パーセントの率で発生し、複数の精子と一つの卵が接合して生まれるものであった。こうした異常胚は、重大な遺伝子異常のために、人間にまで至る正常な発生をすることはない。つまり、純粋に基礎的な研究目的であって、実際に子どもにまで成長することはあり得ない。こうした「廃物利用」のような抜け道的手法によって、医学研究の推進と人間の尊厳を守る生命倫理学の論理とは危ういバランスを保っていた。

おそらく、賀は、ヒト異常胚での研究の次のステップとして、正常なヒト胚でのゲノム編集と出生を考えたのだろう。そのこと自体は、医学研究の発展の筋道としては間違っていない。賀自身が実験的なヒト胚への介入をどのように正当化していたかは、二〇一八年一一月二六日に公表された論文（オピニオンを示す展望論文）として示されている。これは、いったん学術誌に受理されて公表された後に、ゲノム編集した子どもの出生という重大な事実を編集部に開示していなかったという理由で、出版撤回となっている（He 2018）。論文内容そのものに関する生命倫理学的な懸念ではなく、あくまで情報開示や利益相反の手続き上の不備（研究倫理）での撤回というところが興味深い。論文そのものは、出版撤回ということを明示された上で、アクセスは可能でありつづけている。ちなみに、こうした措置は、その研究者が研究不正を行った信用できない人間であるという記録を「デジタル・タトゥー」として残す一種の処罰の意味があるとされている。

彼は、その論文で、ヒト胚ゲノム編集の生殖補助技術への臨床応用が許されるかどうかを考える上での五つのポイントを挙げていた。

①子どもを心配する両親に対する慈悲心
②生死にかかわる重大な病気への介入であること
③治療費支払いによる経済的圧迫を含めて、生まれてくる子どもの自由を制限しないこと
④ゲノムだけで人間は決定されるわけではなく、人権や尊厳において各人が尊重されるべきであること

⑤健康は平等であり、遺伝性疾患に対する遺伝子治療を推進すべきであること

著者が誰であるかの先入観をもたずに見れば、この発想そのものは、マッドサイエンティストの独りよがりな主張ではなく、穏当なものといえる。だが、彼の行為は、生命倫理学的には許されないものとされ、同分野の研究者たちの常識とも外れたものとして批判されることとなった。なお、繰り返しになるが、彼の行ったヒト胚ゲノム編集は、「②生死にかかわる重大な病気への介入」としては標準的な治療法（予防法）ではなかったため、自分で決めたルールを守り損ねている。

活性化された「ヒト遺伝子改造論争」

ここで、あらためて確認しておきたいのは、ゲノム編集とは結局のところ遺伝子改造を効率的に行う技術改良に過ぎない点である。遺伝子が操作可能となった一九七〇年代から、人間の遺伝子を操作し改造することの可能性はさまざまに議論され続けてきた（Krimsky 1982＝1984：金森 2005）。その意味では、ヒト胚ゲノム編集をめぐって語られる諸問題は、新しく生じたわけではない。当時から議論されていたことが、テクノロジーによって現実化した（されつつある）事態に過ぎない。

こうした言論状況を理解しやすくするため、それらを遺伝子改造の問題としてまとめて反対論や慎重論から容認論や賛成論まで整理しておこう（Häyry 2010＝2020：Knoepfler 2015＝2017）。また、ここでは、一九七〇年代から行われていた議論との連続性を示すため、生物の遺伝子を改変する「遺伝子改

造」のなかの一つの——きわめて効率的で容易な——改造手法としてゲノム編集があるとの観点から、遺伝子改造とゲノム編集の二つの語をほぼ同じものとして用いる。

もっとも厳しい反対論として、人間以外も含めてのすべての生物の遺伝子改造を禁止すべきという立場があり得る。だが、これは一九八〇年代はともかく現在では、あまり現実的な選択肢ではなくなった。安全性について賛否はあるものの、穀物や果物や野菜などの栽培植物ではすでにゲノム編集は広く行われてしまっているからだ。

次に厳しい反対論としては、人間とそれ以外の生物を区別して、他の生物には遺伝子改造を行ってもよいが、人間には遺伝子改造を行うべきでないという立場がある。ただし、この場合でいう人間の遺伝子改造には大きく分けて二種類ある。その当人にしか影響しない体細胞の遺伝子改造と、その改造が次世代にも受け継がれる生殖細胞を含む遺伝子改造である。

前者の体細胞の遺伝子改造のなかには、日本ではすでに遺伝子治療として保険診療でも認められているものも含まれている。たとえば、二〇一九年に再生医療等医薬品として承認された当時、保険点数として数千万円という高額の「医薬品」として話題になった白血病治療薬「キムリア」は、「医薬品」といっても実際には、遺伝子改造を行ってがん細胞を攻撃するようにしたヒト白血球そのものである。また、二〇二〇年には、神経難病の一つである脊髄性筋萎縮症に対しては、体細胞の遺伝子改造による遺伝子治療薬「ゾルゲンスマ」が承認された(一回投与で約一億七〇〇〇万円)。こうした遺伝子改造「医薬品」の分野では、ゲノム編集を使った改良の研究がいま世界各地で進められている。さらに、iPS細胞などによる再生医療も、人間の皮膚などの細胞を取り出して、それを遺伝子改造することで可能となっていることはいうまでもない。つまり、人間の体細胞の遺伝子改造についても、すでに事実として広く行われつつある。

だが、後者の生殖細胞の遺伝子改造は、その結果が世代を超えて継承され種としての人間の未来にも何らかの影響を与えること、出生前に行われる遺伝子改造では生まれてくる本人による同意は不可能なことなどから、反対論や慎重論が多い。いま問題になっているヒト胚のゲノム編集もそこに含まれる。なぜなら、ゲノム編集された人間が成人となって、もし子どもをもつようになれば、行われた遺伝子改造は次世代に伝わっていくことになるからだ。

CRISPR-Cas9のテクノロジーを発案したJ・ダウドナらが中心となって、二〇一五年には、ゲノム編集の臨床応用についての国際会議が開催された（Daudona and Sternberg 2017＝2017、第7章）。そこでのコンセンサスは「ゲノム工学と生殖細胞系のゲノム改変が進むべき慎重な道」という展望論文として「サイエンス」誌に掲載された。禁止やモラトリアムという用語は使われていないし、ガイドラインでもないものの、生殖細胞の遺伝子改造についての提言は、研究者への自制を強く求める内容であった（Baltimore et al. 2015：37）。

人間への臨床応用を目的とした生殖細胞系のゲノム改変の試みは、たとえそれが許される可能性のある緩やかな司法制度の国であっても、そのような活動の社会的、環境的、倫理的な影響が科学的、政府的組織の間で議論される期間は、強く自制されるべきである。

以上からわかるとおり、激しい議論や厳しい規制がありつつも遺伝子改造のテクノロジーそのものは、すでに日常生活に入り込んでおり（人間以外の動植物や最近に対する遺伝子改造と人間の体細胞に対する遺伝子改造)、とくに生命倫理学上のハードルの高い問題として、ヒト胚ゲノム編集を伴う生殖技術の臨床応用という点が浮上している。

さらに、その場合の問題設定の地平は、ヒト胚ゲノム編集そのものの生命倫理学や哲学的な是非から、ヒト胚ゲノム編集の可能性を認めた上で、それによるベネフィットとリスクのバランスをどう調整するか、野放図な拡大をグローバルにどう規制するか、という具体的な問題解決の方向へとシフトしつつある。だが、これはヒト胚ゲノム編集の生殖技術への応用(すなわち出生)が容認されているという意味ではない。ヒト胚ゲノム編集した上での出生という次世代再生産のやり方そのものは、言説レベルで可能性や是非が議論されているのであって、法律やガイドラインや国際学会などの制度レベルでは、正当なものとは認められていない。それは、賀による臨床研究が手厳しくグローバルに批判され、賀が中国国内で法的に処罰されたことに表れている。

しかし、医学研究者の多くにとっては、「慎重な道」をとれば、将来的にゲノム編集された子どもの出生が認められる可能性もみえてきている。ヒト胚の遺伝子改造を懸念する慎重論の多くは、それが、まだ発展途上のテクノロジーであるため、次世代の子どもへのリスクが高く、予測不能な不確実性があると指摘している。ゲノム編集が不正確だと、ターゲットと異なる場所(オフターゲット)でのゲノム編集が起きたり、たとえ正確にゲノム編集できたときでも遺伝子改造された場所と近隣のゲノムの作動に想定外の影響がでたりする可能性がある。また、ゲノム編集のタイミングによっては、編集済みの細胞と未編集の元の細胞が混じり合った状態(モザイク)になることもあるとされる。しかし、逆にいえばリスクがコントロールできるまでテクノロジーが発達すれば、次世代の子どもに、胚の段階でゲノム編集することはあり得ることになる。ベネフィットとリスクのバランスという議論が中心になったのは、CRISPR-Cas9が、遺伝子操作を実用的なツールに変えたことの結果だ。その意味では、二一世紀の生命倫理学の議論は、先に紹介した二〇世紀での議論の布置よりも条件付き承認(「いまのところは禁止」という慎重論)のほうに近づいている。

いっぽう、賛成論については、重要視されているのは、治療(トリートメント)か能力増強(エンハンスメント)かという論点である(『脳のエシックス』(美馬 2010)の第2章で議論しているので、興味ある方は参照してほしい)。つまり、病気や障害に対する治療としての遺伝子改造か、なんらかの能力(記憶やスポーツや音楽など)を強化するための遺伝子改造かということで、規制の厳しさを変えるべきではないかという議論だ。この場合、前者については承認の方向が想定されている。

賀によるゲノム編集の場合も、エイズやＨＩＶ感染に対する治療ではなく、ＨＩＶ感染への抵抗力の増大という予防だったことが問題視された。致死的な病気の治療とは異なり、予防やエンハンスメントには緊急性は少ないからだ。また、後者の場合は、人類の遺伝的質を、より優秀な子孫を生み出す方向へ人為的に変化させること――優生学――につながるという可能性もある。遺伝子改造の臨床応用が、優生学につながるという懸念は、二〇世紀からずっと継続している批判のポイントの一つだ。

以上の論点をふまえて、生命倫理や哲学の分野での、ヒト胚ゲノム編集の生殖技術への応用に対するさまざまな立場を整理しておこう。

もっとも自由放任主義的でテクノロジー礼賛の立場は、①ヒト胚の遺伝子改造を伴う体外受精での妊娠は、病気治療(正確には出生前なので予防)はもちろんエンハンスメントの目的でも、原理的に親の自由意志でかまわないとするものである。この①をさらに一歩進めた思考実験としては、Ｊ・サバレスキュのように子どもをより良くしようとするのは親としての当然の義務とする主張もある

（Gyngell 2019）。また、治療とエンハンスメントを別のものとしてとらえた場合には、②体外受精による妊娠出産の場合、病気治療は場合によっては許されるが、優生学につながりやすいエンハンスメントは禁止すべきという立場もある。

以上の二つは遺伝子改造されたヒト胚について妊娠出産を認める立場だが、それは認めず、③ヒト発生メカニズムの理解を目指す基礎的な研究は許されるが、それを臨床応用して、遺伝子改造したヒト胚を着床させての妊娠出産は禁止すべきという立場もある。二〇一八年に起きた賀の事件以降のグローバルな現状は、今のところは、おおむね、この立場といってもよいだろう（二〇二四年現在）。たとえば、日本学術会議の哲学委員会いのちと心を考える分科会の提言「人の生殖にゲノム編集技術を用いることの倫理的正当性について」（二〇二〇年八月四日）では次のように述べられている（田坂＋香川 2022：241）。

人の生殖にゲノム編集を用いることに関しては、上述のように、人の尊厳、優生思想や社会的差別、次世代への不可逆な影響など看過できない問題が山積しており、倫理的正当性を認めることはできない。それゆえ、「2017年提言」が「生殖医療の臨床応用に関しては暫定的禁止が行われるべき」であるとともに、「生殖医療応用を目指していることが明らかな基礎研究については、目下控えるべき」とした判断は現在も妥当である。

さらにヒト胚の遺伝子改造に厳しい立場としては、④そもそも人間になり得る存在であるヒト胚の遺伝子改造はすべきでないとの議論もある。その哲学的論拠としては、カント的なルール――人格は尊厳を有しており、目的として扱わねばならず、何かの目的のための手段や道具としてだけ扱ってはならない——が基本になる。J・ハーバーマスのように人格ではないがヒト胚を人工物のように道具として扱ってはならない（Habermas 2001＝2004）、M・サンデルのように次世代の子どもをコントロールするのではなく、子どもが「授けられること（giftedness）」に人間の生の意味を見出すべき（Sandel 2007＝2010）などの主張がある。

また、ゲノム編集に対する何らかの規制が必要と考えた場合でも、その規制政策の具体的なあり方について、研究者や学会の自主規制やガイドライン、各国での個別的な法律、国際条約など、どれが好ましいかについても主張は分かれている。

ヒト胚ゲノム編集と「遺伝子化」

だが、ここでは、法律やガイドラインによる規制の問題や生命倫理的な議論には深入りはしない。むしろ社会学の視点で、ヒト胚ゲノム編集が問題化する社会とはどのような社会か、という点を考えてみたい。なぜなら、科学技術と社会との関係は、法学や道徳哲学のように合理的に論じるだけでは不十分で、文化や価値観と技術の複雑な相互作用としても理解する必要があるからだ。テクノロジーのなかには、最初は法律や道徳で規制されても時間を掛けて文化や価値観とすり合わせられて変容しながら社会に受容されるものもあれば、規制されていなくても文化や価値観から拒絶されてやがて廃れていくものもある。そのために、ヒト胚ゲノム編集が社会問題として存在することを前提として、そこから考え始めるのではなく、ゲノムとその編集が重要な問題として語られる現代社会とはどのような社会かという問いからスタートしよう。

そうした相対化を可能とする概念ツールとして、ここでは社会学での「遺伝子化（geneticization）」論をとりあげたい。これは、遺伝子検査による出生前診断が北米の妊婦でルーチン化していることを背景として、一九九一年にアビー・リップマンが作り出した言葉である（Lippman 1991）。

遺伝子化とは現在進行中のプロセスで、個人の差異がDNAコードの違いに還元されることであり、多くの障害や行動や生理的なばらつきが部分的であっても遺伝子由来と定義されることだ。また、遺伝子工学を用いた介入が、健康の問題を管理するために用いられることでもある。このプロセスを通じて、人間の生物学が間違いなく人間の遺伝学と等価と見なされ、ある生命体を彼／彼女自身とするのは遺伝学だとされる。

つまり、遺伝子化は、社会現象を遺伝子によって説明する傾向（「遺伝子本質主義」）が強まり、社会で起きているさまざまな問題を遺伝子の操作や改造によって解決できると考えることを指しているとまとめられるだろう（Arribas-Ayllon 2016 : Weiner 2017）。とくに遺伝子化が引き起こす問題点として懸念されているのは次の三つの点だ。

①人間の性格や行動や社会現象を、教育や環境ではなく遺伝子によって説明できるとする**還元論**

②貧富の格差やエスニックな差異や能力の違いを遺伝的で変更困難なものと考え、社会を遺伝子の差異で分断して捉える**決定論**

③健康や病気の問題を遺伝子に由来するものとして理解し、個人の遺伝子のレベルで問題を解決しようとする**個人化**

この遺伝子化論が登場した背景には、一九九〇年に始まって二〇〇三年には完了した「ヒトゲノム計画」の存在があった。計画の当初には、ヒトの全ゲノム解読によって、人類を苦しめてきた病気の多くは克服され、人間とは何かという問いに（生物学的な）答えが得られるという楽観的な議論もあった。遺伝子化論は、こうした遺伝学を絶対視する状況に抗して現れたものだ。そこには、人間や社会を理解する上で遺伝学は万能であるとの当時の風潮を、「遺伝子神話」や「遺伝子本質主義」として批判する意図があった（Nelkin and Lindee 1995 = 1997）。そのため、いま見直してみると、遺伝学的な研究や遺伝子への介入そのものをすべて否定的に扱っている点では、反進歩主義的で保守主義的なイデオロギーの面も感じられる。

それから四半世紀以上を経て、最新の生物医学研究の現場では、何が遺伝子の活動をうまく調整しているのかとの観点、すなわち遺伝子と環境の相互作用（エピジェネティクス）への関心の方が高まっている。つまり、遺伝子還元論・決定論・本質主義という単純な発想は現実に合わない「遺伝子神話」として、第6章で論じたように、主流派の生物学や医学においても修正されつつある。その意味で、当時の遺伝子化論のもっていた懸念は杞憂だったといってもよい。

また、遺伝子化という社会現象は、ゲノムに関わる学術用語を使うからといって、必ずしも医学の専門家による素人への一方的支配に行き着くとは限らない。遺伝子変異を有する人びとが、遺伝学的知識に基づくアイデンティティを核として連帯し、当事者として生物医学研究の方向性に注文を付けたり、政策を立案したりする現象も出現し始めている。その古典的な事例としては、認知症と不随意運動を発症して死に至る遺伝病であるハンチントン病の患者会の社会運動が良く知られている（Wexler 1995＝2003）。こうした現象は、国籍やエスニシティではなく、生物学や医学によるアイデンティティに基づいて権利主張を行うという意味で、「遺伝学的市民権（genetic citizenship）」とか「生物学的市民権（biological citizenship）」と呼ばれている（Heath et al. 2004＝2007；Petryna 2003＝2016）。第10章で取り上げるニューロダイバーシティは、遺伝子ではなく脳の差異に着目しているが、生物学的市民権の一例ともいえる。

臨床によみがえる遺伝子化

だが、ゲノム編集のように新しく登場した遺伝子改造の技術が臨床応用に向けて動き出すなかで、遺伝子神話は再登場している。それを相対化するには遺伝子化論は未だに有益な概念ツールになり得るというのが本章の主張である。

ヒト胚ゲノム編集の臨床応用を擁護する論では、人間の病気の主要な原因を遺伝子とする考え方が前提とされ、その結果として遺伝子改造による病気予防が喧伝されている。もちろん、ハンチントン病のように、そうした単一遺伝子の異常に伴う遺伝子病は存在している。だが、こうした遺伝子還元論が病気一般に当てはまるかのように語るとすれば、それは誇大広告のようなものだ。（生まれつきの）遺伝子に手を加えることで病気の治療や予防が確実にできるのは、いまのところ、単一の遺伝子の変異によって生じる病気だけである。たとえば、多くの人が遭遇する可能性のある三大疾病（心疾患、がん、脳卒中）では、リスク要因になる遺伝子は存在するものの、複数の遺伝的要因の組み合わせが重要であったり、生活習慣つまりは環境の要因が大きかったりすることはよく知られている。その場合には、ゲノム編集は決定打にはならない。

さらに、「デザイナーベビー」として、親の要望に応じて容姿や外見あるいは才能や体力や病気への抵抗力などをヒト胚の遺伝子改造によって実現するとの議論に至っては、病気治療／予防よりも生物医学的な根拠が薄弱で、遺伝子決定論が過剰に強調されているといえる。しかも、才能や社会的な優劣に関しては、その社会の価値観が色濃く反映する。

たとえば、こんな例がよくもち出される。もしある遺伝子をもつことで、管理職になることは少なく、平均的に所得も低いとわかっているとすれば、それは、好ましくない性質と関連した遺伝子といってもよいだろう。ところが、この遺伝子は高い頻度で実際に存在している。それはX遺伝子だ。この遺伝子を二つ有する人びとは「女性」と呼ばれ、しばしば社会的に不利な立場に置かれる。

だが、この場合の社会的不利は、好ましくない性質と関連した遺伝子によって決定されているのではなく、不平等な社会制度が生み出している差別であり、社会を変化させて解消すべきというコンセンサスがある。だから、「劣生」なX遺伝子を減らそうという優生学的な解決を目指すことはあり得ない。何が人間にとって好ましい性質か、また、何が人間にとって変更不可能な生得的なものか、という問題は当然ながら時代や社会とともに変化する。

遺伝子化論の陥穽――ＣＣＲ５遺伝子を例に

二〇一八年のヒト胚ゲノム編集では、子どもへのＨＩＶ感染予防を、ＨＩＶ感染への抵抗性を強化するために、ＣＣＲ５遺伝子改造が試みられた。これは、個人化としての遺伝子化の一例と考えることができる。遺伝子化論が指摘するように、あるできごとの個人化は、差別などの社会的問題という側面を隠ぺいする作用がある。その意味では、エイズ患者に対する――個人レベルでは解決困難な――社会的差別が存在しているために、その両親が実験的な治療に参加することに追い込まれた、あるいは研究者が社会的弱者であるその両親を実験台として利用した、という可能性はあるだろう。

ＣＣＲ５遺伝子のもつ機能は生物医学的にも興味深い点が多く、それを知ることでゲノム編集・遺伝子改造の可能性と限界について、さまざまなことがみえてくる。そうした生物医学と社会学や倫理学をつなぐ領域横断的な読解をしてみよう。

ＣＣＲ５遺伝子が、賀によるゲノム編集のターゲットになった理由は、このゲノムの機能がＨＩＶの感染やエイズ発症と深く関わっているからだ（Ellwanger et al. 2020）。ＣＣＲ５遺伝子から作られるＣＣＲ５タンパクは、炎症や免疫に関係しており、血液中の白血球で重要な役割を果たしている。ＣＣＲ５タンパクは細胞膜を貫通して存在しており、その一部は白血球の表面に出ている。そして、ＨＩＶ（正確には1型ＨＩＶ）が人間に感染するためには、鍵と鍵穴のように、ＨＩＶは最初にこのＣＣＲ５タンパクと結合して細胞膜の鍵を開けて、白血球の内部に入り込む必要がある。逆にいえば、遺伝子の突然変異によってＣＣＲ５タンパクに異常があれば、ＨＩＶが白血球に侵入できない。そうしたＣＣＲ５遺伝子の突然変異のなかでもよく知られているのが、ＣＣＲ５Δ32である（Δ32（デルタ三二）というのは、ゲノムの塩基対が三二対欠損している突然変異という意味）。人間のDNAは二重らせんなので、この遺伝子を対で二つもっている人びとは、１型HIVに感染してもエイズを発症しない。なお、このCCR５Δ32という突然変異の存在する率は、地域やエスニシティによって大きな違いがあり、欧州では一般的に高く、アジアでは低いことが知られている。たとえば、ノルウェイでは一六％で、日本では四％、中国では〇・五％である。なお、これは遺伝子の百分率なので、実際に二つとも突然変異の遺伝子をもっていてHIVに感染しない人の率は、これを二乗したものになる（それぞれ、二・五％、〇・一％、〇・〇〇二％）（Ellwanger et al. 2020）。

この突然変異をもつ人びとがエイズを発症しないことを利用して、エイズの「完治」に至ったケースがある。それが、「ベルリンの患者」として知られるティモシー・レイ・ブラウンであった（Holt 2015＝2015）。彼は、二九歳でHIV陽性と診断され、不運にも二〇〇六年に四〇歳で、さらに急性骨髄性白血病を発症する。主治医は、CCR５Δ32遺伝子突然変異についての知識があり、白血病を造血幹細胞移植で治療するときに、HIV感染から「完治」させる実験的な計画を思いついた。造血幹細胞移植の前には、医薬品や放射線を用いた前処置によって、骨髄内にいる白血病細胞だけでなく患者自身の造血幹細胞を根こそぎにする。その上で、新しく骨髄に造血幹細胞を植え付け、成功すれば、新しい白血球が新しい（ドナーの）造血幹細胞から生み出される。このとき、移植ドナーがCCR５Δ32遺伝子をもっていれば、幹細胞移植後には、HIVは白血球に侵入できない。すなわち、白血病に対する治療としての幹細胞移植によって、HIV感染も「完治」する。二〇〇九年に、彼は実際に白血病治療のための骨髄移植を受け、HIV感染から治癒した。なお、彼と組織適合性のあるドナーは八〇人いたが、そのなかで、ただ一人だけが、CCR５Δ32遺伝子をもっていたという。CC

R5遺伝子の突然変異によって、HIVの白血球内への侵入とエイズ発症が防げるという事実には、こんな背景がある。

同じことを、賀は、幹細胞移植ではなく、ゲノム編集によって行おうとしたわけだ。だが、実際には、ある病気のリスクを下げる遺伝子変異が別の病気のリスクを上げることもあり、遺伝子と病気を単純に直結することはできない。それを裏付けるように、二〇一九年六月にはCCR5遺伝子の変異があると死亡率二〇%上昇と寿命の短縮が生じて有害という論文が発表された。ところが、同年一〇月には解析の誤りとして取り下げられた（Wei and Nielsen 2019）。この騒動が示すように、CCR5遺伝子の変異が、その変異をもつ人間の人生にどのような影響を結果として与えるのかは専門の研究者でさえもわかっていないことが多い。現時点では、CCR5遺伝子の場合は、HIV感染への抵抗性の他に神経可塑性が高い性質（脳の回復力が強い）という良い面もあるものの、ウェストナイル脳炎やインフルエンザへの脆弱性があり、認知症（アルツハイマー病）にかかりやすくなることが示唆されている（Xu 2020：Li and Zhu 2019）。

人間という生物は、設計図を元に誰かが組み立てた機械ではない。そのため、人体の部品（たとえばCCR5）は、機械部品のように一つの機能だけをもつのではなく、進化の過程で獲得した複数の諸機能を重層的に有している。その結果、複雑系としての人間において、一つの遺伝子を改造することで、一つの病気だけを治療や予防したり、一つの性質だけを強めたりするのは極めて困難だ。何かの病気治療のために作られた遺伝子変異は、意図されなかった障害や脆弱性を生み出したり、環境が変化すれば生存に不利な形質となってしまったりするかも知れない。

論文の研究結果に疑義や間違いの可能性があった場合ならば、科学者の間で論争すればよいし、誤謬やねつ造とわかれば取り消すこともできる。だが、遺伝子改造の根拠となった論文に間違いがあっても、デザイナーベビーとして生まれた子どもを取り消したり、返品したりすることはできない。それは、研究と臨床応用の間にある大きな違いだ。だからこそ、日本学術会議の提言のように、ゲノム編集とその臨床応用に対して批判的に向き合い、優生学につながるものとしてストップをかけるべきだという立場がある。

しかし、優生学に対してラディカルな批判を提起する小泉義之は、まったく逆のようにみえる論を主張している。彼は、『生殖の哲学』(二〇〇三)のなかで、遺伝子改造は間違いが避けられないことによって、優生学(への意志)を掘り崩す潜在的な力をもつと指摘する。そして、アイロニーを込めて、現在の価値を転換する「劣生社会」を切り拓くために、遺伝子改造を推進すべきだというのだ。そうして、遺伝子改造における間違いの存在という「欠点」を、未来への希望として読み換えることを主張している(小泉 2023:179)。

生殖細胞の遺伝子に介入すれば、確実に障害を発生させる。だからということで、たいていの人は、慎重になりましょうと反対したり、改善するために努力しましょうと賛成したりしていますが、私は、だからこそ進めましょうと言い切りたい。各種の生殖技術は、未見の障害を発生させる可能性がある。未曾有の突然変異を生きる人間を生む可能性がある。だからこそ、進めるべきなのです。

一見すると、テクノロジーを礼賛し、自由放任での生殖技術を肯定する議論と一致する主張に思えるかもしれない。だが、そうした感想をもつとすれば、それは遺伝子化された単純な物語に毒されているからだ。

小泉が批判の主要な標的とするのは、「失敗」したゲノム編集からは子どもが生まれないようにする実践、すなわちヒト胚や胎児を選別する死のテクノロジーである。そして、そうした死のテクノロジーを正当化する生命倫理学である。サバレスキュのような遺伝子改造の推進者が、遺伝子改造を全面的に肯定することなく、そこに条件を付けて、死のテクノロジーに頼る不徹底さを批判しているのだ。遺伝子改造がエンハンスメントや病気の治療に臨床応用できるとすれば、そこでは必ず、特定の価値に基づいたヒト胚や胎児の選別が行われている。

言葉の厳密な意味において、優生学とは、遺伝子改造そのものではなく、生殖のさまざまな段階で、「間違い」を消去する実践としての死のテクノロジーを必須としている。つまり、ここでの問題は、遺伝子改造のテクノロジーそのものではない。選別の実践が拒否されたとき、遺伝子改造の有無にかかわらず、小泉のいう「劣生社会」が姿を現すだろう。より正確にいえば、そうして価値転倒された社会は、価値づけそのものを拒否しているのだから、もはや優生社会でも劣生社会でもなくなる。

したがって、本章の結論は、ゲノム編集は、今日の議論では主要な問題として扱われているものの、実際には副次的な問題だというものだ。批判されるべき主要な問題は、良いゲノムと悪いゲノムは区別できるという思想であり、それに基づいたヒト胚の選別や選択的中絶という死のテクノロジーの実践である。ゲノム編集による遺伝子改造を問題にする身振りとは、すでに遺伝子化された思考の帰結なのだ。

第8章　数量化された自己

データの告白

新型コロナウイルス感染症（COVID-19）のパンデミックは、デジタルヘルスとりわけさまざまなセンサーやデバイスを利用した「自己トラッキング（self-tracking）」（Neff and Nafus 2016）を医療応用する可能性を、現代医療の中心へと押し上げた。多くの国々でスマートフォン（スマホ）のGPSを用いての病気と健康に関する行動解析が大規模に行われ、ブルートゥースを利用した接触通知アプリも開発された。さらに、そうした技術は、感染リスク予測だけでなく、隔離や検疫の目的に用いることも可能だ。韓国のように、パンデミックのときに、感染者に対する行動制限のデジタル監視を実現していた国も存在している。

こうした動向の理解には、デジタル技術が生活に入り込むことが社会に与える影響という広い文脈での検討が必要で、狭義の医療社会学の見方だけでは不十分だと私は考えている。デジタルヘルスでの予測において何が問題であるのかは、さまざまなセンサーやデバイスを用いた自己トラッキングの文化という文脈において考える必要がある。

今日一日で何歩歩いたか、何段の階段を昇降したか、どれだけのカロリーを消費したか、良い質の睡眠を何時間できたか、どれだけの時間をゲームに費やしたか、そしてそれらは先月の平均値より多かったか少なかったか、さらには心拍数や血中酸素濃度の変化はどうなっていたか、それらはスマホやスマートウォッチで自動的に記録されていくデータの一部だ。たくさんの人びとが、自分自身の日常の活動をデジタルデータとして記録し、それをチェックすることを、何気ない習慣の一部としている。

こうした自己トラッキングの実践は、病気の予防や早期発見にも利用されるが、それだけには留まらず、私たちの生き方にも影響を与えている。計測された数字を通して自分自身を知ることが一般的になりつつある状況は、ときに「数量化された自己（quantified self：QS）」（Lupton 2016）と呼ばれることもある。

伝統的には、自己は、主観的な経験や内心の価値観と結びつけられてきた。自己の社会的な側面に着目して対人関係やコミュニケーションや間主観性を強調する場合でも、自己は理解の対象となる質的な経験の基盤と見なされた。これらに対して、数量化された自己という用語は、デジタル社会での自己が、従来の「生きられた経験」としての自己とは異なった文脈のもとに置かれ、客観的な量や数字と強く関連づけられている状況を表している。社会学者のデボラ・ラプトンは、現代の自己トラッキングを次のように位置づけている。

デジタル技術を用いた自己トラッキングという概念は、最近になって、人びとが自分の生を導くやり方として議論され始めた。自分自身の改善や自己反省として、自分の身体や生活の一部をモニタリングし、計測し、記録すること自体は、古代から連綿と議論されてきた実践だ。こうした実践を容易にするデジタル技術が導入されたことで、自己トラッキングで何が達成できるか、自己トラッキングの実践をどんな分野やどんな目的に応用できるか、という問いへの新しい関心を巻き起こした。（Lupton 2016：1）

日常生活の一部として自己トラッキングを用いること自体は、現代に特有の新しいできごとではない。就寝前に内心での自己反省をすることや日記を書くことも、伝統的な手法を用いた自己トラッキングの一種だからだ。したがって、現代における自己トラッキング文化を理解することは、デジタル技術が自己トラッキングと自己に与えた影響を分析するということになる。

本節では、その前提として、（古代から続く）自己トラッキングの問題系について簡単に整理しておこう。自己トラッキングにおける「トラッキングする自己」と「トラッキングされる自己」のずれは、哲学的にみれば、（西洋）近代における主体の生成を理解する上で重要である。この点で参考になるのはミシェル・フーコーの『性の歴史Ⅳ　肉の告白』である（Foucault 2018＝2020）。これは、西洋的な主体の歴史をたどる「性の歴史」の最終刊として、紀元初期の数世紀のキリスト教文献を検討している。

フーコーは、主体を固定した静的な存在としてみるのではなく、自己の自己自身に対する動的関係のプロセスとして扱うアプローチをとり、主体化とは「自己自身の真理を探し求めそれを語る義務をそうした倫理の不可欠かつ不変の条件とするような、一つの認識プロセスと不可分である」（Foucault 2018＝2020：324）と論じる。さらに、それは、「自己の自己による際限ない客体化」とも言いかえられる。

自己の客体化を歴史的に検討した『肉の告白』の結論の一つは、自己の扱われ方のターニングポイントがローマ帝国時代のキリスト教神学者アウグスティヌスにあったというものだ。アウグスティヌス以前（たとえばカッシアヌスの説）、性欲などの欲望と意志はまったくの別物とされていた。その結果、主体の意志は、客体としての欲望を常に監視し、それに同意したり、それを拒絶したりすることになっていた。そこに、アウグスティヌスがもたらした新しさは、欲望を主体のなかに位置づけ、意志のコントロールから外れた意志すなわち非意志的な意志として扱う考え方だった。その二つともが意志とみなされるとすれば、自己の意志は折り畳まれていることになり、主体と客体の二重性をもつことになる。したがって、アウグスティヌス的主体（すなわち近代的主体）とは、理性的な自己として動物的な情欲を抑え込むのではなく、自己の内部にある非意志的なものの「やらかし」を、自己自身で引き受けて反省し、意志的に同意したり拒絶したりするプロセスとして生み出される主体となる。アウグスティヌス以降、「自らを自分自身の客体としてとらえ、自らの堕落した意志の情欲的形式を欲したり、欲しなかったりする」（Foucault 2018＝2020：465）ことが自己トラッキングの中心となり、意志の主体は、欲望の主体として構成されるとともに、拒絶しなかったことの責めを負わされるべき責任の主体ともなる。こうして、罪責感が自己に刻み込まれ、そのことに羞恥を感じながら自己トラッキングを反復する主体が生み出された、というのが大筋だ。それは、現在の私たちが、スマホで「今日の歩数七五〇〇歩、先月の平均値よりも一〇〇〇歩少ないです」との、ＡＩによる自動生成コメントを見たとき自動的に感じる「恥」の生成メカニズムの図式化ともなっている。

なお、アウグスティヌス的な欲望の概念は、意志ではコントロールできない（男性の）勃起をモデルとして構築されている。そして、それは、一九世紀以降の近代医学やセクシュアリティにおける自慰の道徳的な問題化へとつながっていく。フーコー自身は明言しないが、主体のなかにある非意志的な意志という問題設定は、二〇世紀以降の精神分析でいう無意識へと継続されていく。

私としては、近代的な主体の系譜をアウグスティヌスにまで遡るフーコーの分析に対しては、時代や文脈を無視した過度な一般化ではないかとの疑念をもっている。だが、自己トラッキングを通じた主体化のメカニズムに関する分析については、まったく同意している。

繰り返すが、古来より内省と日記で行われてきた自己トラッキングが、センサーやデバイスというモノを媒介にデジタル化された結果として数量化されたことは、自己や社会にどう影響しつつあるのか。それが、ここでの問いだ。本節では、その前提として、フーコーを手がかりに自己トラッキングを哲学的に位置づけた。次節では、現代の自己トラッキングを、デジタルデータと自己の関係性に着目して紹介しよう。

数量化された自己

自己トラッキングの典型例として、しばしば学術的な調査対象（Lupton 2016 : Nafus 2016 : Selke 2016）とされてきたのが、「数量化された自己（Quantified Self）」のコミュニティやウェブサイトである（以下コミュニティを指す場合はＱＳ）。そのウェブサイトでは、ＱＳプロジェクトについて、次のような説明が示されている（https://quantifiedself.com/about/what-is-quantified-self/（二〇二四年七月確認））。

Quantified Selfは、「数字を通じた自己知識」に関心を共有する自己トラッキングツールのユーザーとメーカーの国際的なコミュニティです。どんな理由であれ——健康に関する質問に答えたり、目標を達成したり、アイデアを模索したり、たんに興味があるというだけでも——自己トラッキングしている人びとは、ここでヘルプとサポートを見つけることができます。

ＱＳという語は、二〇〇七年にワイアード誌（Wired）の編集者であったゲリー・ウルフとケヴィン・ケリーによって生み出された。そして、二〇〇八年一〇月に、カリフォルニア州のパシフィカで最初のＱＳミーティングが開催されている。その後、ＱＳコミュニティは拡大し、二〇一九年までに三〇ヶ国で一〇〇以上のグループができていたという（Wolf and Groot 2020）。

ＱＳに参加する人びとの直接的な動機は多種多様だが、テーマで大きく分ければ、健康関連の目的、全般的なライフスタイルの改善、新規さやライフスタイルへの好奇心の三つがあるとされる（Neff and Nafus 2016：22）。一つ目の健康関連の目的は病気の治療や予防に関わるもので、血糖値のトラッキング、体重コントロール、不整脈発作のきっかけとなるできごとの発見、医薬品の効果などはもちろん、さらに複数の自己トラッキングのデータ（睡眠、運動、体脂肪など）の間の関連性やバランスの調整なども含まれる。二つ目のライフスタイル改善としては、行動ログ記録による作業効率の最適化や気分を随時記録するアプリの利用が挙げられる。三つ目の新しいライフスタイルへの好奇心としては、心拍をたんに記録し続けたり、駄洒落を言うタイミングと頻度を記録したり、歩いた道をすべて記録したりするなどの趣味的な利用が挙げられる。

また、ネフとナフスは、自己トラッキングのスタイルを、次の五つに分類している（Neff and Nafus 2016：70）。

①モニタリングと評価
②新しい感覚や感性の生産
③審美的興味
④身体のデバッグ
⑤習慣のハッキング

①モニタリングと評価は、自己トラッキング全般に当てはまる性質だ。デジタル技術を用いた自己トラッキングの特徴は、気温や明るさなどの環境情報はもちろん、生物医学的な身体のデータまでも、本人が持続的にモニタリングできる点にある。それが可能となったのは、生体情報を感知するバイオセンサーが小型軽量化して安価なものとなり、身体に常時装着可能なほどモバイル化したことによる。ただし、これらの技術の変化は、生物医学の技術分野に限ったものではなく、スマホを代表とする一般的な情報通信技術の進歩や拡大と関わっている。そのなかで、運動量（加速度変化）はもちろん、体温、心拍、血圧、血中酸素濃度、体脂肪率、さらには血糖値まで、容易に自己トラッキングによって計測可能となっている。しかも、測定しようと意志的に行動を起こす必要なしに、何気なくアプリ

をインストールするときにいったん設定してしまえば、自動的に計測が行われてデータ（ログ）が保存されることが多いのも特徴だ。また、そうしたデータは、数量化され、自身の過去データや他者データと比較可能となる。

②新しい感覚や感性の生産とは、自己トラッキングで得られた客観的データと主観的な経験や自己の心的状態や内的感覚との対応関係を見出すことを意味している。自己トラッキングが日常生活と一体化していくとともに、リアルタイムでの自己トラッキングを行うバイオセンサーは身体の一部になり、感覚器の延長や新しい感覚器と見なされ始める。その意味では、義肢と同様の「義感覚（prosthetic of feeling）」として身体化される（Neff and Nafus 2016：75）。たとえば、ネフとナフスは、糖尿病ではない男性が血糖を自己トラッキングし、自分の気分（落ち着いているか、活力に満ちているか、など）も同時に記録していたケースを紹介し、「彼は、最適な血糖値を保とうとしたのではなく、自分の身体が糖にどう反応するかを理解しようとしていたのだ」と述べる。これは、病気の治療や予防を目的とするのではなく、自己トラッキングという実践やそこから導きだされる知識への好奇心が動機付けとなっている。

自己トラッキングは、知的な好奇心だけではなく、美的な好奇心をも刺激する場合もある。それが、③審美的興味である。それは、自己トラッキングのもつゲーム的な遊戯性や、数字やグラフでの表示の魅力（the lure of numbers）や画面上でのデータ提示の美しさ（data spectacles）を指している（Lupton 2016：95-102）。また、自己トラッキング用のデバイスは、無用な贅沢品と実用的な大量生産品の交差点に位置したスマートで目新しいガジェットとして商品化されている。

④身体のデバッグと⑤習慣のハッキングは、いずれもコンピュータ用語をメタファーとして使って

いる。この二つは類似点が多く、前者は主に病気のコントロール、後者は必ずしも病気予防とは限らない一般的な習慣に関わっている。

デバッグは、コンピュータの分野ではプログラムのエラー（バグ）を探し出して修正することを意味している。自己トラッキングの文脈では、とくに片頭痛やアレルギーなどの発作性の病気に関して、発作のきっかけになるトリガー要因（身体であれ環境であれ）を見いだし、それを生活から排除することを意味する（Neff and Nafus 2016：84-86）。たとえば、そうしたトリガーは、気圧や天気かもしれないし、不安感や気分の上下かもしれない。これらは、仮に存在するとしても個人差が大きく、従来の医学では扱いづらいデータと考えられてきた。だが、長期にわたってデータを記録し続けることで、個人が自分の慢性的な病気の改善に用いる可能性があらためて注目されている。

⑤習慣のハッキングもまた、何気ないトリガーの重要性に着目する。そして、意志的な努力を最低限にして、代わりに自己トラッキングを利用して良い習慣を身につけるという。この場合のハッキングは、習慣という非意志的に作動する自動的ソフトウェアを自己トラッキングによって理解し、それを乗っ取ることを意味する。自己トラッキングのデータをライフハック（裏ワザ）に用いることだ。

本節では、自己トラッキングの実践についてＱＳを中心として紹介した。次節では、デジタル技術を用いた自己トラッキングと主体性の関わりについて理論的に考察していこう。

自己トラッキングによる主体性の変容

デバックやハッキングという用語法は、身体や習慣を心や内面性と関連づけるのではなく、コンピュータのソフトウェアにたとえている。この点は、日記による反省に代表される従来の自己トラッキングとは区別され、現代の自己トラッキングの文化の特徴とみていいだろう。ソフトウェアという隠喩は、心や意志までを道具や機械として数量化しているように見えるため、しばしば人間や主体を客体として対象化する還元主義と批判されてきた。

たとえば、ベラルーシ出身のテクノロジー批評家エフゲニー・モロゾフは、数字やデータに依存し、複雑な問題にアプリによる単純な技術的解決を当てはめようとする傾向を、「解決主義（solutionism）」として批判し、思考する営為から逃げ出そうとする無責任な態度だと述べている。そして、自己トラッキングは数字へのフェティシズムであり、インターネット信仰に基づくナルシシズム的な自分探しに過ぎないと断じる。

QS運動のメンバーははっきりと口に出さないものの、自己トラッキングの背後の隠された希望とは、自分が本当はどんな存在であるか、本当は何を欲しているか、本当はどうあるべきかについての内的真実を数字が明らかにするということだ。テクノロジーをうまく使いこなしさえすれば、数字が安定した自己の中心を示してくれるというのが、この運動の根本的な仮定なのだ。

（Morozov 2014：232）

モロゾフは、データという客体と経験としての自己を対比した上で、真正の自己そのものは客観的データから導き出されないことを前提に議論している。その前提に立てば、数字や量では表現できない人間の批判的思考力や想像力こそを復権すべきとの結論にならざるを得ない。だが、主体と客体はそれほど簡単に区別できるものだろうか。最初にフーコーを紹介して論じたとおり、アウグスティヌス以来、自己トラッキングで得られるデータと主体性としての自己との関係は、これほど単純な二項対立ではありえなかった。つまり、自己トラッキングを、自己と数字、主体とデータ、質と量などの二元論で分析して論じるモロゾフの主張は的外れなのである。

これに対して、自己トラッキングの文化を理解するのに有益な分析枠組みとなるのが、ブルーノ・ラトゥールらの提唱したアクター・ネットワーク理論である。その観点からは、データと自己はエージェンシーとして相互作用しながら、ときには一体化し、パフォーマティブ（行為遂行的）に、自己トラッキングという現実を構成していると見ることができる（Ruckenstein and Schüll 2017：268）。ラプトンは、こうした観点をフェミニスト的な批判的ポストヒューマニズム（Braidotti 2013＝2019）に基づく「人間以上アプローチ」として位置付け、人間の身体が環境へ拡大していくと同時に、環境の側も人間の身体に侵入していくと考えるべきだとしている。そして、データが個人の身体性やアイデンティティにも深く関与することを「人間―データのアサンブラージュ」と表現し、「こうしたアサンブラージュは、人間と他の人間、デバイス、ソフトウェアとの相互作用や生を営む上で出会う雑多なモノや空間からできあがっている」としている（Lupton 2019：12-13）。

自己トラッキングのデータは個人データでありながら、その個人の死後も半永久的に生き残り、他者のデータと混交してビッグデータともなる。つまり、あるデータは個人とは独立して、独自の

「生」を営み続け、人間や他のデータの一部となったり、人間や他のデータと相互作用したりすると考えることができる。また、同様の観点から、タマル・シャロンは、自己トラッキングを自律性、連帯性、真正性という三つの観点から検討し、主体としての自己がデータを客体として一方的に解釈し意味づけるのではなく、複数のレイヤーにおいて相互に包含し合うことを論じている（Sharon 2017）。

客観的データとは、あらかじめ存在しているわけではなく、記録する行為と不可分に時々刻々と生成されていく。そのため、実際には、デバイスやバイオセンサーというフィルターを通して何を記録すべきか、何が記録可能か、が決まっていく。データとは、実践として「実行（enactment）」される何ものかなのである（Mol 2002＝2016）。したがって、「生データとは撞着語法だ」（Gitelman 2013）と表現されるとおり、どんなデータも常に既に、生ではなく「料理されたデータ」であり、世界を客観的に観察してそのまま反映しているわけではない。

さらに、シャロンは、自分自身のフィールドワークに基づいて、ＱＳの参加者が、しばしばデータを数字としてそのまま信じるのではなく、自分の直感や感覚や経験と照らし合わせての「クロスチェック」や「再較正」を行って、ノイズと見なしたものは無視して、取捨選択していると報告している（Sharon 2017 : 114）。真正な自己につながるべき真正なデータとは、客観的な事実として与えられるのではなく、較正プロセスによって「実行」される。こうした観点からみれば、先に紹介したネフとナフスのいう「義感覚」もまた、複雑な調整過程を経て生み出されているデータと身体とのハイブリッド性といえるだろう。

このプロセスのなかで、自己トラッキングする自己もまた単純には能動的な主体とはいえない存在となる。自己は、デバイスがデータを記録する実践や物質性としての客観的データによって、その都度に「実行」される実践の生み出す効果となるからだ。この自己とデータの絡まり合いとしての主体性に関して、シャロンは、あるQSミーティングの参加者が「自己を数量化するのはアートのようなものだ」と語ったと紹介している。そして、「批判者たちがいうように自己を数字で縛られたものとして理解するのではなく、オープンエンドの美学的な自己を指向し、量的・質的な断片を共に組み合わせた産物としてアイデンティティを較正しキュレーションする」(Sharon 2017：115)と表現している。

ここで重要なのは、自己トラッキングを通じた主体化は、自己とデータの間を行き来するだけの閉鎖ループで完結しないところだ。コミュニティとしてのQSでは、クラウドサービスなどの情報通信技術を介しての他者(のデータ)との比較だけでなく、ミーティングにおいて、自己トラッキングをリアルな他者に語ること、そして経験から得られた自己知識をシェアすることが重視される。地域毎のQSミーティングにおいては、参加者たちが「何をやったのか？　どうやったのか？　そこから何を学んだのか？」という三つの問いに答える形式で進行していくという。つまり、自己トラッキングは社会的コミュニケーションを引き出し、「データ社交性(datasociality)」を生み出すのである(Ruckenstein and Schüll 2017：268)。

このQSでの三つの問いが、当事者の経験をコミュニティ参加者の間で共有する仕掛けである点では、日本での精神障害者や発達障害者による「当事者研究」と類似しているともいえる。本書の第4章で紹介したように、「当事者研究」とは、精神病者が当事者として、自分たち自身のやり方でリカバリーに向けての実践を行い、それを「研究」として発表し共有することを指している(石原 2013)。普遍性としての科学知より一人の当事者としての自己知識を重視し、それを実践知として活用し、自己の未来を予測し統御するとともに、その自己知識を社会的に他者と共有する点は、ＱＳと共通している。現代社会における主体化の様相を解明するというフーコー的な問題設定において、自己トラッキングと当事者研究の比較は実り多いように思う。

本節では、現代の自己トラッキングのデータと自己がハイブリッド化している状況について、アクター・ネットワーク理論の枠組みを援用して分析した。次節では、自己トラッキングにおける自己知識と予測について、医療社会学の観点を取り入れて考察しよう。

自己トラッキングと予測——〝N-of-1 の医療〟

保健医療分野への自己トラッキングの導入を「健康のデータ化（datafication）」の一部と位置づけるルケンスタインとシュルは、その拡がりをこう表現する。

健康のデータ化は、さまざまなスケールと審級で展開される。そこには、データ駆動型の医学研究およびバイオバンクや政府のデータベースのような公衆衛生インフラ、持続的な患者モニタリングや埋め込み型センサーや医者患者関係へのインターネット利用や個別化された「プレシジョン」医療などの臨床的ヘルスケア（まとめてデジタルヘルス、eHealth、mHealth、Health2.0 と呼ばれている実践）、消費者に直接販売される（direct-to-consumer）遺伝子やマイクロバイオーム検査のウェブサイトやピアツーピアの健康関連ソーシャルメディアやフィットネスと健康に関わる多種のウェアラブルなデバイスとスマホのアプリ（Apps）によるセルフケアの実践が含まれる。（Ruckenstein and Schüll 2017：262）

この状況は、医療社会学でいう「生物医療化」（Clarke 2010）、すなわち一九八五年以降に生じた急激な生物医学の技術革新――とりわけ予防やリスクに関わる――から生じた生物医学をめぐる制度や学問や政治経済や個人アイデンティティの変化など、の一つとして扱うこともできる。そうみれば、現代の自己トラッキングとは、二〇一〇年頃からのデジタル化で加速した生物医療化の新段階ということになる（Neff and Nafus 2016：18）。だが、以下で紹介するように、医療化という語が有する一方的な受け手としてのユーザーという意味合いは、自己トラッキングに当てはまらない。

メッテ・クラーウ＝ファーボらは、数量化された自己の例としてＤＮＡ検査ウェブサイトとその利用者をフィールドワークし、受動的存在としてのユーザーというイメージを批判している（Kragh-Furbo 2016）。そもそも、検査に用いられる技術であるＤＮＡシークエンスそのものが、実験的な機器をどのように扱い、そのデータをどう解釈するかの絶えざる交渉プロセスのなかにある確率的で多重的な機器である。さらに、ゲノムのデータを人間の特性や行動や病気リスクとどう関連づけるかは構築中の科学であって、論文やデータベースは発見や修正に満ちているため、確実な正解はまだ少ない。最新のデータによって過去の説が否定されることも頻繁だからだ。したがって、「バイオセンシングは妥協と論争と多様性に開かれており、完全には生物医療化されないだろう」（Kragh-Furbo 2016：9）からである。これは、自己トラッキングにおけるデータと人間のハイブリッド性として前節で検討したこととも一致している。

エンリコ・マリア・ピラスとフランチェスコ・ミエレは、1型糖尿病患者用の自己トラッキング・アプリ（血糖値、インシュリン量、食事、運動などの入力ができ、カロリー計算やグラフ化が自動化され、異常の疑いがあればメッセージが病院に届き、データをチェックした医師からのメッセージも得られる）の臨床試験での聞き取り調査から、自己―データ関係の多重性を報告している（Piras and Miele 2018）。糖尿病用の臨床的な自己トラッキングの開発者側は、患者教育デバイスとしての役割と、そのアプリを利用することによるセルフケアの向上を期待していた。だが、実際のユーザーは、開発者とは異なる使い方をしていた。たとえば、医師は、患者の病状に対する遠隔監視装置として用い、医師自身がモニタリングと患者のマネジメントを行うための補助的な道具にしようとした。とくに糖尿病悪化のハイリスクと見なされた糖尿病の妊婦の主治医は、そうした用法のために使おうとしたという。

糖尿病の子どもの場合には、糖尿病児の家族や小児科医は、自己トラッキングを利用したセルフケアを、より一般的な糖尿病児の自立やエンパワメントの指標と見なしていた。糖尿病者の使うアプリというよりは、子どもが成長して（糖尿病アプリに限らず）デジタル機器をうまく扱うように成長していくプロセスの一部とみていたわけだ。

また、大人の糖尿病者のなかにはアプリを利用して、自分の血糖値や健康状態を知ることで、自己流の「セルフケア」に役立てつつ、サーバとのデータ通信機能をオフにして、病院からは見られないようにする人びともいたという。さらに、それとは逆に、自己トラッキングのデータに関するメッセージのやり取りを医師患者間で密に行うことで、以前の対面での診療のときよりも良好で深い医師患者関係が作り出された場合もあったという。対面よりうまくコミュニケーションができる「デジタル親密性」とも呼べる（Piras and Miele 2019）。

さて、シャロンは、保健医療関連の自己トラッキングが論争となる場合には、次の三つの対立軸が繰り返し現れると論じている（Sharon 2017）。

①自己知識の増大か、人間をデータや数字と同一視する還元主義か
②エンパワメントか、監視の上昇か
③健康増進か、健康と病気に関する自己責任論の強化か

ここでいう①については、主体の自己知識とデータ還元主義は対立というよりはハイブリッドな絡まり合いであることを前節で論じたので、ここでは繰り返さない。また、②のエンパワメントと監視については次の最終節で触れることにしよう。では、③の自己トラッキングと自己責任論の関係はどう見ることができるだろうか。

シャロンは、自己トラッキングは、自己の基盤である個人的身体にフォーカスするため、個人化されたヘルスケア（personalized health care：PHC）と強く結びついていると指摘する。それは、人口全体やリスクグループとしての集団的身体を対象とする公衆衛生学的な問題設定とは異なる。そして、福祉国家に代表される集団レベルでの社会的連帯としての医療保障よりも、個人レベルでの健康増進や最適化された治療を重視する傾向性をもつ。また、自己トラッキングでの個人化は、自律を強調し、エンパワメントの推進と歩調を合わせているため、医療や福祉を受動的に受け取るのではなく、自己責任で健康やフィットネスを目指す能動的主体となることを目指すものとなる。

以上を批判的にまとめると、自己トラッキングの文化は、経済的不平等から生じる健康格差から目

を背け、健康と病気の問題を個人の問題とみなし、病者自身を病気の自己責任の原因として非難するネオリベラリズム的な価値観と親和的であると結論づけられるだろう。

だが、それを個人化されたヘルシズム（健康至上主義）（黒田 1994）の一種とだけ見なして批判すること（Neff and Nafus 2016 : 7）は、自己トラッキングの文化の有する拡がりを見失わせる危険がある。とりわけ、自己トラッキングで得られるデータが生み出す「数字を通じた自己知識」においては、個人化だけが生じているわけではなく、自己知識のシェアリングも同時に上昇しているからだ。自己トラッキングは、その意味では社会的コミュニケーションを生み出す集団的な実践になっていく可能性ももっている。このプロセスを理解するために、自己知識はどのように「実行」されているかを、QSの科学観（Wolf and Groot 2020）を例としてもう少しくわしく見てみよう。

自己知識の一つの側面は、アマチュア科学者による「市民科学（シティズン・サイエンス）」である。すなわち、素人が自分自身でバイオセンサーやデバイスを用いて量的データを蓄積し、経験的知識として合理的に体系化するプロセスとしての自己知識だ。そこには、大企業や国家によって支援される巨大科学とは異なる対抗文化としてのオルタナティブな科学との意味付けがある。QSを始めたケヴィン・ケリーが米国ヒッピー文化の中心だった「ホール・アース・カタログ」の編集者だったことも、そこに影響しているだろう。また、対抗文化という点からは、自己トラッキングにデジタル化されたガジェットを使う実践そのものが、審美的なライフスタイルとしてのクールな価値をもっているところも見逃せない。

こうした自己知識のもう一つの特徴は、誰にでも普遍的に当てはまる知識ではなく、自分個人にだけ最適化された知識である点だ。この側面は、「パーソナル科学」と呼ばれる場合もある。QSにお

ける パーソナル科学は「パーソナルな問いを解決するために経験的手法を用いる実践」(Wolf and Groot 2020 : 2) として定義され、パーソナルな質問から出発して、経験的手法でどう解明するかをデザインし、自己トラッキングによって観察し、データから論理的に帰納して推論し、新しい自己知識を発見するというサイクルで示される。そして、前節で紹介したとおり、自己知識は、QSミーティングなどを通じて、QS参加者のピア同士はもちろん職業的科学者や医師に対してもシェアされることで、新しい問いを生み出し次のサイクルにつながるとされる。

パーソナル科学は、とくに医療(治療や予測)に関わる場合、「N-of-1」として議論される(Mirza 2017 : Heyen 2020)。これは、現在の主流派の生物医学(第5章で紹介したとおり、根拠に基づく医療(evidence-based medicine、略してEBM)と呼ばれている)が、患者個人での症例報告よりも、可能な限り多数の患者データを統計学的に処理する研究法を重視することに対抗する科学観ともいえる。また、そこでは、病者の症状や病状経過の個別性を強調し、治療法もその病者個人に最適化したものであるべきとも主張される。ダナ・グリーンフェルドは、N-of-1に関連して言及されるテーマとして、セルフケア、DIY、個別医療、市民科学、科学の民主化、研究への参加、実験人間(*Homo Experimentus*)、自己の最適化、患者の語りに基づいた医療(narrative-based medicine、略してNBM)などがあると指摘する(Greenfeld 2016 : 131)。

このようにして形作られる自己トラッキングの文化において、リスクや予測という用語は、EBMや公衆衛生学で使われる意味とは異なったニュアンスをもつことになる。従来の生物医学では、多数の人間での観察や実験によって統計学的に確認された(普遍的)知識が生み出され、そこから未来の不確定なできごと(病気の発症や回復や死)の予測が行われる。そして、その予測を確率で表したものがリスクであるとされる。生物医学的な知識に基づいて行われる健康増進は、リスクを下げるための行動変容として位置付けられる。

これに対して、自己トラッキングの文化では、当事者としての本人のデータを継続的に取り続けることで、健康や病気に関するリスクについてのパーソナルな作業仮説（たとえば、特定の食物を食べると片頭痛発作が起きやすい、など）が生み出され、その作業仮説が予測として扱われる。そして、リスクは、数字で表される確率というよりは、その個人にとっての特定の物質や行動（トリガー）が何を引き起こすかの対応関係と結び付けられる。この自己知識から生まれた予測の正しさは、そのリスクを避けたり引き受けたりする本人自身の実験と観察（自己トラッキング）によって検証されていく。

自己トラッキングの文化において理想型とされるN-of-1に基づくパーソナルな健康増進は、既存の医学知識の個人への応用ではなく、問題提起から検証までを含む自己知識の生産過程そのものである。QSにおいては、他人の平均値ではなく自己データの時間経過に着目することで「私は正常なのか？」という罠から逃れ、自己知識を元に「私と同じような状況の他者はどうしているか？」とミーティングで対話することが実践されているという。「QSのなかでは実際、何が正常かを問うことから、どうやって「私にとっては何が正常か？」に移行するかについて、活発な議論が行われている」（Neff and Nafus 2016 : 43）ことは、正常性を脱構築する非ヘルシズム的実践とも呼べるだろう。だが、そうした実践が自分自身は「外れ値（outlier）」だと自己認識してしまうまでに達した場合には、自己知識は「何でもあり」のアナーキーな知にまで拡散する危険性と隣り合わせでもある。

自己トラッキングの文化のもつ科学観は、ドゥルーズとガタリのいう「マイナー科学」——技術よりは形式化されているが、確立された王道科学とも区別される実践——と一致している（Deleuze et

Guattari 1980：446-464＝2010下：32-58)。マイナー科学は、普遍的な法則を発見し、問題を解決して、物事を反復的に再生産する（実験の再現性を求める）王道科学とは異なり、物質や現象の流れをフォローし、遊動しながら特異性を探し求め、問題を発見する知の実践であるという。こうしたノマド的な知という視点は、自己トラッキングが潜在的にもつ解放的な側面を最も純粋に表現している。

本節では、自己トラッキングの文化は、医療社会学でいう生物医療化やヘルシズムだけでは捉えられず、知に対するオルタナティブな考え方が背景にあることを論じた。最終節では、本章のまとめとともに監視との関連を論じる。

自己トラッキングの未来

本章では、自己トラッキングの文化について、研究の現状を紹介するとともに、狭義の医療社会学にとどまらない視点から理論的な考察を加えた。

最初に、現代の自己トラッキングは、二〇一〇年代以降に急速に進歩したデジタル技術を利用しているものの、内省や日記のような伝統的な自己トラッキングと連続性をもつことを指摘した。たとえば、フーコーは、自己の客体化は西洋の近代的主体の形成の歴史と結びついていると論じている。

次に、自己トラッキングを実践するQSコミュニティを紹介し、自己トラッキングの文化が医療目的や健康やフィットネスだけではなく、新しいライフスタイルの発明や審美性とも結びつくことを示した。現代の自己トラッキングはしばしば、自己という人間的経験を量的データとしてだけ扱う還元主義、さらには数字やデータによる技術的解決を万能視する問題解決主義として批判されてきた。しかし、ＱＳのフィールドワーク研究が示すのは、主体としての自己が客体としてのデータを操作するという還元主義的なイメージとは異なる現実――デバイスと人間とデータのハイブリッド化――であった。

だが、本稿では、自己トラッキングの文化が、自己知識を生み出す当事者の集合的実践であることを指摘し、ＥＢＭのような生物医学の主流派とは異なるN-of-1の知を生み出す潜在性を有することを強調した。

ただし、最後に付け加えるべき点として、自己トラッキングのデータは、自己の再帰的実践に利用されるだけではなく、データ記録や処理や解析のインフラを提供するプラットフォーム企業（GoogleやAppleなど）にも多くは収集されていることがある。それは、個人データが網羅的に収集されて束ねられることで生み出されるデータ的な分身ないし情報的身体に対するデジタル的なデータ監視であるデータベイランス（dataveillance）につながる（美馬 2015）。また、そうした巨大企業が担う「監視資本主義（surveillance capitalism）」は、多数の個人データをビッグデータとして扱い、消費者としての行動予測や購買予測を利用することで、莫大な経済的利益を生み出している（Zuboff 2019＝2021）。アラン・ピーターセンは、この巨大企業と個人の不均等な関係性を利便性のために魂を売り渡してしまうファウスト的契約として批判しつつも、「バイオ―デジタル市民権（bio-digital citizenship）」を通じてネットワーク的権力による支配に対する抵抗が生じる場ともなり得ると論じている（Petersen 2019）。同様に、社会学者の堀内進之介も、自己トラッキングを通じた自律の拡大と自律を封殺するような監視やコントロールや自己責任論の上昇という二面性の存在を指摘している。そして、さらに、自己トラッキングをデジタルなテクノロジーによる自律性の補完として善用する可能性について論じている（堀内 2022）。

この錯綜した状況は、ドゥルーズとガタリの分子対モルという概念を使えば、自己トラッキングの分子状の使用（当事者によるマイナー科学の百花斉放）とモル状の使用（データベイランスと監視資本主義）の対比として表現できるだろう。ただし、単純に、前者が善で後者が悪という意味ではない。分子状の前者は個々人が自分のデータに強迫的にこだわり、個人の主体性がデバイスにハッキングされる内面化された監視のディストピアにもなり得るし、モル状の後者は自己知識や当事者のノウハウがビッグデータとして集積されコモンズとしてシェアされるユートピアともなり得るからだ。

第3部　〈医〉と政治

第9章　方法としての反ワクチン

人は蜂起する。これは一つの事実だ。そのことによって、主体性（偉人のではなく、誰でもいい人間の主体性）が歴史に導入され、歴史に息吹をもたらす。非行者は、濫用される懲罰に抗して自分の命を賭ける。狂人は、もはや監禁され、権利を剥奪されはしない。民衆は、自分たちを抑圧する体制を拒否する。そんなことをしても、それぞれ、無罪になることはなく、治ることはなく、約束された明日は保証されない。

——ミシェル・フーコー（Foucault 1979：793＝2001、訳文は文脈に合わせて変更）

種痘と近代性

ワクチンの歴史は、一七九六年のエドワード・ジェンナーによって発明された牛痘を用いた天然痘予防ワクチン（種痘）に始まるとされる。一八〇五年には、ナポレオンが全軍の兵士に種痘を命じたことが知られており、牛痘による種痘は一九世紀にはすばやく西洋社会と植民地化された社会に拡がった。一九世紀半ばには、江戸時代の日本でも西洋流の医学に基づいた種痘所が開設されている。種痘が天然痘を予防する効果は絶大で、一九八〇年、世界保健機関WHOは地球上での天然痘の根絶を宣言した。それは、近代の生物医学の輝かしい勝利とされている。

ただし、これは種痘の歴史のごく一部に過ぎない。それ以前――一説では紀元前一〇〇〇年――から、西アジアやインドや中国など非西洋社会では、天然痘の患者の膿をわざと健康な人に接種する方法、すなわち人痘を用いた種痘によって天然痘を予防する実践は広く行われていた。西洋社会でも、ジェンナー以前の一七二〇年代には、トルコ大使の妻であったメアリー・ウォード・モンターギュを介して、トルコから英国に、人痘を用いた種痘の方法が伝えられていた。そして、王位継承者の天然痘による死亡など被害が相次いでいた英国では、ジェンナー以前に、人痘を用いた種痘が上流階級を含めて広く受け入れられていたという（Mcneill 1976＝1985：227）。こうした歴史はしばしば忘却され、ジェンナーが主人公となる医学発見の物語においては、ワクチンは近代化の賜物にして西洋の生物医学の成果とみなされがちだ。それは、医学史において西洋中心主義的な歴史観がどれだけ根深いかを示している。先取的にいえば、そうした西洋中心主義を相対化することが、本章の主題の一つである。

さて、本題に戻る。ワクチンは、病気の予防という医学的で生物学的な機能だけにはとどまらず、独特な社会的機能をもっている。従来、疫病による不慮の死は逃れられない運命と考えられてきた。そのため、しばしば、疫病の流行は、神罰や天命によって生じるものと思われてきた。ワクチンの存在は、それをコントロール可能なものとし、一九世紀以降の西洋由来の生物医学の権威を高めた。同時に、それは、近代社会における人間の生に対する合理的な支配の一つの範例となった。その意味で、ワクチンは人間の身体に介入する生物医学テクノロジーであるだけではなく、生きた人間を対象とする合理的な統治、すなわちフーコーのいう生政治の登場と密接に関わり合った社会的テクノロジーの一例としても理解する必要がある。ワクチン接種という実践は、皮膚に穴を穿って、そこに牛由来の物質をすり込むという奇妙な「儀式」である。それを「医療行為」として人びとに耐えさせたのは、感化や説得から暴力的な強制までも含めた広範な権力の作用といえるだろう。とりわけ、ワクチンを多数の人びとにまとめて接種することを可能としたのは、人間の身体を従順なものとして調教する規律訓練の権力の上昇であった。さらに、フーコーは、種痘は医学テクノロジーの一環として実践されたというよりは、「当時の医学理論ではまったく考えられない技術」（Foucault 2004 = 2007：72）だったにもかかわらず、数学や統計学によって実利的に正統性が認められることで初めて社会に拡がったとも指摘している。病人でない人びとに医療を施すことは、医学的には新規で奇妙なこととみなされたからだ。そして、天然痘は、個人の病気であると同時に、あるいはそれ以上に、種痘によってコントロール可能な人口集団的リスクとみなされたのである。

これらの点からみれば、ヨーロッパ大陸での種痘の普及を牽引したのが、診療所での個別的な接種ではなく、兵士への集団的な接種であったことは示唆的だ。致死的な疾病のワクチンによる予防が、集団的な生の力としての国力や兵力を、計量可能な量（人口の人数）として保持し増強するのに役立つことが重視されたことを意味するからだ。だが、そうした集団レベルでの合理的な配慮と、個々人としての人びとが自らの身体への処置としてワクチン接種を受け入れるかどうかは、また別問題になる。すなわち、ワクチン接種が社会的に可能になるには、その前提として、命令一下でワクチン接種に文句を言わず協力する人びとという「従順な身体」の社会的生産が行われていなければならないのだ。それは、従順さという特性において、人間の生の質的な変化が生じることを意味している。その点では、ワクチン接種は人口を量的に増大させる可能性をもつと同時に質的に有用なものへと変化させることを前提ともしており、生物医学的かつ生政治的なテクノロジーということになる。近代社会における軍隊、とくに徴兵制に基づいたナポレオンの国民軍は、まさにそうした意味で、出身地も階層も多様な人びとを、一つの国民国家の兵士という均一で「従順な身体」の集合体に作り上げる装置であった。さらにいえば、命令に従う従順な兵士は、平時においては、工場長のもとで従順に生産労働を行う工場労働者になることができるはずだ。

歴史的にみれば、人間の身体を技術的に操作可能な対象物（モノ）として扱う近代の生物医学の出現は、人間を合理性に従わせることで生産的な労働力商品（モノ）に作り替えようとした近代の資本制の成立とも重なっている。そして、資本制の歴史が、さまざまな闘争に満ちているのと同様に、生物医学による身体の合理的理解やコントロールの進展は、摩擦無しに進んだわけではない。本章でとりあげるのは、そうした医学史のなかにある軋みだ。

近代の医学史とは、学問によって知識が発見され、蓄積されていく直線的プロセスではない。生物医学の歴史は生政治の歴史と一体化しており、多様な身体や多様な生き方に対して、ときには暴力的に医学実践という名の規律訓練が押しつけられ、国家と支配階層に対する抵抗が繰り広げられる社会的な抗争のジグザグの歴史でもある。そうした身体をめぐる争いの文脈において、強制的にワクチンを打たれることは、受ける側にとっては、当時の貧民や浮浪者に課せられた強制的な労働と同様の暴力的攻撃の一つとして意味づけられ、身体に刻み込まれる烙印の痛みとして感知された。

ワクチンあるところ、反ワクチン運動あり

ここで理論的な前書きを改めて記したのは、現代社会におけるワクチンをめぐる議論が、有効性と有害作用という生物医学の場を中心として、ベネフィットとリスクの効用計算によって行われている現状と距離を置くためだ。

どんなワクチンであっても、生体に対する異物としての医薬品である以上は有害作用のリスクがゼロということはあり得ない。このことを、集団レベルでの効用計算ではなく、受ける側の視点からみてみよう。ワクチン接種によって被害や障害を受けたと感じる人びとの経験において、ワクチンは有害な異物でしかない。いっぽう、ワクチン接種によって救われたという「生きられた経験」は、原理的には存在することはあり得ない。なぜなら、ワクチンが疾病のリスクを事前に予防する手法である限りは、その有効性は集合としての人口のレベルにおいて、事後的に確率の数字でしか表現できないからだ。

いいかえれば、ある個人がワクチン接種をした後に、その疾病に感染しなかったり軽い症状で済んだりした場合、それがワクチンの効果なのか、その個人の運が良かっただけなのか、確実に客観的に判別をすることはできない。ワクチン被害のリアリティとワクチン有効性の数字の間の懸隔は、互いにかみ合わないすれ違いで、人間の生死を数え上げて加減乗除する算術で解決できるものではない。その意味で、ワクチンに関する生物医学的エビデンスの有無を追究することは、ワクチン強制接種に伴って誕生した反ワクチン運動の射程を理解するには有益ではないと、私は考えている。だからこそ、生物医学とは異なった視点、フーコーのいう生政治という視点から、ワクチンと反ワクチン運動との関係を見直していくことが必要なのだ。そうした生物医学的問いとは意図的に距離を置く思考のスタイルを、ここでは「方法としての反ワクチン」と名付けたいと思う。

ここでいう「方法」について一言説明しておこう。「方法として」という表現は、中国文学者で思想家であった竹内好の一九六〇年の講演「方法としてのアジア」に由来する（竹内 2006：18-46）。「方法としてのアジア」とは、「実体としてのアジア」に代わる逆説的な表現として、竹内によって生み出されたものだ。彼は、アジアなるものが、環境も文化も言語もエスニシティもばらばらで一つの「実体」ではありえない、西洋による構築物であることを認めている。しかし、彼は、そうした異種混交的なアジアであっても、帝国主義の侵略にさらされ、多くの地域が植民地化され、その状況に抵抗してきた過程（方法）においては、何かを共有し、抵抗を通じた主体的な独自性を見出し得ると考え、それを「方法としてのアジア」と表現していた。

同じように、反ワクチン運動とまとめて呼ばれているばらばらな諸実践のもつ一貫した独自性は、ワクチンを推進する生物医学や統治機構と同じ論理に立っていては理解することはできない。それらは、それぞれに異なる無知や誤解や蒙昧とみなされてしまうからだ。それを実体としてではなく、「方法として」とらえるのが、本章での狙いである。

そのために、一九世紀英国で行われた国家レベルでのワクチン接種、とりわけ強制種痘の導入とともに人びとの間に出現した反ワクチン運動を、人間の生に根ざした社会的不服従と抵抗の文脈に置き直して取り上げよう。それは、現代日本での反ワクチン運動をめぐる議論に側面からの光を当てることにもなるだろう。

一九世紀当時の反ワクチン運動は、現在から顧みれば、愚かな人びとによる一時的な騒ぎに過ぎなかったようにみえる。だが、最初に国家レベルで制度化されたワクチンに対する民衆の執拗な反乱として、しかも個人的反抗ではなく組織的な社会運動として繰り広げられていたことは事実だ。そのなかには、ワクチンから逃れるためにありとあらゆる手練手管を弄し、国家や支配階級の意のままにならぬことを決意した多様な人びとのありようが姿を現している。本章のように反ワクチン運動のなかに解放的な社会的潜勢力を見出す試みにとって、一九世紀の反種痘運動は、生物医学的には無知蒙昧な歴史の敗残者であるからこそ、「方法としての反ワクチン」の一層有用なモデル的事例となるとさえいえる。歴史の勝者の物語ではなく、負け犬たちのみた夢の残響に耳を澄ませたい。

同様に、米国の歴史家R・D・ジョンストンは、米国の反ワクチン運動が多くの過ちを犯しただけでなくペテンに満ちていたことを認めつつも、「アメリカ人は疾病を克服してきた歴史を正当に誇りに思ってきた。それと同様に、私たちは医学的な異議申立て者たちの精力的な活動の歴史を誇りに思うべきだ」とまで述べている（Johnston 2004 : 286）。

本章で取り上げる一九世紀後半の英国での反ワクチン運動については、R・M・マクラウドの研究（MacLeod 1967a, b）やN・ダーバックの『身体の問題』（Durbach 2005）による詳細な分析があり、西迫大祐による紹介と考察（西迫 2019）も存在する。英国史研究者でもない私が、実証主義的な意味での史実としてそれらの先行文献に追加すべきものはない。だが、ここで焦点化したいのは、個人の自由や権利と国家による強制との対立という図式とは少しずれた潜在的な要素としての「拒否の戦略」（マリオ・トロンティ）である。

一九世紀英国の反ワクチン運動

英国で最初の「予防接種法」が制定されたのは一八四〇年だった。その内容は、種痘以前に民間で行われていた人痘法を禁止し、貧民に対しては無料の種痘接種を貧民監督官の管理の下で提供するというものだった。なお、人痘法とは、最初に説明したとおり、トルコから英国に導入されていたもので、天然痘患者の膿や瘡蓋を使ったワクチン接種手法である。人間の（弱毒性の）天然痘ウイルスを使用するため、ときには突然変異でウイルスが強毒化し、種痘に由来する天然痘流行を引き起こすリスクもあった。そのため、国家は、牛痘による種痘を普及させようとした。しかし、無料であっても種痘を受ける率は向上せず、予防接種法制定の後も英国での天然痘の流行は繰り返されていた。この状況に対して、一八五三年には、子どもに対する種痘を親に対して義務づけ、それを怠った場合には罰金刑を科する強制規定が作られた。

国家の感染症（予防）に対する関心の背景には、当時にパンデミックとなったコレラがあった。一九世紀のコレラは世界的な流行を繰り返し、一八三二年には英国でも流行を引き起こしていた。これは、インドが植民地化され、鉄道網が整備されたことによって、ベンガル地方の風土病であったコレラが、すばやく世界に拡大するようになったものである。その意味では、英国の帝国主義によって生み出されたパンデミックとよんでもよい。また、産業革命以降の貧富の格差の拡大で生まれた都市のスラム地区では、すでに下層階級の間で発疹チフスが蔓延していた。コレラは、資本制の生み出した激しい社会格差と貧困や疾病の蔓延という状況のなかで流行を引き起こしたのだ。そのいっぽう、一八四〇年代は、ロンドンでの上下水道の整備などエドウィン・チャドウィックによる公衆衛生改革が精力的に行われた時代でもあった。つまり、国家と支配階層にとって、とくに下層階級をターゲットにした感染症のコントロールは重要な課題であり、強制的な予防接種も公衆衛生的な社会政策の一つとして位置づけられていたのだ。

だが、種痘の強制は、一九世紀後半の英国社会を広範に巻き込んだ強力な反対運動を引き起こすことになった。折しも、一八四八年革命の衝撃が西洋社会を大きく揺り動かし、英国では普通選挙を求めるチャーチスト運動やアイルランド独立運動など大衆的な政治活動が活発だった時期である。

一八六六年に反強制予防接種同盟を設立するジョン・ギブスによる予防接種法批判（一八五四）は、当時の反ワクチン言説の典型的なものだ（Durbach 2005 : 13）。ギブスは、国家による「自由の身に生まれた英国人」に対する医療処置の強制は、男女を問わず個人が自分の身体への権利を失う危険な新時代へと私たちを導くと主張する。さらに、予防接種を認めることによって、「自由の王国の知性を有する人間」が「医療専門家の惨めな奴隷」に落ちぶれるとはどういうことか、と挑戦的に問いかける。

ここに示されている医学的専制主義に対する批判と医学的自由の擁護という政治的テーマは、当時の反ワクチン言説の中心を占めていた。「予防接種に一撃を／自由を高らかに／国中にこだまを響かせ／英国人は自由だ」との反ワクチン運動ソングまであったという（Durbach 2005 : 77）。

国家と医療の関連でいえば、予防接種法の制定は、国家が医療の正当性を判断して規制する「国家医療」という面で、英国における重要な転機となっていた。一八四〇年法では、危険と判断された人痘法は禁止され、より安全と考えられた牛痘による種痘のみが推奨された。これは、医療実践の内容に対する国家レベルでの規制であるとみることができる。また、その後、一八五三年に強制接種になった際には、種痘を行うこと自体は誰でも可能とされていたが、国家にその対価を請求できるのは「法的に資格のある医学専門家」だけと規定されていた（Durbach 2005：24）。

もっとも当時はまだ医師免許制度は無く、その後一八五八年に初めて、正式な国家レベルでの免許制度が創設されている。自由主義（リベラリズム）の思想からみれば、それは英国医師会に所属し生物医学を奉じる医師による医療の独占であり、排他的なギルドと同様の専制主義の残渣として否定的なものと見なされた。ちなみに、第1章で紹介したように、現代のネオリベラリズム（シカゴ学派）の始祖である経済学者ミルトン・フリードマンも、医師免許に関しては、自由市場を歪める独占的なギルドとして強く批判している。（Friedman 1962＝2008）。

反ワクチン運動の担い手たち

国家免許を得ることで、国家のエージェントとなった医療専門家への反発は、反ワクチン運動の基盤の一つとなっていた。強制接種に反対し、個人の自由と権利の尊重を唱えていた中産階層の人びとには、薬草療法や水治療法（ハイドロパシー）などの非正統的医療の担い手や支持者も多かったことが知られている。じっさい、反ワクチン運動の指導者の一人ギブスは水治療者だった。

ここで理解しておく必要があるのは、一九世紀後半の西洋の近代医学は、現代の生物医学とはまったく異なっていたことだ。

第一に、当時は近代的な意味での薬学が存在しておらず、医薬品や治療の手法は今日と大きく違っていた。内科医が多用していたのは、体内の有害物を排泄させるための手法で、強力な下剤による下痢と身体に切り傷をつけて血液を排出させる瀉血の二つが主要なものだった。いずれも、今日の生物医学の観点からすれば、病者の体力を失わせる有害な治療法である。また、当時の外科手術に関しては、抗生物質が存在しなかったため、術後の感染による死亡率は非常に高かった。そもそも、手術時に消毒が必要だと認められたのは、ジョゼフ・リスターの石炭酸消毒法が普及し始めた一八七〇年代以降である。したがって、もし仮に、今日の意味での科学的エビデンスで考えれば、正統も非正統も有効性はほぼないが、こうした侵襲的な手法を使わない非正統的医療のほうが、西洋の正統的な医療に比べれば、はるかに有害ではなかったとはいえるだろう。

近代医学の押し付けに反対する非正統的医療が、反ワクチン運動に深く関わることは、英国に限らず、一般的にも当てはまりそうだ。二〇世紀初頭に米国で盛り上がった反ワクチン運動では、西洋の代表的な非正統医療の一つホメオパシーが重要な役割を果たした（Kaufman 1967）。ただし、そもそも種痘は西洋医学に由来するものではなく、そのもとになった人痘法による種痘は、西アジアから西洋にもたらされた非正統的医療の一つだったことは、すでに紹介したとおりだ。

また、一九世紀後半では、近代の生物医学の基本となる細菌学説は確立しておらず、伝染病の原因として環境要因（汚れた空気を意味するミアスマや伝染性の大気とされるコンスティテューション）を重視する考え方も有力だった。後者の立場の人びとは、ワクチンよりも公衆衛生や都市環境の改善を重視しており、衛生主義者とも呼ばれた。都市環境を整備して健康な空気と水を行き渡らせることで、健康な身体を形作れば、それが伝染病の予防に役立つと主張していたのだ。実際、一九世紀ロンドンでの都市衛生は、細菌学説に批判的な衛生主義者によって主導され、コレラの制圧にめざましい成果を上げた。なお、二一世紀の現在にいたるまで、コレラワクチンの開発は進められているが、感染防御効果は低く、その効果の持続期間も短いため、ワクチンの実用性は低いままである。

さらに、英国全体での罹患者数や死者数で見れば、都市部での発疹チフスやコレラの流行のほうが、天然痘よりも喫緊の健康問題であった。天然痘は、種痘というワクチンで予防可能な病気であることは確かな事実である。だが、天然痘に特化したワクチン接種を、上下水道の整備や都市環境の改善よりも、公共政策として優先すべきかどうかという価値判断は議論含みだ。国家と支配階層にとっては、予算的に高額な都市スラムの環境改善よりも安価なワクチン普及のほうが好まれたのかもしれない。

反ワクチン運動は、強制種痘を国家と支配階層による暴政のシンボルとして位置づけており、それに反対する民主主義的な対抗文化の緩やかな連合に支援されていた。コミュニティの相互扶助を基盤とするさまざまな団体、たとえば、労働組合やチャーチスト運動、初期の生活協同組合などにも、多くの反ワクチンの支持者がいた。また、宗教的には、英国国教会に対抗する宗教的少数派（クエイカーなど）や心霊主義者も、そこには含まれていた。そうした宗教的な反ワクチン運動において、強制種痘は国家による（カトリック風の）幼児洗礼のようなものとして批判され、宗教的寛容と信教の自由を擁護するのと同じ論理のなかで、種痘に反対する医学的自由が主張された。

女性の地位向上や女性参政権を主張する初期の（第一波）フェミニズム運動も、反ワクチン運動の強力な支持者だった（Scott 1999）。フェミニズム運動はとくに、予防接種法とともに「接触伝染病予防法」（一八六四）に強く反発し、国家とそのエージェントである医師による恣意的で横暴な取り扱いから子どもと女性を守るための運動として、反ワクチン運動を位置づけていた。なお、接触伝染病予防法とは、当時の性道徳に従った婉曲な言い回しで、実際には梅毒など性行為感染症の管理を通じた売買春の国家管理を目的としていたものだった。その内容としては、軍駐屯地などで売買春を行う女性に対して、警察の取り締まりによる性行為感染症の検査と指定された専用病院（Lock Hospital）への強制入院を義務づけるものだった（一八八六年には廃止される）。

下層階級の貧民たちにとっての種痘は、「新救貧法（一八三四）」のもとでの暴力的な攻撃の一つと見なされた。その理由は、貧民を対象とする無償の種痘は、新救貧法の枠組みのなかで行われ、貧民監督官によって課されていたからだ。院外救貧の禁止と劣等処遇の原則で知られる新救貧法は、救済に値しない「働ける貧民」に対しては労役所での労働を強制し、「働けない」として医学的に選別された貧民に対しては「救済」としての施設収容を強制するものだった。しかも、詐病者や怠け者を排除するために、施設に強制収容された「働けない貧民」に対する待遇は最下層労働者以下と定められていた（劣等処遇）。そのため、当時の貧しい民衆は、貧民監督官を憎悪し、無慈悲で屈辱的な社会政策である新救貧法の対象となることを拒み、新救貧法のすべてに激しく抵抗していた。憎悪の対象だった貧民監督官が行う種痘は、貧民たちから強く拒否されていた。

また、経済的に医師の治療を受けることのできなかった貧民にとっての、近代医学の医師のイメージは、治療者ではなく殺人者や拷問者であったことも指摘しておきたい。当時の近代医学は「解剖」を研究及び医学教育に重要視し始めていたが、そのための解剖用遺体を手に入れることは極めて困難であった。民衆にとっての解剖は、死後に身体を切り刻まれるという拷問による処罰のように感じられたからだ。そのため、墓地で土葬された遺体を夜間に盗掘して、医師に高値で売る死体泥棒が横行していた（Knott 1985）。それどころか、ときには、医師から求められた死体を納品するための殺人も行われていた。そうした死体不足を補うために、一八三二年の「解剖法」では、身寄りの無い貧民を死後に解剖用遺体として扱うとの規定も存在していた。こうした状況は、貧民の身体への医学的な暴虐と受け取られ、国家と医療の結びつきへの強い不信と反発を招く背景となった。それ以前の一八世紀では、刑死者の死体解剖を冒涜として非難し、死体を取り戻そうとして、刑務官や医師を襲う民衆的暴動が頻発していたという（Linebaugh 2011）。

反ワクチン運動の「勝利」

英国での反強制予防接種同盟の力の見せ場となったのは、種痘拒否の罰金支払いを拒否した人びとの差し押さえ資産の公売だったという（Durbach 2005：53）。反ワクチン運動の支持者は、公売人を公然と脅迫し、大挙して公売場に押しかけ、種痘を批判する示威行動を行い、最終的には同盟が罰金を支払って持ち主に差し押さえ物品を返還するというパターンが、各地で繰り返された。こうした理由から公売人のなり手がおらず、警官隊に保護されて遠方の都市からリクルートされていたという。

種痘も罰金も拒否して収監を選んだ反ワクチン運動家たちは自らを、当時のアイルランド独立派の政治的囚人と同様に、自己の信念に基づいて行動する「良心的反対者（conscientious objector）」と位置づけ、一般犯罪者とは異なる政治的囚人としての取り扱いを要求し、一九世紀末にはそれを認められた（Durbach 2005：50-55）。

民衆に支持された強硬な反ワクチン運動に対して、国家は譲歩し、一八九八年の予防接種法改正では、信念から「真摯に反対する」者に対しての種痘の義務からの免除が認められた。当初、その運用は、反ワクチンの信念の真摯さを示すために判事の前でそのことを宣誓し、正式の証明書（発行手数料を伴う）の提出が必要という複雑なシステムであった。だが、一九〇七年改正によって証明書は不用となり、強制的な種痘はおよそ五〇年の混乱を引き起こした末に、英国では廃止される（Durbach 2005：174）。

以上をまとめれば、たしかに国家による強制に反対する人びと（「自由の身に生まれた英国人」）が個人の権利と自由を守った物語のようにみえる。だが、それだけではなさそうだ。ワクチンの強制に反対する行為に向けて人びとを動かした力線は多様で、医学や病気予防という狭いテーマからははみ出し、さまざまな方向へ流れだし、逃れ去っていく。

その点を探るために、ここに、植民地として英国の支配下にあったインドでの状況を重ね合わせてみよう。インドでは、一八八〇年に牛痘接種法が制定されたものの、その適用地域は一部の大都市と軍駐屯地に限られていた。英国政府が生命を守ろうとしたのは、インド民衆すなわち「原住民」ではなく、植民者である英国人だったからだ。しかも、英国本国での経験から、インド民衆の反感や反乱を恐れていた政府は、植民地での種痘の義務化に極めて慎重だった（Durbach 2005：188）。

もともと、ジェンナーによる種痘法の「発見」のはるか昔から、インドでは、専門の宗教的治療者による子どもへの人痘接種が、天然痘の女神シータラーと結びついたヒンドゥー教の宗教儀礼として、一般化していた。また、牛という動物そのものは、破壊神のシヴァの乗り物として、今日に至るまで神聖視されている。種痘をめぐるインドでの状況については、歴史家デヴィッド・アーノルドは、「牛痘接種は、イギリスの邪悪な意図と、陵辱され破壊される危機にあるインド的なもの、そして聖なるものとの闘争の現場として理解されたのである」と表現している（Arnold 1993＝2019：139）。そのため、二〇世紀後半の国際的な天然痘撲滅運動が盛り上がり、独立後のインド政府自身による予防接種の組織化が行われるまで、種痘の義務化は進まなかった。

植民地において、女神シータラーに信を置く民衆は、植民地政府に対して、種痘を受けない権利や医療を選択する自由を、近代的な人権の一部として要求したわけではない。たんに、自分たちの生、つまり生活様式のなかに英国が入り込んでくるのを拒否していただけだ。ただし、英国政府とインド民衆の間の単純な対立というわけでもない。牛痘接種そのものに対しては受け入れ可能な余地があり、牛痘の種痘とともに女神シータラーへの祈りを捧げることも地域によっては行われたようだ。アーノルドは、「抵抗されたのは牛痘接種そのものというよりも、むしろかなりの程度まで、唐突であり、野蛮でさえあったその付与の方法だった」と論じている（Arnold 1993 = 2019 : 140）。人びとは、より善い国家や良い統治を求めて声を上げたわけではなく、たんに国家とは関わろうとしなかったとみることができるだろう。

同時期の英国で新救貧法という恥辱のもとでの種痘を強制された下層階級もまた、国家と国家医療に対して何かを要求するのではなく、国家からの分離と拒否という形での抵抗をしていた。そもそも、貧民が国家に期待できたのは、労働可能な貧民と労働不能な貧民を医学的に区分した上での強制収容か強制労役のどちらかでしかなかった。ダーバックは、子どもの出生届を提出しなかったり、誕生日を変えて二重に出したり、ニセの住所で出したりして行政を混乱させたり、さらに引っ越しを繰り返したり、人前では子どもの本名を使わなかったりすることで、国家と医療と種痘を拒否し、逃走しようとした人びと――とりわけ母親たち――が多数いたことを記している（Durbach 2005 : 66）。

英国とインドを重ね合わせて考えてみれば、一九世紀英国の反ワクチン運動は、自由と権利のリベラリズム的な言説によって鼓舞されつつも、民主主義的な制度化に完全に取り込まれたわけではないことがみえてくる。

哲学者マリオ・トロンティは、新しい社会を作り出そうとする革命が敗北した後、国家や資本に協力して積極的な提案をするのではなく、国家や資本から受動的に逃れようとする人びとのふるまいが次々に生まれることを指摘していた。さらに、彼は、資本が社会を実質的に包摂している状況では、そうして社会のシステムから自らを引き離すことは革命や抵抗の戦略的な継続になり得るとして肯定的に評価し、それを拒否の戦略と名付けた(Tronti 2020 : 87-90)。個々人が自分なりのやり方で拒否し、逃げ出し、サボることを肯定する彼の思想は、一九六〇年代以降のイタリアの社会運動(アウトノミア)に大きな影響を与えた。

こうした観点からみれば、反ワクチンは、リベラリズムの言説の傍らで、帝国の版図のさまざまな場所において同時多発的に、国家と国家医療に抵抗し、ときには逃げ出した有象無象の人びとによる拒否の戦略といううねりの一部だったのではないか、と思えるのだ。

黒い獣の夢

——ということは、あなたは、反ワクチン運動は一八四八年の世界革命の余波だったと言いたいのですか、つまり、予防接種の拒否はグローバルな解放的政治のプロジェクトに連なるものだったとでも?

――そうです。歴史の恣意的なねじ曲げ、それどころか奇妙な妄想のように聞こえますか。たしかに、確実な根拠をもった仮説というよりは、ある種の神話かもしれません。きっと「黒い獣」に唆されて見た一夜の夢なのでしょう。

――え、なんですって？

――日本では、HPVワクチン（日本でいう「子宮頸がん」ワクチン）の被害者女性とその支援者たちに対して「反ワクチン」という言葉がある種の侮蔑や罵倒の意味を込めて使われています。犠牲者の側は、ワクチンによって、全身の強い痛みや記憶障害や不随意運動や失神などの副作用被害があったと訴えています。しかし、ワクチン被害を認めない側からは、客観的な異常がないとか、心因性とか、気のせいとか、ヒステリーだとかの批判が投げつけられています。とくに、ヒステリーという古風な診断名がでてくることには、いろいろと考えさせられます。

哲学者ジョルジュ・ディディ＝ユベルマンは、一九世紀のヒステリーが「黒い獣（bête noir）」とみなされていたと言っています。これは、医師から忌み嫌われるおぞましい人物という意味です。そして、当時の男性医師がヒステリーをどうみていたかを示す言葉を紹介しています（Didi-Huberman 1982＝2014 上：102）。

「私は、実証科学への自分の嗜好が満たされないこの種の病人に、あとで良心のとがめることのないよう、全神経を注がねばならなかった。あらゆる著者が一致して、不安定・不規則・夢想・突発性の典型と考え、いかなる法則・規則にも従わず、病気どうしがいかなる厳密な理論によっても結ばれていないとみなしているような病気を扱うのは最もいやな仕事であった。私は観念し、取りかかった。」

――それがワクチンとどう関係するのですか？

――奇妙な症状の原因については生物医学の議論が続いています。ワクチンと関係ないのか、注射の痛みがきっかけになったのか、ワクチン成分（アジュバント）に対する免疫系の副反応なのか、などです。けれども、それは、ここで扱う問題ではありません。私が重要と考えるのは、こうしたできごとを、個人の病歴やライフヒストリーではなく、抗争と反乱のグローバルヒストリーのなかで理解することだからです。

いま、ワクチン被害者や反ワクチン主義者とされている人びとに対して、一九世紀の黒い獣たちに向けられていたのと同じ嫌悪感が向けられています。こうした侮蔑の表現は結局のところ、理解も制御もできない相手への恐れから生じるものだと思うのです。すなわち、女たち、貧民たち、非正統的医療者たち、「原住民」たち、つまり黒い獣たちに向けられた恐怖と憎しみ。だから、方法としての反ワクチンなのです。

――なぜまた、そんな無謀なことを？

――エピグラフに引用したフーコーの言葉の続きが答えになるでしょう。

「そうした声に耳を傾け、その言うところをわかろうとするのに意味があるためには、そうした声が存在し、それを黙らせようとするすべてがあるというだけで十分だ。」（Foucault 1979 793＝2001）

第10章　ニューロダイバーシティという思想

二つの「自閉症の日」

二〇〇八年から四月二日は国連による「世界自閉症啓発デー」として行政主導でのさまざまな行事が行われる。自閉症と関連する発達障害の全般について、早期診断と研究や医療的・教育的な介入の重要性を啓発するイベントである。なお、「自閉症」については、現在では、自閉症や関連した発達障害のさまざまなタイプの間で、また「正常」と自閉症の間にも連続性があって、厳密に区分できないという考え方が主流となっているので、自閉スペクトラム症（Autism Spectrum Disorder：ASD）と総称されている。そのため、本章では、ＡＳＤを主に用いることにする。

一方、二〇〇五年から毎年六月一八日には、ニューロダイバーシティ（Neurodiversity、神経多様性、脳多様性）をテーマとして、ＡＳＤ本人たちの団体による「自閉症プライド・デー」もまた開催される。その話題を取り上げた医学誌ランセットの総説では、後者の趣旨を次のようにまとめている

（The Lancet 2016：2479）。

プライドという名称は、疾患としての自閉症というステレオタイプ化された考え方を強化するのではなく、自閉症という差異の称揚を推し進めるために選ばれている。自閉症プライド・デーでは、自閉症の人びと本人たちの経験から直接に人びとが学ぶことを推奨し、さまざまな自閉症的な生き方を称揚し、自閉症の人びとが達成したことを理解するように勧めている。

この二つの「自閉症の日」での力点の置き方のずれは、ニューロダイバーシティの置かれた論争的な差異のあり方を示している。一つは、ニューロダイバーシティは、専門家によって診断のために構築されたASDとは異なり、精神疾患や精神障害と診断された（あるいは自己診断した）本人たちのコミュニティのなかで形成されていった手作りの言葉であることだ。そのことは、ニューロダイバーシティの解釈のなかに多義性をもたらす。

もう一つは、差異を病理的なものではなく人間集団のなかにある特性としてみることにとどまらず、さらにはその特性に誇り（プライド）をもって生きていく本人たちの矜持を表す合い言葉でもあることである。そのため、自閉症やASDという語には、病名や障害名とは異なった意味が本人たちによって付与されている。

とはいえ先の論説では「ニューロダイバーシティを受け入れる社会では、自閉症の人びと、神経内科医、精神医療の専門家、親、教師、研究者、雇用主などすべての関係者の参加と協力が必要だ」と、プライドの承認以外の諸問題の存在についても注意を促している。

脳のダイバーシティ（多様性）とは

ニューロダイバーシティとは、一九九〇年代から米国を中心に、精神疾患や障害と診断された／自己診断した当事者たちのコミュニティの間で使われるようになった言葉である（Jaarsma and Welin 2011；Ortega 2009＝2015；Silberman 2015＝2017）。それは、脳の機能や発達の差異を精神疾患や障害とみるのではなく、人間集団のなかに存在するばらつきの一種として扱おうとする考え方を意味している。狭い意味では、脳の何らかの異常が存在する発達障害であると考えられている状態、つまりＡＳＤ（とくに「アスペルガー症候群」）やＡＤＨＤ（注意欠陥・多動性障害）の人びとを意味したり、そうした人びと自身によって自分を指すために使われたりする。

広い意味では、教育家トーマス・アームストロングのように、他の精神疾患や障害についても、この考え方を適用し、学習障害（とくにディスレキシア（難読症））、うつ、不安障害、精神発達遅滞（ウィリアムズ症候群、ダウン症など）、統合失調症なども、ニューロダイバーシティに含めている場合もある。彼は、「人間も人間の脳も、能力の連続体のどこかに位置する」（Armstrong 2010＝2013：29）、「障害があると見られるか、才能に恵まれていると見られるかは、生まれた場所と時代で決まる」（Armstrong 2010＝2013：33）と主張して、多様性について次のように述べている（Armstrong 2010＝2013：18）。

私たちが、生物多様性や、文化、人種の多様性で学んできた教訓は、人間の脳にも当てはめる必要がある。人間の脳をあるがままの生物学的な存在ととらえ、社交性や学習、注意、気分といった脳の重要な機能における幅広い自然な相違を認める「脳の多様性」という新しい分野が求められている。

脳や身体の違いを疾患や障害として否定的に意味づけるのではなく、個性の一つと見なし、さらには肯定的な才能を見いだそうとする方向性がそこにはある。差異そのものはレッテルではなく脳の違いとして実在することを認める点では本質主義であるが、脳の違いは医療の対象となる疾患や障害ではなく個性であると主張する点では構築主義の観点に近く、「脱医療化」ともいえる。

ここでは、精神障害・発達障害をめぐる新しい考え方として本人たちの運動から登場したニューロダイバーシティの概念を紹介するとともに社会学理論のなかでどのように位置づけられるかを検討する。

ニューロダイバーシティはいかにして登場したか

ニューロダイバーシティという用語は、インターネット上で一九九〇年代後半に使われ始めたという。最初に（ネット上で）ニューロダイバーシティという語を用いたとされているのは、一九九八年で、ＡＳＤ者であるジェイン・メイヤーディングのエッセー「自分が違った脳をもっていると知ったときの思い」である（Meyerding 1998）。フェミニズムと非暴力の活動家でもあった彼女は、自分の意志と関係なく身体の動くトゥーレット症候群（チック）やＡＳＤの一種であるアスペルガー症候群の人びとのグループをネット上で偶然に発見し、これまでの自分の生き方の困難さと類似したものをそこに見いだす。

私は、自分が神経学の領域に入っていることで驚いた。しかし、それまで、普通で「主流の」説明では自分は満足していなかったのだ。そんな説明は、何かの心理学ブランドであるか、心理学化だったからだ。心理学的な説明は私には当てはまらなかった。（中略）一方で、政治ではすべてが説明できないことにも気づいていた。「個人的なことは政治的なこと」だけではダメなのだ。（中略）でも、いまや神経学だ。私の脳は実際に違っていたのかもしれない。これまでの人生が論文に書かれていることと一致するなら、正常とは違ったデザインで私の脳が作られていることは確かだ。（中略）まわりのＮＴ（neuro-typicals、定型発達）と私の間に共通点はあるだろうか、数え切れないほどＮＴと比べてダメだと言われ続けてきたのに。

彼女は、自分の文化を他者に強制しない多文化共生のためのエチケットの決まり文句「誰にでもアクセントはある」（言葉のなまりを差別的に揶揄してはいけないという趣旨）を引きつつ、ニューロダイバーシティについてこう続けている。

同じように、社会がニューロダイバーシティに注意を払えばみんながもっと住みやすくなる。脳普遍性（ニューロユニバーサリティ）は自文化中心主義と同じだ。

ニューロダイバーシティという語がマスメディアに登場したのは、同じ一九九八年九月三〇日のアトランティック誌の記事「ニューロダイバーシティ――オタク社会（geekdom）の神経基盤」だったとされる（Blume 1998）。そこでは、当時のパロディ・サイトである「定型発達（NT）研究所」の話題が取り上げられていた。ASD者の一部が、数字の扱いやコンピュータの操作に優れていることはよく知られている。それを踏まえて、そのサイトでは、NTは「予測可能で論理的なコンピュータ技術に適応困難で、自分の希望どおりに機械が動くと思い込む」人びとであると描写される。

NT症候群は、社会的な関心に忙殺され、自分が優越しているという妄想をもち、みんなで横並びにいることに強迫的となる神経生物学的障害である。

よりアカデミックな側面でみれば、ニューロダイバーシティの概念は、ASD者の社会学者ジュディ・シンガーの一九九九年の論文「一生に一度でいいから正常になってちょうだい――「名前のない問題」から新しい差異のカテゴリーの生成へ」に由来するとされる（Singer 1999）。彼女は、ニューロダイバーシティの政治的側面を強調し、「「神経学的に違う」ということは、階級／ジェンダー／人種のように周知の政治的カテゴリーに付け加えられる」とまで主張している。なお、この元になったのは、彼女がシドニー大学に提出した卒論である（Singer 2016）。

こうしたニューロダイバーシティのもつ政治的側面は、障害者差別への批判や障害者の権利運動、とくにASD者の運動の歴史のなかに位置づけられる。医学的な治療を求めるのではなく、ASD者として自己肯定して生きることを主眼にした当事者運動の主張を明確化したのが、自閉症国際ネットワーク（Autism Network International、一九九二年〜）の創立者の一人でもあるジム・シンクレアの「わたしたちのことを悲しまないで」（Sinclair 1993）である。なお、これらの人びとについては、高木美歩が詳しく紹介している（高木 2024）。

シンクレアは、子どもがＡＳＤと診断されたときに両親が悲しむことを例に挙げつつ、次のように主張する。そのとき悲しんでいる両親は「子どもが自閉症を持って（have）生まれなければ良かったのに」と言うが、その本当の意味は「私の自閉症の子どもが存在せず、替わりに別の（自閉症でない）子どもがいれば良かったのに」ということなのだ、と。自閉症とはその人の存在のあり方であって、その個人を自閉症と切り離すことは不可能である以上、医学的治療を望むことはＡＳＤ者の存在を否定することとなる。自閉症国際ネットワークのニューズレターに発表されたシンクレアの文章は、読者層として想定されるＡＳＤの子どもをもつ両親への呼びかけで閉じられている。

> 自分自身に向かってこう言ってください。
> この子は、私が予期し、計画していた子どもではない。私の人生に不時着した異星人の子どもなのだ。どんな子でどう育つかはわからない。でも、わかっていることがある。それは、この子が子どもで、異星人の世界に投げ出され、世話をしてくれる同類の両親もないことだ。誰かが、世話をし、教育し、心をくみ取ってやり、権利を代弁しなくてはいけない。この異星人の子どもはたまたま私の人生に入り込んできた。だから、私がそうしたいなら、それは自分の仕事だ。

ＮＴの生き方とは異なる自分たちのコミュニティのあり方を異星人など人間以外の生物に喩えるの

はＡＳＤの動物学者として著名なテンプル・グランディンに由来するものだろう（Sacks 1995＝1997 ; Grandin 1986＝1994）。

シンクレアのように治療を否定あるいは必ずしも求めないという方向性は、障害者運動の文脈でいえば、とくに「ろう文化」の考え方と親和性が高い（現代思想編集部 1993）。なお、ろう文化とは、手話を使うろう者を、たんに聴力障害のハンディキャップのある人びととして扱うのではなく、手話という言語を使う言語的・文化的マイノリティの成員とみなす考え方である。

科学技術社会論のクロエ・シルヴァーマンは、ニューロダイバーシティの観点と（英米圏での）ＡＳＤの当事者運動との関連で重要な貢献をした人びととして、さきに紹介したシンクレアに、「文化としての自閉症」の考え方を明確化したマーティン・デッカー（Dekker 2000）、動画共有サイトYouTube で典型的なＡＳＤの常同行動を表現して多くの人びとの共感を得たアマンダ・バグス（Baggs 2007）を加えた三名の当事者活動家を挙げている（Silverman 2008）。

デッカーは、自閉症の会議（Autism99）での報告論文「私たち自身のやり方で　自閉症文化がやってきた」のなかで、彼のいう「自閉症文化」とろう文化を比較して次のように述べている（Dekker 2000）。

> ろう者と自閉症の人びとの並行関係は主に、どちらの集団も正常とは違うコミュニケーション手段を用いるところだ。ろう者はコミュニケーションに手話を使うことが多い。手話は使いやすく広く受け入れられているが、話し言葉と同じくらい多様化している。自閉症の人びとのコミュニケーションのあり方の違いは、ろう者に比べれば小さい差で、部外者にはわかりにくい。しかし、

そうした差は歴然と存在している。

ここまで紹介したのは、ＡＳＤを一つの範例として、ある精神疾患や障害を人間におけるニューロダイバーシティの現れと位置づけなおし、さらにはマイノリティ文化として扱うことで当事者の権利擁護とエンパワメントを図ろうとする潮流であった。しかし、いまもなお、先進諸国では、ＡＳＤを障害と見なして、医学的に診断し、治療や特別の教育プログラムの対象とする傾向がむしろ主流である。

自閉症の原因としては、二〇世紀前半には、家族とくに母親の冷たい非共感的な態度（いわゆる「冷蔵庫型の母親」）が子どもを自閉症にするという考え方（心因論）が主流だった（たとえば、Bettelheim 1967＝1973, 1975）。だが、その説が一九七〇～一九八〇年代に、児童精神科医のローナ・ウィングらによって否定されて以降、ＡＳＤは認知・発達障害であると考える説が広く受け入れられている（Wing 1997＝1998）。自閉症の社会的構築について詳細な検討を行ったマリア・ホルマー・ネドサンは、『自閉を構築する――「真理」の解明と社会的なるものの理解』のなかで、自閉症研究の流れを、自閉症の脳（「自閉脳」）に着目した研究、自閉症遺伝子に着目した研究、自閉症になる脆弱性・感受性と関連した環境要因の研究の三種類に分類できると述べている（Nadesan 2005：Chap. 6）。現時点でもＡＳＤの原因は完全には解明されておらず、そもそも複数の障害を含むひとまとまりの症候群であって、脳であれ遺伝子であれ環境要因であれ、単一の原因など存在しないのかもしれない。そうした多様な研究仮説を背景として、ＡＳＤの子どもに対するさまざまな介入方法が生まれている。

多くの介入方法があることで、子どもを助けようとしたり、「救おう」としたりする両親は、努力を助けてくれるさまざまな制度――学問的知識、権威ある専門家たち、種々の治療方法――を利用できることになる。こうした介入方法が実際に思いどおりの効果をもたらすかどうかはわからないが、こうしたことのすべてが、自閉症というレッテルを貼られた子どもたちを生産して出現させる新しい可能性の条件となっていることははっきりしている。(Nadesan 2005:195)

したがって、ASD者本人と家族などの支援者が自閉症の原因を解明して「治療」する医学研究の推進を積極的に支持することも多い。その場合には、当事者運動の主張は、ニューロダイバーシティよりは、疾患として扱われることを希望することになる。その極端な事例は、自閉症の原因として環境要因を重視し、自閉症を薬害と断定して、それを「予防」しようとする社会運動の存在である。一部の予防接種ワクチンに含まれている重金属が自閉症を引き起こすという(現在では医学的に否定された)説に依拠した反MMRワクチン接種の社会運動は、一九九〇年代半ばの米国では大きな広がりを見せた(Offit 2010=2018)。

心理から脳へ

前節で紹介した一九八〇年代以降での自閉症をめぐる言説状況の変化、すなわち障害者の権利運動の影響を受けた当事者運動と生物医学的な研究の深化との絡まり合いのなかに、ニューロダイバーシティを位置づけてみよう。そうすると、フランシスコ・オルテガが指摘するとおり、その概念の背景には、脱心理学化や「精神分析または心理学的文化に対する嫌悪」だけで説明することはできない要素があるとわかる（Ortega 2009＝2015：190）。それは、いわば「脳」へのフェティシズム的な偏愛だ。

脳という言葉あるいは神経科学の用語を使って、自分自身や他者のあり方を説明し、理解しようとすることを、オルテガは「脳化（cerebralization）」と呼んでいる（Ortega 2009＝2015：190）。さらに、オルテガらは、ＡＳＤ者のアイデンティティに関わる運動やニューロダイバーシティの主張で現われている主体性のあり方を、「自己の脳化」として捉え、そうして産生される主体性を「脳的主体（cerebral subject）」と名付けている（Ortega and Vidal 2007）。そして、ミシェル・フーコーの「自己のテクノロジー」の議論（Foucault 1988＝2002）を踏まえつつ、次のように定義づけている（Ortega 2009：426＝2015、訳文は文脈に合わせて変更）。

「脳的主体」という時に、概念を実体化しているわけではない。脳的主体とは、「人間学的形象」であって、遂行的な具体化に先行しては実体を持たない。言い換えれば、主体化の過程が存在論的にもっとも重要であって、だからこそ、脳的主体を分析するためには、その形成と、個人が自分自身を脳という用語で作り上げる自己構築の諸実践とに注目しなければならないのだ。

ニューロダイバーシティの文脈でいえば、自分自身の生のあり方を脳の違いとして自己理解し他者に伝えると同時に、つまり遂行的（パフォーマティブ）に脳的主体が出現する。この場合の「脳」は単なる実体や概念ではなく、主体化と切り離せない過程の別名であるともいえる。オルテガがとくに脳化の意義として強調しているのは、脳的主体を産生することによって、主体化のなかで「「自然化された」アイデンティティ」（Ortega 2009 = 2015：199）が達成される点だ。つまり、自閉脳が存在するという仮説を受け入れるならば、当事者の生きづらさは、家族や本人の責任ではなく、変えるという選択も不可能な生物学的な運命（自然）として説明可能となり、「異なった脳」をもっているというアイデンティティが生み出される。

なお、アラン・エーレンバーグも同じ脳的主体という用語を二〇〇四年に提唱しているが、この場合は、近代社会の個人主義的な価値観と脳との関連性に重点を置いており、異なる意味である（Ehrenberg 2004）。

脳化による自然化という過程には、医療社会学の観点からみれば二つの異なった要素が混ざり合っていると考えることができる。一つは生物医学での医療化による自然化という面であり、もう一つの面は近代科学一般の還元主義としての自然化である（Meloni 2011）。

第一の面として、脳化と医療化を比較して考えてみよう。医療化は、社会学でよく使われる概念であり、「非医学的な問題に対して、通常は病気や障害という用語を使うことで、医学的問題として定義し対処するようになるプロセス」と定義されている（Monaghan and Gabe 2022：99）。ASDとニューロダイバーシティの関連でいえば、医療化とは、ASD者に特有の「自閉脳の」医学的「発見」を経て、ある子ども（あるいは成人）の生きづらさという問題が脳の違いに由来すると医学的に再定義され、その説が当事者や家族を含む社会によって受け入れられる、という過程を意味する。ただし、医療化の場合、ASDの原因が脳の違いである必要はなく、家族間の心理的葛藤や病的な遺伝子であっても構わない。そのため、医療化＝脳化とはいえない。

医療化による自然化の社会的帰結の一つとして「道徳的中立性」があることが知られている。

医療モデルとこれに関連した医療的認定は科学的な基礎を持つと考えられており、それゆえあたかも道徳的に中立であるかのように扱われる。これらは道徳的な判断であるとは考えられておらず、合理的で科学的に検証可能な状態であると考えられている。（Conrad and Schneider 1992＝2003：6）

つまり、病気は、非難されるべき悪徳や罪ではない。だが実際には、社会学の観点から見れば、「医学的逸脱認定は社会の道徳秩序から相当の影響を受けているのであり、したがって道徳的に中立と考えることはできないという事実」がある（Conrad and Schneider 1992＝2003：68）。一九世紀の米国南部で「発見」された「ドラペトマニア（逃亡狂）」は、その例である（Conrad and Schneider 1992＝2003：68）。これは、黒人奴隷にのみ発症し、自由を望むやっかいな病気だったという。同じように、ＡＳＤやＡＤＨＤと診断される子どもの生きづらさには、学校ではじっと座って授業を受け、同じクラスの人たちと仲良く（日本では空気を読んで）社交しなければならない、という社会規範の存在が影響している。

脳化という自然化の過程は、医療者による医療化の場合であれば、社会的排除を道徳的に中立化するものとなり、「クラスから浮いているおかしな子だと思っていたら、道徳的に非難されるような悪い子ではないものの、病気／障害の子どもだった」という周囲からのある種のレッテル貼りになりかねない。だが、そのような意味付けだけではない。障害者運動と結びついたニューロダイバーシティの立場からは、同じ自然化が「異なる脳をもつマイノリティとして平等に取り扱ってほしい」という自己主張や権利の要求にもなり得る。この点で、従来の医療化論が「上からの」医療化を主に取り扱っていたことに比べて、ニューロダイバーシティにおける脳化は「下からの」医療化という点で異なっている。そして、後者の「下からの」場合には、医療化は、自分自身をどういう存在として理解するかという主体性やアイデンティティの問題と不可分となる。

これは、社会学の理論でいえば、人間のカテゴリー化における再帰性の問題である。イアン・ハッキングは、医療者によるASDの定義だけでなく、ASDとされた著名人の自伝での語りもまた、ASD者自身の自己理解や自己表現に大きく影響すると指摘している。ASD者が確固として存在しており、そうした人びとがさまざまに語りだし、自己主張するというのは単純すぎる見方であって、医療者や当事者の語りが、再帰的に人びとの主体性を変化させ、ASD者というアイデンティティを形作っていくというのだ（Hacking 2009）。また、人類学者のジョセフ・ダミットは、現代科学技術における「下からの医療化」、つまり当事者の側が積極的に診断を受け入れて自分のものとして利用する過程を重視し、「対象としての自己の成形（objective self-fashioning）」と呼んでいる（Dumit 2004：164）。

「対象としての自己（objective-self）」は、専門家の知識への参照と事実によって作られたパーソンについての能動的カテゴリーである。「対象としての自己」は、科学的であるとともに大衆的な、人間本性に関する身体化された理論でもある。ある意味では、科学が、私たちの自己が客観的には何であるかを定義するような事実を生産し、それを私たちは受け入れる、ということになる。が、別の視点から見れば、私たちの自己は、メディアを通じて入手し得た事実から、私たち自身によって成形されるとも言える。そして、こんどは、そうした人間のカテゴリーが、人間本性についての新しい理論が構築される文化的基盤となる。

脳化と医療化の間にはさらに二点違いがある。一つは、科学技術とりわけＭＲＩ（磁気共鳴画像）を中心とした脳イメージング技術の拡大が、脳化の推進力となっていることだ。臨床現場や医療専門職から現れてきた現象（医療化）というよりも、心理学や認知科学などを含む神経科学が主導した「科学技術化（technoscientization）」でもあるところが、脳化の特徴である。ただ、一九八〇年代から、医療・医学が全般的に科学技術化を強めていることを考慮すれば、科学技術化が脳化の独自な特徴とはいえない面もある。医療社会学者のアデル・クラークらは、一九八五年以降の医療化が、科学技術主導の傾向を強め、独立した開業医よりも国家や企業や研究機関の影響を受けやすくなり、健康人（リスク因子）も監視の対象として拡大し、診断された個人の主体性やアイデンティティのあり方に影響を与える状況を指して、「生物医療化」と名付けている（Clarke 2010）。

もう一つの違いは、ニューロダイバーシティにおける脳化では、医療化とは異なり、その問題（ＡＳＤ者という異なった脳をもつ人びとをどう社会的に扱うか）を解決する能力や責任が医療者にあるとは考えられていない点だ。これには二つの理由が考えられる。

一つ目の理由は、医療化／生物医療化においての診断・治療ギャップの拡大である。診断可能であっても治療方法がない状態が存在すること自体は、昔から医療のなかでしばしば生じていた。だが同時に、個人間の差異を精密に検出する科学技術の進展や、遺伝子や脳スキャンによってリスクを同定する手法の拡大によって、現代社会において、診断可能であっても医療が解決できない問題が増大しつつあることもまた確かだ。脳化において、診断・治療ギャップの拡大が持続するなら、（解決法をも医療が支配するという意味での）医療化は完成不可能となる。

二つ目の理由は、ニューロダイバーシティの考え方が障害者運動と関連をもっている点だ。本章の最初に指摘したとおり、ニューロダイバーシティにおける脳化は、同時代の障害者運動やろう文化運動に影響を受けている。そして、そこでは、障害についての「社会モデル」（Oliver 1990 = 2006 : 7）の考え方が支配的となっている。その考え方では、ディスアビリティとしての障害とは、身体的な機能障害（インペアメント）を有する人びとのことを考慮することなく作られた社会が、そうした人びとを社会的活動の主流（メインストリーム）から排除していることで作られた不利益や活動の制約であると考える。つまり、障害をもった人びとの生きづらさは、心身の障害や脳の差異そのものから直接生じているわけではなく、社会的排除と関連した社会的な障壁に由来するとされる。さらに、社会モデルの立場からは、障害に関わる諸問題は、医学によってではなく、社会変革で解決すべきであるという規範的なビジョンと結びついている。

最後に、脳化のもう一つの特性である還元主義としての自然化という側面を考えてみよう。この自然化は、機械論的自然観に依拠する科学革命（一六～一七世紀）以降の近代科学の価値観そのものに由来している。近代科学の立場からみれば、人間もまた構成部品に還元・分解することによって理解でき、精神の働きについても脳の構造と機能が解明されれば理解できるとされている。だが、思想としてのニューロダイバーシティは、こうした客観主義的で唯物論的な説明だけにとどまるものではない。本章でたどってきたとおり、「脳」は実体や概念ではなく、主体化と結びついた過程を意味している。

それでは、人間＝脳として理解しようとする近代科学の問題設定は、いったいどんな主体化と結びついているのか。そして、その主体は「脳」についてどう語るのだろうか。

次の節では、このことを、生物医学における言説的構築としての脳（脳の表象）と脳化はいかに結びついているのかという問題として考えていこう。

表象としての脳

一つの神経科学という学問分野のなかでも、「脳」をどのような臓器として理解し、どのような隠喩を用いて表象するかには違いがある。多少乱暴に要約してしまえばこうなるだろう。神経生理学者や神経病理学者は、脳を、神経細胞同士が複雑に結ばれた電気配線図の回路として表象し、ある種の固体的構造と考えている。いっぽう、神経化学者や神経薬理学者は、脳を、神経細胞の内外の水分のなかに存在している微量の化学物質（神経伝達物質）の分布パターンとして表象し、化学物質の量的バランスとして考えがちである。

こうした神経科学内部での脳表象の違いは、歴史的には、その草創期にまでたどることができる。神経薬理学者のエリオット・ヴァレンスタインは、脳内の情報伝達の研究史を扱った著作を、『スープとスパークの争い』と名付けている（Valenstein 1995）。ここでいうスープとは神経伝達物質が溶け込んでいる細胞間の隙間のことを意味しており、スパーク（火花）とは、神経細胞の活動が電気的興奮であることを意味している。そして、書物の内容そのものは、主として二〇世紀前半における神経伝達物質の発見とその役割についての論争（化学物質説と電気的興奮説）を扱ったものである。ちなみに、神経伝達物質と向精神薬の関係は深く、向精神薬のほとんどは、その作用機序として神経伝達物質に化学的に影響することで人間の心を変化させると考えられているため、その書物は、邦訳もある前著『精神疾患は脳の病気か――向精神薬の科学と虚構』（Valenstein 1998＝2008）の前史となっている。さきに指摘した化学物質の量的バランスか固体的構造（電気配線）かという脳表象の差異が、スープとスパークにほぼ対応していることを見て取ることはたやすいだろう。

エリザベス・ファインは、構造的なものと化学的なものという対比的な脳表象が、ＡＳＤにおける「脳的主体」に影響していることを指摘している（Fein 2011）。彼女は、ある当事者団体（Asperger Support Network）でのフィールドワークでの様子を次のように紹介している（Fein 2011：28）。

「ぼくを治してくれるものなんて欲しくない。自分で何かをやっていきたいんだ。これがぼくだし、自分自身となんとかやっていくことを学ばなくちゃならない、それも自分自身のやり方でね。」とエデュアルドが言った。すると、常連メンバーでその週のファシリテータでもあったジョージがきっぱりと言った。

「アスペルガーを直接に「治す」薬なんて無いんだ。「アスペルガーとともに生きると経験するありとあらゆるウンザリ」が原因でおきるうつや不安の治療薬があるだけさ。僕の知る限りでは、問題は、神経化学じゃないんだ。構造、脳構造なのさ。」

ファインは、こうした「脳的主体」を「神経構造的自己（neurostructural self）」と名付けている。その含意は、脳の構造の違いとは、電気配線の違いであって、薬物で直接に変えることはできない以上、根本的には医学的治療はあり得ないという事実の確認だ。同時に、ニューロダイバーシティの文脈では、脳構造の差異は個々人の違いとしての個性の一部であって、治療の名のもとに変えたり操作したりするべきではないという規範でもある。

この規範には、人間が社会や環境の違いに合わせて変化可能であることを否定する悲観的で運命論的な脳決定論が含まれている。だが、同時に変更不可能であるとみなされることによって、その個人のアイデンティティの不可欠で本質的な一部としての持続性が生まれるというポジティブな面もある。さらに、医学的治療は存在しない（あるいは治療すべきでない）という価値観は、前節で指摘した脳化と医療化の差異とも関連している。変更不可能な問題であれば、医療者が治療という形で問題の解決法を独占すること（医療化）ができないからだ。

さて、この「神経構造的自己」は、社会学者ニコラス・ローズのいう「神経化学的自己（neurochemical self）」への対語となっている点に注意しておこう（Rose 2007＝2014）。ここで重要なのは、神経化学的に表象された脳は、薬物治療によって変化可能であるという性質が強調されるところだ。ローズは、精神疾患とくにうつ病などへの薬物治療が一般化した一九九〇年代以降の状況を踏まえつつ、脳内の化学物質バランスを通じて自己を認識する主体性が登場していると指摘して、次のように述べる（Rose 2007：192＝2014：358、文脈に合わせて訳文は変更）。

心はたんに、脳がしていることである。そして、精神の病理とは、たんに特定可能で、潜在的には訂正可能な誤りや異常が行動となって現れた結果である。そして、そうした誤りや異常はいまや要素として、器質的な脳の一部に特定される。これが人間の存在論——私たちが自分自身をどのようなパーソンと考えるか——における移行である。

ファインとローズの主張を合わせて考えれば、「脳的主体」が神経化学的自己となるか神経構造的自己となるかには、脳をどう表象するかが重要だとわかる。さらに、この二つの自己のあり方は、化学物質としての医薬品による修正（治療）を認めるかどうかで、医療への態度をはっきりと分岐させる。

ここまでの結論を踏まえて、脳の表象という問いから少し離れて、別の方向に考えてみよう。人間＝脳とみなすことが可能となるのは、いったいどんな「人間」を人間の範例として扱う場合であろうか。

人類学者フェルナンド・ヴィダルは、人間を脳と等値する考え方を、パーソンフッド（personhood人格）をもじった用語「ブレインフッド（brainhood、脳格）」で表現している（Vidal 2009 : 6）。「脳的主体」になることで、人間は「ブレインフッド」の特性として特定される。そして、その特性は、脳であること（たんに脳を持つことのではなく）の特定の性質である。

ヴィダルは、さらに、近代科学においてパーソンフッドの表象（「人間学的形象」）として、脳に代わる可能性のある存在として遺伝子をあげる。しかし、それに続けて、パーソンフッドを意識や記憶の連続性として理解する限りにおいては、近代社会における支配的なパーソンフッドはブレインフッドになるだろうと結論づける。なぜなら、精神を脳の機能として理解する立場からは、遺伝子は脳の設計図となる限りにおいて、脳を媒介として間接的にパーソンフッドに関わるに過ぎないとみなされるからだ。彼は、近代的な個人の権利の基礎づけとして所有権を置いたジョン・ロックの議論を参照しながら次のように述べる（Vidal 2009：7）。

革命的なやり方でロック自身が「パーソン」を記憶と意識の持続と定義した以上は、各個人の譲渡不可能な自己所有という性質は、原理的にはどのような実体に付随すると考えてもよい。しかし、実際上は、自己所有は、自己として認められるさまざまな機能の帰される器官としての脳のなかに位置づけられる。自己機能から脳への推移性と部分から全体への換喩という知的操作によって、自己と脳は共—実体となるのだ。

「脳的主体」やブレインフッドが近代性に根ざしているという主張は、そこに近代社会の支配的な思潮としての個人主義の影響が見いだされることを意味する（Ehrenberg 2011）。なぜなら、脳が人間を取り扱う近代科学の主要なテーマとなるためには、個人としての人間が近代科学の対象となっていることが前提条件となるからだ。それでは、ニューロダイバーシティの思想は、社会的な問題としての生きづらさを、個人の問題として扱い、それを脳の差異へと還元していく点で、近代社会の個人主義の亜流に過ぎないものなのだろうか。

おそらくそれは単純すぎる見方だ。なぜなら、ニューロダイバーシティとは、医学的概念というよりは、ＡＳＤ者の社会運動のなかから生まれた概念であり、その概念を生み出した社会運動は個人主義に還元不可能な集合的主体性の次元を不可避的に伴っているからだ。この錯綜した過程、すなわちニューロダイバーシティが、個人主義を徹底させた結果として人間を脳という臓器にまで還元しつつ、同時にある種の合い言葉として集合的主体性を産生し社会運動の基盤を形作るという事態を理解するのに有用なのが、「生物学的市民権（biological citizenship）」の概念だ（Rose and Novas 2005）。

ローズらは、フーコーのいう生権力（生きている人間それ自体の生命に関心を払う権力や政治のあり方）の理論を拡張して、現代社会を構成する市民としての人間が、生物医学の拡大や医療化の進展とともに、たんなる政治的な権利主体ではなくなり、生物学的存在としての側面の重みが増大しつつあると捉える。これは、フーコーが指摘していた統治のシフト――一七世紀以降の西欧を中心とする国民国家が、国力としての人口を支えるための福利制度に関心をもち、今日の福祉国家や市民権としての社会権・生存権の考え方へと連続していること――と並行関係にある。そのことから、ローズは、参政権や所有権などの権利の主体としてよりも、物質的な身体性を通じて自己自身を認識する主体性としての「生物学的市民」が、今日重要であると論じている（Rose 2007＝2014：262）。

> 生物学的市民をつくりあげることとは、自分自身に対してある種の関係をもつ人びと（引用者註：パーソン）の創造にも関与している。そのような市民は、自分自身や、あるいは自分のアイデンティティがもついくつかの側面を記述するために、そして自分たちの不幸感、慢性的な病気、苦境を明らかにするために、生物学的な傾向をもった言葉をもちいている。

脳的主体もまた、こうした生物学的市民の一員であることは明らかだろう。そして、生物学的市民権という考え方、すなわち生そのものに基盤を見いだす市民権であるという点に、ニューロダイバーシティという主張のもつ政治的な強みがあることも理解できる。異なった脳をもつと自己認識する人びとは、「生物多様性（バイオダイバーシティ）」と同様に、社会という審級の上にある自然としての人類（の脳）の多様性の名において、国家や社会に差別的な扱いの撤廃を求めていることになるからだ（たとえば、Petryna 2002 = 2016）。ただし、ここまでたどったとおり、この「自然」には、自然などころはまったくなく、社会的に構築された「自然」という言説なのであるが。

ここで強調すべき点は、ちょうど市民権の内容が権利を求める社会運動と相関しているのと同様に、生物学的市民権の内実もまた、生物学的市民たちの社会運動と不可分であるところだ。個人化の徹底の先にあった身体化が、その結果として権利を求める社会的共同性や集合的主体性を生み出すという反転のメカニズムは、人類学者のポール・ラビノウが提唱した「バイオソーシャリティ（biosociality）」の一例だろう（Rabinow 2005）。彼は、社会生物学者たちが社会や文化の基礎付けを生物学的自然のなかに探し求めて利他的遺伝子などの空想を繰り広げていたのと同じ時期に、疾患や遺伝子リスクを有する当事者たちが社会運動を作り上げていったことを指摘し、バイオソーシャリティと名付けている。バイオソーシャリティとは、そのようにして、生物学的な生のあり方を核にした共同性や社会性が構築され、集団的主体性が産生される社会的実践の過程を意味している。それは、遺伝子を重視する社会生物学とは別の論理で、生と社会とをつないでいる。つまり、現代社会においては、自然と文化は二項対立するのではなく互いに不可分に絡まり合っているのだ。

ただし、生物学的市民権は現代社会における人間の条件であるものの、必ずしも自律を強めるわけではないし、当事者にとって好ましいとも限らない。過去の抗うつ剤の使用拡大で見られたように、巨大製薬企業が患者数を増大させて医薬品の売り上げを増加させるマーケティング（疾患喧伝）を組織的に行えば、個人が自己の身体性を意識することは医療化を通じての薬理学的コントロールにつながっていく（Moyniha and Cassels 2005＝2006）。たとえば、精神薬理学者のデイヴィッド・ヒーリーは、子どものかんしゃくが双極性障害（いわゆる躁鬱病）と命名され、積極的な薬物治療の対象となっている米国の二〇〇〇年代以降の状況を、かつての抗うつ剤の特許期限切れ後に、別のより新しく高価な双極性障害の特許医薬品が売り込まれた結果として生じた神経化学的自己の変容であると示唆している（Healy 2008＝2012：290）。

私たちが自分自身を言い表すために使う言葉が、特許期限切れの薬がすたれ、新しい特許薬が登場するタイミングと同期して、予測可能な周期で切り替わっていくとは不気味なことだ。

いまのところ、ニューロダイバーシティにおける脳的主体は、医療化とは距離を置いている（医学的治療を求めない）おかげで、こうした商業化とはあまり関係をもっていない。しかし、ＡＳＤ者の多くは、薬物によるコントロールを全面否定しているわけではない。「「アスペルガーとともに生きると経験するありとあらゆるウンザリ」が原因でおきるうつや不安の治療薬」（Fein 2011：28）は肯定される場合もある。また、薬剤とどうつきあうかは、しばしば当事者の手記や当事者向けマニュアルの重要な一部となっている。さらに、ニューロダイバーシティの主張はＡＳＤをめぐる社会運動のごく一部に過ぎず、とりわけ親の会などでは遺伝子治療や薬物治療や特殊なトレーニングプログラムの開発などの医学的・教育学的な解決法への期待が存在している。ニューロダイバーシティとは異なるものの、それらもまた生物学的市民の姿の一つといえるだろう。

社会運動としてのニューロダイバーシティ

生物学的市民権としてニューロダイバーシティを分析するための補助線として、一九八〇年代以降の患者運動を取り上げて比較してみよう。これらの患者運動は、たんにケアや福祉の充実を求めるだけではなく、患者本人のアイデンティティや主体性にまで関わるものとなっているところに特徴がある。その始まりとなったのは、エイズ・アクティヴィズムだった（Altman 2001 = 2005）。当初は、たんに患者というだけでなく、ゲイというアイデンティティの問題とエイズ感染とが結びつくことが多かった事態も影響している。また、病気の原因や治療法、さらには病気自体の存在までも議論の対象となる「論争される病気（contested illness）」の場合には、社会運動を通じての「下からの」医療化が重要となる場合がある（Brown et al. 2012；佐藤他 2022；野島 2021）。

論争される病気の代表ともいえる慢性疲労症候群と化学物質過敏症について、米国での患者運動を検討したダミットは、それらの共通した特徴として、以下の点を挙げている（Dumit 2006）。

①治癒困難な慢性疾患であること
②原因不明の「生物精神的（biomental）」な病気で、生物学的原因か心理的原因か論争になっていること

③治癒法が確立していないこと
④診断基準が曖昧であること
⑤保険給付などに関する訴訟が関わっていること

これらの論争される病気の特徴は、ニューロダイバーシティの社会運動の核となったＡＳＤについてもおおむね当てはまっている。ＡＳＤは、慢性疾患ではないものの、一九八〇年代以降では認知・発達障害と見なされている。また、かつては（現在でも一部では）心理的原因によるとされていた（生物精神的）。なんらかの脳障害に由来すると信じている研究者が多いが、どの脳部位のどのような障害かに定説はなく、単一の疾患なのか複数の疾患を含んだ症候群なのかもわかっていない。また、障害である以上は根本的な治療法はないと考えられている。スペクトラムと名付けられているとおり、症状が多様で診断が難しい場合がある。さらに、障害としての認定や教育サービスの保障をめぐる法的な争いも存在している。

より広い文脈から考えれば、脳的主体や生物学的市民というあり方を媒介とした社会運動は、労働運動とは区別される一九七〇年代後半から出現した社会運動（フェミニズムやエコロジーなど）の流れに位置づけることもできる。社会学者のアルベルト・メルッチは、それらを「新しい社会運動」と呼んで、社会的な紛争状態のなかで、成員間の連帯を通じた集合的主体性が産生される過程として特徴付けている。そして、その集合的行為は、社会的コードを侵犯することでシステムの構造変革をも射程に入れる場合があるという。つまり、経済的再分配や何らかの目標に向けた政治的動員ではなく、集合的主体性の表出としての文化や表象や意味の領域に関わる社会運動だというのだ（Melucci 1989＝

1997：64-65）。

現代的な運動の研究によると、その運動組織は自己言及的性格を有している。それは、もはや単に目標達成のための「道具的」存在ではなく、そこではその運動自体が目標となっている。集合行為は文化的コードに焦点を当てるため、運動の形式そのものがメッセージとなり、支配的コードへの象徴的挑戦となる。

とくに、一九九〇年代後半以降のインターネットの発展と情報流通のグローバリゼーションは、患者運動の組織化の可能性を拡大した。その一つの要因は、生物学的知識がネットを通じて当事者たちに共有可能となったこと、すなわち病気についての知の大衆化である。しかし、それ以上に重要なのは、マイノリティとして地理的に分散して居住し、障害や疾患のために身体の移動が制限されている人びとであっても、ネットを介した密な相互作用を行うことが可能となったことだ。そのなかで、人びとは、疾患や障害や社会的障壁に関する認知フレーム（たとえば、社会モデル）を共有し、感情的交流を深め、集合的主体性としての連帯性を生み出していく。このような水平的ネットワークとなる運動形式そのものが、医療専門家と素人患者の上下の権力関係に対する挑戦となっている。

ニューロダイバーシティと通常の患者運動の違いは、障害と慢性疾患の差異と重なり合っている。患者ではなく障害者という社会役割は半永久的なものと見なされ、新たな治療法の開発による解決は目指されない。これは、多くの患者運動（論争される病気も含めて）とは異なる点だ。その治療や医学的介入への拒否が、ニューロダイバーシティを肯定的に受け取る思潮のなかでは、「自閉症文化」とまで表現される場合があることは、すでに紹介したとおりだ。

しかし、ニューロダイバーシティの基礎にある脳の差異を生物学的な事実とみなすことにはある種の危険性が含まれている。脳の生物学的な差異という発想は、容易に自然対文化の二分法に結びつくからだ。それは、ニューロダイバーシティにおける差異を、変更不可能な所与としての自然と見なして固定化することにつながる。そこでは、人類という集団にはさまざまな差異としてのニューロダイバーシティがあるとしても、一人の個人はダイバーシティのなかにある特定の脳のあり方へと固定的に結びつけられて同一化され、脳化・個人化される。個人の生き方やアイデンティティは変化しないと考えることは、同一性を差異よりも尊重し、現状を固定化する保守主義のイデオロギーともいえるだろう。また、ニューロダイバーシティは、電気配線の回路としての脳表象を伴う神経構造的自己と関連しているため、変更不可能な実在としての脳の差異という思想を強化する働きをもっている。つまり、この意味でのニューロダイバーシティは、少なくともいまのところ、差異の上下関係（ヒエラルキー）に対する挑戦ではあっても、差異を前提とした社会運動であって、差異そのものを揺さぶり解体していく方向性には乏しい。

この点をさらに検討するための補助線として、次節では差異と承認をめぐる議論を取り上げる。

承認の限界

差異を互いに承認するという思想は、より広い文脈では、多文化主義とも一致している。「自閉症文化」という語もあるほどだから、多文化主義の観点から、ニューロダイバーシティを見直してみよう。

政策としての多文化主義は、公式には一九七〇年代にカナダやオーストラリアで生まれた。カナダではフランス系住民の多いケベック州の問題（及び英仏の二言語を公用語として少数民族集団のなかでフランス系だけを優遇する政策への他の民族集団の反発）、オーストラリアでは先住民族（アボリジニー）の処遇の問題と関連して、国家的な政策として登場した（西川 2013：第三部）。それは、ある集団のなかに複数の文化が共存している状態を意味すると同時に、その状態を望ましいとして統一された国民国家としての枠内で互いに文化的独自性を尊重するべきだと主張する規範でもある。

文化的な差異を肯定的に扱う多文化主義を、「承認をめぐる政治」として位置づけた代表的な論者に、チャールズ・テイラーがいる。まず、テイラーは、近代社会を、過去の身分制度のような一級市民と二級市民の区別を撤廃し、普遍的で平等な市民権を基礎に成立した社会であると位置づける。さらに、その帰結として、近代社会は、個人を同一の権利のセットを有する存在として尊重するだけにとどまらず、個人の差異としてのアイデンティティを真正なものとして価値づける社会にもなることを指摘している。この観点からは、多文化主義は、近代社会の価値観に根ざした個人や集団のアイデンティティの承認の要求とみなされる（Taylor 1994 = 1996：54-55）。

平等な尊厳をめぐる政治においては、実現されるものは普遍的に同一なものと想定されている。すなわちそれは諸権利と諸特権の同一の組み合わせである。差異をめぐる政治においては、我々が認めることを求められるのは、ある個人や集団の独自のアイデンティティ、すなわち、他のすべての人々からの区別なのである。

フェミニズム運動の一部やＬＧＢＴの運動、またエスニシティをめぐる社会運動などには、こうした承認の政治としての側面がある。そして、当事者を中心とした障害者運動や患者運動、その一つとしてのニューロダイバーシティにおいても、集団の差異を否定することなく文化的に肯定して承認することは大きなテーマとなっている。たとえば、ＡＳＤ者のニューロダイバーシティにおいては、定型発達（ＮＴ）とは異なる特性という差異を認めることが要求されている。

政治学者のナンシー・フレイザーは、現代社会において、こうした文化的な承認の政治と再分配による経済的平等の政治とが対立する二つの潮流としてしばしば論じられることを指摘する（Fraser 1997＝2003）。そして、その対立を現代史のなかに位置づけて、公正な経済的再分配を可能とする社会変革への希望（かつての社会主義）の失墜の結果ではないかと論じる。つまり、ソ連崩壊以降のポスト社会主義の状況において、経済的平等の政治に対する反動として、承認の政治が過度に重視されているのではないかと示唆している。

経済的平等の政治を重視する観点からは、承認への要求は、普遍的平等の近代的理念を忘れ去った特定集団の個別主義的な自己主張としての「アイデンティティ・ポリティクス」として批判される。いっぽう、承認の政治を重視する側からは、経済的再分配だけを重視する見方は、文化的多様性を閑却した昔ながらの左翼的な階級政治として批判されることになる。しかし、じっさいには文化的承認と経済的再分配の側面が複合的に結びついている以上、今日の社会運動は二つの政治を統合的に組み合わせて扱う必要があるというのがフレイザーの議論だ。

たとえば、フレイザーが主として取り上げているジェンダーやフェミニズムの分野においては、経済的不公正と文化的不公正が一体化していることが明らかだ。ジェンダー的不公正は、労働のジェンダー分割という再配分の経済的問題であるとともに、男性中心主義と家父長制という承認の問題でもあるからだ。「人種」についても同様で、人種主義とは文化的であるとともに経済的なものだ。

ニューロダイバーシティにおいても同じで、特定の生のあり方を疾患や障害ではなく脳の差異として文化的に肯定することには留まり得ない。障害者や患者の当事者運動との連続性のなかで、十分なケアや教育という福祉、すなわち経済も含めた再配分の政治もまた要求されている。とりわけ、ASDでいえば、「高機能自閉症（コミュニケーション能力に比べて知的能力が保たれた状態）」ではない人びとについては、言語が不可能なほどの重度の知的障害のある場合もあり、医療や福祉という経済的再配分は、生きる上で不可欠である。

これらの点を踏まえた上で、ニューロダイバーシティという社会運動を考えるとき重要なのは、フレイザーのいう承認と再配分の二つの次元にアプローチする政治戦略の二類型――肯定的是正と構造変革――の扱い方である（Fraser and Honneth 2002＝2012：89）。

不正義を是正するための肯定的是正戦略は、社会的取り決めにおける不平等を生み出している基盤的な社会構造には手をつけずにそうした不平等な結果だけを修正しようとする。それとは対照的に、構造変革戦略はそうした不平等を生み出す基盤的な枠組みを再構築することによって不当な結果を修正することを意図している。

フレイザーは、（主流の）多文化主義を承認の政治における肯定的是正戦略であるとしている。つまり、不当に蔑視されている集団のアイデンティティを再評価して尊厳を回復させようとするが、社会的差異化そのものには手をつけないというのだ。ＡＳＤ者を例にすれば、差異化された結果としての差異を固定的で変更不可能と考えること（神経構造的自己）が、現状を維持する保守主義的な傾向をもつことは既に指摘した。これは肯定的是正戦略と親和性が高いが、問題点も多い。

自閉症文化という考え方になると、社会での主流派であるＮＴの文化と自閉症文化を隔絶した二つの変化し得ない実体として扱う危険もある。ＡＳＤはスペクトラムという名前のとおり個々人の間で多様である。その場合に、その個別的な差異を無視して、健常者とＡＳＤの人びとの間に単純に「脳の差異」があるから文化も違うと断言するのは、あまりに単純な生物学による決定論の人間観ではないだろうか。さらには、ＡＳＤの診断そのものが今日ではしばしば本人の自己診断によること（Sarrett 2016）を考えれば、二つの文化を区切る境界線は非常にあいまいなものとなる。

また、ニューロダイバーシティの言説が発せられる主体性の場所に注目すると、さらに肯定的是正戦略の問題点が明らかになる。当事者たちの集合的主体性におけるニューロダイバーシティとは、社会における支配的な生き方（ＮＴの生き方）を押しつけられて強制的に同化されたくはないという自律（オートノミー）の主張である。いっぽう、ＮＴや医療者の場所から語られるニューロダイバーシティは、ある種の文化多様性や多文化主義の主張と同様に、「差異を承認してあげる」という押しつけがましい何かになってしまいがちであるからだ。

そのとき、「私たち対彼／彼女ら」という二項対立は温存あるいは強化され、集団内部での差異は押しつぶされて二項対立は単純化され、分離主義的なアイデンティティ政治へと容易に連続していく。

それは、エティエンヌ・バリバールが、差異主義的な「新しいレイシズム」と呼んで批判しているもの、すなわち「ある特定のグループなり人びとの、他の者にたいする優越性を仮定するようなものではなく、むしろ「たんに」境界の消滅の有害さだけを、生活形態や伝統の両立不可能性だけを仮定しているような人種主義」（Balibar and Wallerstein 1991 = 1995：30-33）そのものでもある。フレイザーは、こうした承認の政治の袋小路を突き抜けるためには、もう一つの政治戦略として、差異を生み出した社会の価値観そのものを変えていく構造変革が不可欠だと指摘している。それは、差異を社会的に作り出すとともに、それを優劣関係にした歴史的過程としての差異化を批判的に分析し、揺るがせて脱構築していくという戦略である。

個人主義とニューロダイバーシティ

ニューロダイバーシティは、「正常」な脳の持ち主（NT）と「正常」とは異なった脳の持ち主を、正常と異常という区別を否定して、すべてダイバーシティとして捉えることで、優劣としての差異の解体を求めている。だが、この主張の承認の政治としての側面ではなく、再配分の政治という側面に目を向けると、事態はもう少し複雑である。ていねいにみていこう。

生きづらさがあっても障害や疾患ではなく多様性や個性であるという主張は、あるがままの状態を真正性として肯定するが故に、生き方の現状を変更する医学的治療や介入に対しては否定的な傾向をもっている。このように、脱医療化ともみなし得る側面がニューロダイバーシティに伴っている。

だが、こうした主張の含意は脱医療化にとどまるわけではない。極端にいえば、ある状態が障害ではないなら、福祉国家のなかでの障害者の権利だった福祉や配慮の再配分政策は、障害者というレッテルに付随する特権（いわゆる「逆差別」）ともみなされ得る。また、差異の称揚だけを重視してしまうと、承認の政治のなかで自己尊厳が得られるならば、それ以外の問題はすべて個人の自己責任というネオリベラリズムの議論（公的な福祉やケアの縮小）も導き出すことができる。

この点は、多様性（ダイバーシティ）という用語でどのような状態を意味するのかにもまた関わっている。ニューロダイバーシティについてネットで積極的に発言する人びとだけが脳の差異をもっているわけではない。脳の差異をもつ人びとの一部は、言語的コミュニケーションがほとんど不可能だったり、手厚い介護やケアや財政的再分配を永続的に必要とし続けていたりする。この点を考えれば、そうした人びと（いわゆる低機能自閉症）とＩＱや認知機能が高いとされる人びと（いわゆる高機能自閉症）を一つのグループや一つの自閉症文化としてまとめることが有益かどうかは疑問だ。個性として承認することと疾患や障害としてケアを提供することの間には一種の緊張関係が生じ得るという点に関して、精神科医の小澤勲は次のように誠実に指摘している（小澤 2010：83）。

それは障害というものではなくて「ひとりひとりの個性だ」みたいなことは、ぼくは恥ずかしくて、よういいません。（中略）ただぼくは、寝たきりの重度心身障害児をみて「あれはひとつの個性です」っていうことは、正直いって、医者としてようよういいません。（中略）「なんとか命を助けたい」とか、「どういう投薬をして、どういう部屋で、どういうふうに生きてもらえば、その人がいちばん生き生きと生きられるか」みたいなことをどうしても考えちゃうんです。これはもう、ぼくの中にある医者の、牢固としてぬきがたい職業性なんだろうと思います。わたしの限界かもしれません。

小澤が表現しているジレンマは、差別の問題に関わる健常人や医療者のお節介さという「限界」と考えるには無理がある。ここで問われているのは、承認の政治が肯定するダイバーシティや差異や個性とはじっさいのところどのような内実であるのか、という点だ。それは、「個性」という言葉が近代主義的な意味での個人とその独立した（independent）自律性を前提とした概念であることの限界ではないだろうか。いいかえれば、近代性そのものの限界ではないか。

ここで参考となるのは、エヴァ・フェダー・キテイの「依存批判（dependency critique）」という視点だ（Kittay 1999＝2010）。キテイは、人間を自立した成人と暗黙のうちに同一視する社会・政治理論を批判し、慢性疾患や障害に苦しむ人びとだけではなく、「健常人」であっても新生児や子どもや高齢者のときには依存した存在としてケアを必要とすることを指摘する。その意味では、依存とケアを無視して、人類は一世代以上存続できない。にもかかわらず、独立した平等な存在として人間を想定する近代社会の個人主義は、「子ども時代や老齢期、病気といった人間の条件を構成する不可欠な依存と不均衡を覆い隠す」（Kittay 1999＝2010：51）ものであり、「社会における相互行為の大部分は対称的に位置づけられた個人同士の間にあるのではないということ」（Kittay 1999＝2010：52）をわかりにくくさせるものでもあると主張する。キテイと重度障害者である娘セーシャとの関係を顧みながら、依存とケアの関係は相互的でも対等でもないことを論じ、さらに次のように結論づける（Kittay 1999＝2010：392）。

重い障碍をもつ人は、乳幼児ほどには依存的でないかもしれないが、その依存者を世話する者は、自分のエネルギーを世話に注いでいる限り、経済的・政治的・社会的に「対等」な一員として、自分の属している社会に参加することはできない。

キテイ自身は、現代社会において依存者をケアしている人びとの圧倒的多数が女たちであることを指摘するとともに、個人主義的でも男性中心主義的でもない新しい「平等」を構想するフェミニズム政治の可能性に希望を託している。キテイ自身の主張は「母子関係」だけを特権化しているかのように解釈できるという難点はあるが、依存を人間の条件の一つとみなす議論は、ニューロダイバーシティを理解する上で示唆的だ。

多文化主義に含まれている共生のイメージ、すなわち多様な人びとが互いの差異と相互依存を認め合いつつ歩み寄って平等な個人として社会参加するという美しい空想は、小澤やキテイのみている医療や介護や家族の風景、つまり多様であるがゆえに相互的では決してあり得ない現実のあり様とはあまり共通点をもたない。

それでは、個人主義とは手を切った脱構築的なニューロダイバーシティを構想することは可能なのか。こうした問いへの模範解答は、社会運動としてのニューロダイバーシティを担っている集合的主体性と、その個別的で具体的な社会的実践の過程のなかに、脱構築の可能性は見出されるということだろう。しかし、それは単純であっても実現することはとても難しい。

本章の終わりに当たって、ニューロダイバーシティを異化する思考実験として、その一つの極限を取り上げよう。それは、結合双生児（いわゆるシャム双生児）の存在だ（Dreger 2004＝2004）。一つしか脳をもたない「単生者」（読者の大多数はそうだろう）の一方的な思い込みに反して、記録に残る限り、結合双生児のほとんどは結合した体をアイデンティティの一部とみなし、二人を身体的に独立した存在にさせる外科的な分離手術を受けることを望まないという。それどころか、結合しているもう一人が死んだ場合、分離されなければ自分もまもなく死ぬことがわかっていても、そのままであることを望むというのだ。「わたしたちは一緒に生まれてきたので、一緒に死にます」（Dreger 2004＝2004：73）との言葉を残して。

また、ある別の結合双生児の一人は、「私は確かに体が結合したまま生まれた結合双生児です。しかしわたしは、結合した人生を送っているわけではありません。結合のことばかりずっと考えているわけでもありません。結合について考えるのは、人から聞かれたときだけです。結合は私の人生の一部に過ぎません」（Dreger 2004＝2004：75-76）とも語っている。

ここに現れているのは、二つの脳をもった分割不可能な個人（individual）としてのパーソンなのだろうか、それとも二人のパーソンが一つの身体を共有しているのだろうか。「身体が何をなし得るかをこれまでまだ誰も規定しなかった」（スピノザ『エチカ』第三部定理二備考）からには、身体の一部としての脳が何をなし得るのかを規定するところから、ニューロダイバーシティを（再）構想する必要がある。

第11章　正常、病理、そしてエンハンスメント

この世に生まれた者は健康な人々の王国と病める人々の王国と、その両方の住民となる。人は誰しもよい方のパスポートだけを使いたいと願うが、早晩、少なくとも或る期間は、好ましからざる王国の住民として登録せざるを得なくなるものである。私の書いてみたいのは、病者の王国に移住するとはどういうことかという体験談ではなく、人間がそれに耐えようとして織りなす空想についてである。

——スーザン・ソンタグ（Sontag 1978＝2012：5）

二つの王国

文芸批評家のスーザン・ソンタグは、自分自身の乳がん体験を踏まえたエッセー『隠喩としての病』のなかで、「意味づけとしての病気」を、健康の王国から病者の王国への移動と表現している（Sontag 1978＝2012）。ソンタグは、ごく単純に、病気とは生物医学的な疾病として合理的・科学的に取り扱

うべきであって、過剰に（隠喩的に）文化的・道徳的な意味を読み取るべきではないと主張していた。具体的には、ハンセン病や梅毒が道徳的に意味づけられたり、結核とがんが死との関連性から独特の文化的意味づけをもたされたりすることを批判していた。その延長線上で、ソンタグは、エイズについて同様の分析を行った『エイズとその隠喩』というエッセーも後に発表している（Sontag 1989＝2012）。

「病気」の概念についてのソンタグの分析には、私は賛成しない。彼女の発想は、もともとの正しい意味と隠喩を分けることが可能で、正しい意味は科学的な生物医学によって定義されるべきと前提しており、そこに近代の科学や合理性のもつ傲慢さを感じるからだ（美馬 2007：第七章）。だが、病気というできごとに二面性が存在することは事実だ。そして、病気という現象を、たんに個人の身体内部での生物学的な過程や事実（疾病）として考えるのではなく、人びとが意味を介して結び合う社会的な相互作用として理解しようとすることは、医療社会学の基本的な構えと合致している。それはしばしば、病人が苦しんでいるものが「病気（illness）」であり、医療者が診断するものが「疾病（disease）」である、という一言で表現される。ただし、この表現について、病気と疾病ははっきり区別される二つの何かではなく、ある社会的・文化的な現象をどう見るかの二つの視点であり、互いに排他的ではなく重なり合い絡まり合っている。

一九世紀の後半以降、とくにドイツでの細菌学の発展とともに体系化された西洋近代医学は、人間の身体を機械のようなものと見なし（「人間機械論」）、その修理（＝治療）のために、さまざまなテクノロジーを開発してきた。その端緒としてとくに名を挙げられることが多いのは、医学における生物学的な実験観察の重要性を指摘したクロード・ベルナールの『実験医学序説』（一八六五）と、ロベルト・コッホによる結核菌の発見（一八八二）である。ただし、医学思想としての人間機械論は、歴史的には、心身二元論をとるデカルト主義をさらに急進化させたジュリアン・オフレ・ド・ラ・メトリーの書物『人間機械論』（一七四七）に由来している。

この西洋近代医学は、特定の哲学や宗教の考え方に基づくのではなく、「普遍的・客観的」とされる生物学の「科学的真理」に基づいているという意味で、医療社会学や医療人類学では「生物医学」とも呼ばれる。それは、聴診器に始まってレントゲンを経て現在の磁気共鳴画像法（ＭＲＩ）や超音波診断（エコー）に至る人間の身体を詳細に観察するテクノロジー、人体の臓器、細胞さらには遺伝子を解明する生物学的なテクノロジー、外科的に切除し、ときには移植したり、人工物に置換したり、再建したりするテクノロジーなどを生み出してきた。

このような生物医学テクノロジーは、もともとは患者の苦しみを取り除く目的で開発されたものである。しかし、個人の疾病を治療するということは、その個人の身体で生じるできごとだけにとどまらず、しばしば倫理的・社会的・文化的な問題を引き起こしてきた。それは、「先端医療」のもたらす結果と社会的な価値観との間の行き違いである（佐藤他 2010）。

たとえば、死に至る病であった末期腎不全に対する人工透析、呼吸機能の低下に対する人工呼吸器（その初期のものとしての「鉄の肺」）などについては、生命に関わる希少な医療資源の配分をめぐる社会的で倫理的な議論が行われ、今日の生命倫理学・医療倫理学の先駆けとなった。それ以外にも、日本も含めて多くの国々で、「脳死」判定と臓器移植、生殖技術の臨床応用、遺伝子診断の危険性などは、そうした倫理的な側面から議論されてきた。

さらに、こうした生物医学テクノロジーは、健康と病気の範囲を超えて、「治療を超えた使われ方をされ、健康な人びとに対して用いられることがある（Kass and Safire 2003＝2005）。スポーツの領域において議論されるドーピングなどの薬物による身体改造（強化）の諸問題はよく知られている例の一つだ。病気や障害を健康や正常の状態に近づけるためにではなく、普通は健康とされる状態をさらに、特定の目的を目指して機能を「最適化（カスタム化）」して、能力を強化・増強するために生物医学テクノロジーを用いることは、生命倫理学・医療倫理学の分野では「エンハンスメント（enhancement）」と呼ばれている（DRZE 2002＝2007）。

わかりやすい例を挙げよう。成長期の身長を伸ばす働きのある成長ホルモン分泌不全で生まれた子どもがいたとする。その子どもに、低すぎる身長にならないように、成長ホルモンを投与して身長を高くすることは医学的な治療として認められ、倫理的に批判されることはない。どの程度の低身長を病気と見なすべきかという線引き問題はあるが、「成長ホルモン分泌不全」という疾病であれば治療を受けるのは当然とみなされる。しかし、「正常」な子どもに成長ホルモンを投与して、身長を通常よりさらに高くしようとすることになれば、本人の希望と同意があったとしても、何かいかがわしさがつきまとう。たとえば、バスケットボール選手として世界的に活躍したいという夢と情熱が子ども本人にあったとしても、薬物での身体介入による最適化には倫理的に何か問題があると感じられる。そのいっぽうで、ストレッチのトレーニングを続けるとか、牛乳を飲む（？）などの、より伝統的な手段による最適化はむしろ社会的に称賛される。

では、サプリメントやプロテインを大量摂取するのは、倫理的に問題だろうか。もし、そのサプリメントが、コーチがどこからかネット経由で手に入れてきた成分不明のものであればどうだろうか（ドーピングとしてしばしば問題になることだ）。この場合の倫理的な境界はどこにあるだろうか。このように、エンハンスメントかどうか、倫理的に認められるかどうか、ドーピングとして禁止されるかどうか、などの境界にはさまざまな生物医学テクノロジーが存在している。

この章では、エンハンスメントが広く議論されている運動能力やスポーツという分野を手がかりにして、身体とテクノロジーの絡まり合いについて考えたい。その際に、人びとや社会が正常と病気をどのように扱っているのかを道標として、エンハンスメントについての思考をすすめていく。これまでのエンハンスメントに関する議論は、障害や病気に対する一種の正常化としての医療との対比として行われ、その中心的な論点は認知的エンハンスメント（記憶力の増強など）であった。だが、スポーツを参照点とすることで、エンハンスメントをより広い視点から議論することができるようになる。トップアスリートはもともと、心身の能力という点だけでなく、しばしば体型においても、平均的な健康人とは明らかに異なっている（Norton and Olds 2001）。たとえば、アメリカンフットボールの選手はポジションによって体型が大きく異なる。また、スポーツの種類によっては身長や下肢・下腿の長さ、体重や重心の位置が決定的に重要なものもある。正常から外れていることをどう見るかという点で、こうした例を念頭に置くことは重要だ。

健康の王国とは区別されたアスリートの王国のような何かが存在しているのだろうか。それとも、それは健康の王国での勝者たちに過ぎないのだろうか。

正常と異常

健康と病気、治療とエンハンスメントの問題を考える前提として、フランスの科学哲学者ジョルジュ・カンギレムの正常と異常についての議論を参照しつつ、医療社会学の観点を交えて、健康、正常、病気（病理）などの概念についてここで整理しておく。生物学や医学の分野に科学認識論をもち込んだことで知られるカンギレムの著作の主要なものは邦訳されている。ここでは、そのなかでも主として『正常と病理』を中心に論じる（Canguilhem 1966＝1987）。

カンギレムによれば、「正常（normal）」と「異常（abnormal）」は対になっている言葉であり、異常とは正常でないものを指している（ab は否定の意味の接頭語）。正常の語源となった「ノルマ（norma）」はラテン語で定規や直角を指しており正しいという意味ももっていたという。直角は右にも左にも傾かないで中庸の状態を保っているから正しいとされた。したがって、正常という言葉の意味には二重性がもともと書き込まれている。その一つ目は、測定可能な物事の平均的な中央の状態（中庸）を指し示す表現、つまり現象を記述する言葉としての意味である。二つ目は、事物が定規にぴったりと合っているかどうかと同じで、あるべき秩序としての規範という意味でもあった。この語源の二重性を踏まえて、カンギレムは次のように簡明に指摘する（Canguilhem 1966＝1987：103）。

医学では、正常な状態は、器官の通常の状態と同時に理想の状態を指し示す。というのも、その通常の状態の回復が、治療のいつもの目的だからだ。

ここに現れているのは事実（通常の状態）と価値（理想の状態）の区別であり、人文社会科学系の学問においてはおなじみの二項対立だ。だが、この区別は、多くの医療者にとってはあまり認識されていない。正常は観察可能な事実と見なされ、正常でない状態はできるだけ健康に近づけることが当然であることは、医療を行う上での前提だからだろう。ただし、医療者が無意識のうちにもっている前提は常に正しいものとは限らない。たとえば、進行したがんを抱える患者の身体を、あらゆる治療手段を尽くして正常（医学的な理想の状態）に近づけることが望ましいかどうかはしばしば議論となる。さらに、心身の機能が衰えつつある高齢者（老化そのものは通常の状態といってよい）に対して、正常（医学的な理想の状態）を目指して臓器別の専門的治療を次々と行っていくこともまた問題をはらんでいる。こうした場合には、臓器が正常（健康）に機能していること（事実問題）と、それを目指して努力するのが望ましいかどうかということ（価値問題）の間には距離がある。

さて、今日の医療者に、正常とは何かを聞いてみよう。多くは、検査などでの「正常値」のことだと見なして、とくに病気が発見されていない「健康人」での集団での平均値（とそのばらつきの範囲）であるという答えを返すだろう。これは、さきほどの正常の二つの意味のうちで前者の記述的な意味に近い。

この考え方のもとになったのは、一九世紀ベルギーの天文学者アドルフ・ケトレの「平均人」というアイデアだった（Hacking 1990＝1999：154-168）。ケトレは、兵士の身体測定結果（身長と胸囲）を利用してグラフを描き、そこにベル型カーブ（平均値を中心としたなだらかな山（ベル＝鐘）のような形）を見出した。つまり、身長を例にとれば、中ぐらいの身長の人びとが大多数で、極端に背が高い人も低い人も少数派だということだ。その後に、このベル型カーブが数学的には単純で扱いやすいことがわかり、「平均」というアイデアのなかにもまた、さきほど指摘した二重性が存在していることが明らかになった。つまり、平均としての正常は多数の客観的な測定によって科学的に観察できると同時に、それがベル型カーブという数学的・統計学的な法則性に従うという意味で合理的であることが示されたのである。合理的に予測可能な数学法則に従う点は、平均値というアイデアの権威を大いに高めた。ただし、もともと登場したとき、多数を平均するという手法は、実験観察を重視するベルナールの考え方に従う生物学者たちに評判が悪かった。たとえば、患者の尿の個々の分析からは患者の病状が詳細にわかる（たとえば糖尿病）が、混ぜて平均した尿では医療に役立たないなどという、やや乱暴な議論もあったほどだ。

平均値にはもう一つ重要な特徴がある。それは、客観的に数字として測定可能ということは、正常と異常が質的な違いではなく、連続したものの量的な違いとなるところだ。それは血圧や体温はもちろん、現在の血液検査のすべてにほぼ当てはまっている。その意味では、健康の王国と病者の王国の国境線は、あいまいなボーダーゾーンとなっている。

ベル型カーブには左右の両端があるため、どちらの端も正常からの逸脱という意味での「異常」であることに変わりはない。たとえば、低すぎる血圧は低血圧症、高すぎる血圧は高血圧症として、どちらも治療の対象となる。だが、低すぎる知能（たとえばＩＱ）は異常として問題化されるが、高すぎる知能は「異常」として問題になることはない（「ギフテッド」と呼ばれたり、才能の不均等（でこぼこ）があれば問題になったりすることはあり得る）。その違いはどこにあるのだろうか。この点を考えてみる上では、スポーツの分野を例として考えることは役立つ。

最初に例に挙げた身長について考えてみよう。もし低身長が異常であるならば、米国のプロのバスケットボールリーグ（ＮＢＡ）に所属するセブンフッター（七フィート〔二一三㎝〕を超える身長）のバスケットボール選手も、外れ値としての「異常」の一種となるだろう。だが、この「異常」な高身長は、一部の特殊な場合を除けば医療の対象として問題化されることはない。例外的に医療の対象となるのは、先天的なマルファン症候群のために、背が高く手足の長い人びとである。その場合は心疾患による運動中の突然死のリスクがあることが知られている。

もう一つ別の例を紹介しよう。それは、筋力の低下や筋萎縮を起こす疾病（筋ジストロフィーや筋萎縮性側索硬化症〔ＡＬＳ〕）の対極にあるような、筋力の極端に強い状態（ミオスタチン変異症）が「異常」と見なされ得るかどうかの問題だ。ミオスタチンは、一九九〇年代に発見された遺伝子で筋肉の成長を止める指令を出す。この遺伝子欠損がある場合には筋肉の成長を止めることができないので、（大量の食事摂取を必要とするとともに）筋肉が急成長する。最初は実験動物のマウスで発見された（スーパーマウス）が、その後に、肉量のとくに多い肉牛（ベルジアンブルー種）にも同じ遺伝子変異があることが判明した。そして二〇〇〇年代に入って、「スーパーベビー」として知られるようになった子どもを発端として、ミオスタチン変異をもつ一家系がドイツで発見されている。このスーパーベビーについて、スポーツジャーナリストのデイヴィッド・エプスタインは次のように指摘している（Epstein 2013＝2014：145）。

当初スーパーベビーの場合、ミオスタチンを持っていないために、心臓が異常に大きくなるのではないかと医師は心配していた。しかし今のところ、この子も母親も、大きな健康上の問題は報告されていない。今後、ミオスタチンに変異のある人が、特別な検査を受けようと思うことはおそらくないだろう。ミオスタチンの変異がどの程度珍しいのかは、誰にもわからない。ほとんどの人間（と動物）にはないということがわかっているだけだ。きわめてまれなミオスタチン遺伝子変異を二つも持っている少年が人並み外れて力が強く、そしてその母親が人並み外れたランナーであったことは、偶然の一致ではない。

大量の筋肉を維持するための食事が十分に得られる環境にある限り、こうした人びとは、統計的な意味で平均から外れた「異常」であったとしても、本人が困るという意味での病気ではない。そして、筋力の強さを必要とするいくつかのスポーツの分野では生まれつきの才能をもったアスリートとして賞賛されるようになるかもしれない。

たまたま私の同僚が、赤ん坊の頃から力が強く立ち上がりも早かった運動好きの筋骨隆々たる男性（とその子ども）が、おなかが空いて一日中食べ続けるという訴えで受診したことがあると知らせてくれたことがある。健康で筋肉が多くて力も強く、食事量が普通より多い状態はミオスタチン欠損症の可能性が高いが、本人と家族は困っていないので遺伝子検査には同意されなかったとのことである。同じような正常からの逸脱としての「異常」であって逆の方向への逸脱であった場合、つまり、いくら食べても筋肉がやせ続けて歩けなくなるほど筋力低下する状態なら、病気として扱われることはいうまでもない。

こうした実例からわかるとおり、医学の領域での正常とは平均として記述される正常ではない。カンギレムは、統計的な平均としての正常という考え方に抗して、規範としての正常、つまり価値こそが医学の根本にあるという観点から異論を述べている。ある状態が「異常」と見なされるかどうかは、たんなる統計的事実や平均値から説明できるものではなく、価値という問題から切り離せないというのだ。もう少し、彼の著作から引用してみよう（Canguilhem 1966＝1987：108-109）。

生物学的正常さを、統計的現実の概念ではなく、価値の概念にするのは、医学的判断ではなくて、生命それ自体である。生命は、医者にとっては、一つの対象ではない。それは極性引力をもった活動である。医学は人間科学に関係のあるしかし欠如することのできない光をそこにあてながら、負の価値をもつあらゆるものに対する防衛と戦いの自発的な努力を、その活動から延長していくのである。

セブンフッターやスーパーベビーを「異常」と呼んで、病気と同じような正常からの逸脱として扱うことには、多くの人びとがある種の違和感をもつだろう。これは、負の価値をもたない、つまり生命としての人間が環境のなかで生きていく上で不利にならない状態を、非―正常としての「異常」とは呼べないことを意味する。それは、医学的なラベルが貼られているかどうか、という表層的な問題ではなく、もっと深い「生命とは何か」という問いと関連している規範なのである。

そして、カンギレムは、生命なるものの特質は、客観的事実というよりは特定の環境に応じて適応して自己保存する能力だとも指摘している（Canguilhem 1966＝1987：104　訳文は文脈に合わせて変更）。

生物が、傷害や、寄生虫侵入や、機能の混乱に対して病気によって応ずるという事実は、生命が自分が生きていける諸条件に無関心でないという基本的事実、および、生命には極性であり、したがって、価値を無意識的に措定しているという基本的事実を表している。要するに、生命が実際には規範的活動であるという基本的事実の表現なのだ。

生物学は、生命あるものを対象としている限りは環境への適応度によって価値づけられており、化学や物理学のような他の諸科学とはまったく異なる基盤の上に成り立っている。そして、物質的な因果関係の論理だけから生物の論理を導き出すことは、極端で現実離れした単純化を行わない限り不可能に近い。さらに、カンギレムの「規範的活動」という概念は、生命が規範に従うだけではなく、新しい規範を設定し創造することを含んでいる（Le Blanc 2008＝2023）。

こうして、生命と環境の関係性を規範への適応と規範の創造の弁証法のような過程とみることで、エンハンスメントの限界も見えてくる。たとえば、恐竜絶滅のことを考えてみよう。多様なやり方で強く大きくなる恐竜の進化の方向は、環境に適応した能力のエンハンスメントだったとみることができる。だが、隕石衝突によって海洋が干上がり、大気組成が変化し、巻き上げられた塵で太陽光線が遮断され氷河期になったとき、恐竜がエンハンスしてきた形質は新しい環境では不利なものとなって、恐竜は絶滅する。そこでは、環境という規範は、恐竜にとっては応答不可能なものになり、小型の哺乳類の先祖が現れる。そうして、生命は新しい規範の設定によって継続していく。だが、このとき、恐竜という生命で生じていたエンハンスメントは袋小路を迎えてしまう。

今日私たちの考えている筋力や記憶力のエンハンスメントもまた、将来の地球環境や社会的価値観が変われば、無意味だったり有害だったりする可能性がある。これまでは個体レベルで考えられてきたエンハンスメントを、種や遺伝子レベルで考えたり、数十万年単位の時間スケールで考えたりすることは、エンハンスメントとは何かを考える上で重要な視点だろう。

ここでは、生命と正常やエンハンスメントとの関わりという根源的な問いかけはこのくらいにしておき、正常と平均値の関係性は、医学をも含めた生物学と他の諸科学では認識論的に異なっているということだけを確認しておこう。

アノマリーと病理

ここまでをまとめよう。正常には、とくに生活上に問題がなく、その集団に普通に見られる平均的な性質という記述的な意味がある（検査での正常値などの場合）。だが、それだけではなく、規範としての正常という価値的概念も同時に存在しており、異常であることは正常であることよりも望ましくない（治療によって正常化すべきである）とする生物医学的な価値判断を含んでいる。

カンギレムにならって、正常のこの二つの側面に対応させて、「アノマリー（anomaly）」と「病理（pathology）」の二つを「異常」とならべて比較してみるとわかりやすい。アノマリーとは、アブノーマル（異常）と似ていて混同されやすいが、ギリシャ語の平坦なという意味の「オマロス（omalos）」の反対語に由来している（Canguilhem 1966＝1987：110）。平坦でなく、でこぼこなものを指しており、異例なとか外れたものを指す純粋に記述的な用語である。その意味では、トップアスリートとされる人びとの資質のなかには、平均とは外れたアノマリーが存在しているといえる。

いっぽう、病理的なものとは、正常の対語というよりは、健康と対をなす価値的概念であって、

「病者の王国」に属しているものだ。そのギリシャ語の語源（pathos パトス：受動的な感情やとくに苦しみ）を援用しながら、カンギレムは次のように述べている（Canguilhem 1966＝1987：115、訳文は文脈に合わせて変更）。

病理的なもの（pathologique）は、パトス（pathos）、すなわち苦痛と無力の直接的具体的感情や、妨害を受けている生命の感情を含んでいる。

だが、ここで重要なことは、病理的なものとは、それ自身の本質として病理的なのではなく、「病者の王国」という別の規範に従っているに過ぎないところだ。病理もまた生命の変異の一種である以上は、死と対抗する生のエネルギーの発露であって、「病気、病理的な状態とは規範を失うことではなく、生命上劣った、あるいは価値低下した諸規範によって規制された生命の振る舞い方」であるという点である（Canguilhem 1965＝2002：196）。さらに、カンギレムは、完全な健康状態が持続することもまた「異常」であると指摘している。なぜなら、生命の営みのなかに病理的なできごと（病気）はつきものであり、そうした病気に対して対応できる（新たな規範を設定できる）ことが、規範的活動としての生命の特徴だからだ。

正常／健康と病理的なものの区分は、実体として客観的に区別できるのではなく、環境と人間の相互作用に依存していることを示す実例として、マラリアと鎌状赤血球症の関連が挙げられる。最近の研究では、マラリアとスポーツ能力の関連性についても調べられており、簡単に紹介しておく（Epstein 2013＝2014：第十一章）。

マラリアは、ハマダラカによって媒介され、赤血球内に寄生するマラリア原虫によって生じる疾病で、高熱を発し、悪性の場合には命を落とすこともある。熱帯地方、とくに西アフリカに多い。いっぽう、鎌状赤血球症とは、円盤状の形をしている赤血球が変形してひしゃげた鎌のような形になる疾病だ。この鎌状赤血球遺伝子を二つもっている場合（ホモ）は、変形した赤血球が破壊されやすくなるため重症の貧血となって、多くは成人になるまでに死亡する。いっぽう、この遺伝子を一つだけもつ場合（ヘテロ）は、低酸素状態など特殊な機会にだけ鎌状に赤血球が変形する。医療倫理学では、この鎌状赤血球遺伝子遺伝子保有者（ヘテロ）の人びとが、（低酸素になるリスクのある）航空機に乗務できるかどうかをめぐる論争（就職前に遺伝子検査を義務づけるべきかどうか）があったことが知られている。

鎌状赤血球遺伝子を一つだけもっている場合には、マラリア原虫が侵入した赤血球が鎌形になって破壊されやすくなる。その場合には赤血球とともにマラリア原虫も破壊されるので、マラリアが重症化し難くなる。つまり、この遺伝子は、貧血になるという負の側面とマラリアに対する抵抗性をもつという正の側面をもっている。その結果、西アフリカを中心としたマラリア蔓延地域では、この鎌状赤血球遺伝子の保有者の数が多い。以上から考えると、マラリアの存在する環境においては、鎌状赤血球遺伝子の保有という状態は、アノマリーであっても病理的とは必ずしもいえない。さきに挙げた航空機への乗務の問題は、米国内において、こうした職業規制が鎌状赤血球遺伝子を保有する率の高いアフリカ系米国人への差別に当たるかどうかの問題として論じられたものである。

また、鎌状赤血球以外でも、マラリアについては、鉄分が少なく、ヘモグロビン不足で貧血気味なほうが、重症化が生じにくいという事実も知られている。こうしたマラリアに対して抵抗性のある特徴（変形した赤血球や貧血）は、結果として、血液が全身に酸素を運搬する能力を低める。

ここからは推論になるのだが、こうした条件のもとでは、人類進化の過程でマラリア蔓延地域に居住していた人びとには、筋収縮するのに酸素を余り必要としないタイプの筋肉（速筋）が発達するのではないかという仮説が立てられている。これは、酸素不足の状態に対する適応的な進化ということだ。なお、速筋（白筋）は、運動時に酸素を余り必要とせず、無酸素運動であるダッシュやジャンプといった瞬発力が必要な運動に適した筋肉であることが知られている。実際、西アフリカのコートジボアールでは、ジャンプや投擲のアスリートに鎌状赤血球遺伝子の保有が多いという報告もある。もしこの仮説が事実なら、ある意味では、こうした人びとは瞬発力においてはスーパー正常なのだともいえるだろう（持久力という面では劣っているにしても）。

生命における正常、健康、異常、アノマリー、病理的なものなどは、本質主義的に決定することは不可能で、人間と社会と環境の相互作用のなかで価値的なものとして変化し得る。とりわけ、ＣＧＳ単位（センチメートル・グラム・秒）での記録が問題となる近代スポーツが人間の生物学的限界に近づきつつあり、特殊な生来的資質の探索やドーピングや遺伝子操作が議論されている現在ではとくにそのことは重要だ。ソンタグ風の表現をするならば、「健康の王国」の国境は、不定形で流動的なのだろう。

エンハンスメントとパーフェクトであること

〈どんな医者も、目や手足を新しく配置し直して、人間の新種を作り出そうとはしていない〉とのべることは、有機体の生命の規範が有機体自身によって与えられ、その存在のなかに含まれているということを認めることである。そして、どんな医者も、病気によって生命の満足状態から放り出されてしまった自分の患者たちが、もとの満足状態に復帰する以上のことを、彼らに約束しようと思っていないことは本当だ。（Canguilhem 1966＝1987：242）

一九六〇年代、カンギレムはこう何の疑いもなく断定することができた。だが、今日の私たちは、生物医学テクノロジーが治療を超えて用いられ、人間の特性を通常以上にエンハンスメントすることの倫理が議論される時代のなかにいる。目や手足の配置をかえることは考えられないが、遺伝子の組み換えや神経伝達物質の量や筋肉の質の改変は、十分に実現性のあることとして論じられつつある。四肢の場所はともかく、それらの長さや太さがいくつかのスポーツ（マラソン、高跳び、バスケットボールなど）では決定的に重要であることはよく知られたことだ。

エンハンスメントは、「健康の回復と維持を超えて、能力や性質の改良をめざして人間の心身の仕組みに生物医学的に介入すること」と定義されている（DRZE 2002＝2007：3）。具体的には、身体的な耐久力や魅力に関しての身体的エンハンスメント、記憶力などに関しての認知的エンハンスメント、攻撃性などを矯正する道徳的エンハンスメントなどに分けることができる。なお、身体的エンハンスメントには、運動能力だけではなく、視覚や聴覚についてのエンハンスメントも含まれる。たとえば、取り外し可能ではあるが、視力障害を矯正する通常の眼鏡と比較すれば、拡張現実をもたらすARグラスなども一種の視覚的エンハンスメントと考えることができるだろう。

エンハンスメントの手法として、遺伝子操作（自分自身の体細胞の場合と生殖細胞を通じて子孫をコントロールしようとする場合がある）については、（積極的）優生学との関連で強く倫理的に批判されてきた。二〇世紀初頭にF・ゴルトンによって創始された優生学は、人間の生殖の管理によって人種を改善することを意味し、優良な遺伝子をもつとされた人びとの子孫を増やそうとする「積極的優生学」と、そうではない人びとの子孫を減らそうとする「消極的優生学」に分かれる（Kevles 1985 = 1993）。さらに後者は、隔離や婚姻制限によって生殖をさせない手法と医学的な身体介入によって生殖機能を廃絶する手法（断種）がある。一九三〇年代に、ナチスドイツでは、優生学の一環として障害者らを対象とした強制的な「安楽死」までもが行われた。さらに、その延長線上で、人種（「ユダヤ人」）的な絶滅政策もあったため、第二次大戦後、とくに一九七〇年代になると、強制的な優生学は政治的・倫理的に強く批判されたのだ。

遺伝子操作によるエンハンスメントは、遺伝子治療という生物医学テクノロジーすらほとんど臨床応用されていないことを考えれば、現時点で、患者から健常者にまで広がる実現可能性はそう高くはない。むしろ、脳や心や気分や認知能力に影響を与えるような薬剤の使用や身体への機器の埋め込み（とくに将来的にはナノテクノロジー）が、現実的なエンハンスメントの手法として議論されている。

前者の例は、ADHD（注意欠如・多動性障害）の人びとに落ち着きと集中力をもたせるために使われているリタリンなどの薬剤が、認知能力を高めるためにエンハンスメント目的にも利用されることだ（美馬 2010：第2章）。こうした薬物は、スポーツの領域でも集中力を高めるためのドーピングとして用いられる場合がある（もちろん、オリンピックの場合は禁止されている）。また、認知症の患者の物忘れを改善するための薬剤も、エンハンスメント目的に使われる可能性がある。機器を使ったエンハンスメントという後者の例としては、パワード・スーツによる運動能力のエンハンスメントや脳内に機器を植え込むブレイン・マシン・インターフェースの技術が論じられることが多い。ただし、こうしたテクノロジーはいまだコンパクトではないため、スポーツの領域で用いられてはいない。また、ここで例に挙げたものからわかるとおり、エンハンスメントに関連する分野は、生命倫理のなかでも、脳や神経科学に関連する生物医学テクノロジーに関わることが多いため、「ニューロエシックス（脳神経倫理学）」として論じられること場合が少なくない。

エンハンスメントという用語を最初に明確に理論的概念として用いて、こうした問題に警鐘を鳴らしたのは米国の血液学者フレンチ・アンダーソンである。彼は、一九八九年に「体細胞の遺伝子治療の成功によって、疾病の治療という要素は含まずに、ある個人が自分自身や子孫に望ましいと思う特質を与える（体細胞工学、生殖細胞工学）こと、つまりエンハンスメント工学の扉が開かれた」と指摘した上で、治療（トリートメント）とエンハンスメントの間には厳格な線引きをすべきであると主張した（Anderson 1989：682）。

エンハンスメントをどう捉えるかの倫理的な枠組みを示す議論として大きな役割を果たしたのは、二〇〇三年に公表されたジョージ・W・ブッシュ時代の大統領生命倫理評議会報告書『治療を超えて――バイオテクノロジーと幸福の追求』であった（Kass and Safire 2003＝2005）。そこでは、アメリカ独立宣言の「生命、自由、幸福の追求」のうち「幸福の追求」と生物医学テクノロジーの間の関連性が、子どもをめぐる技術的介入、身体能力（スポーツでのドーピングの現状と将来的な遺伝子操作の可能性）、アンチエイジングによる不老や寿命の飛躍的延長、薬剤による記憶や感情のコントロールという四つの分野に大別されて議論されている。

ただし、「幸福の追求」という具体性のない目標と、スポーツの場合であれば「より速く、より高く、より強く」、認知関連であれば「より賢く」を目指すエンハンスメントという具体的なテクノロジー応用の間には明らかなずれが存在している。報告書『治療を超えて』は、この点を次のように指摘している（Kass and Safire 2003＝2005：20）。

生物医学技術の力を借りた夢の実現にますます魅せられるようになり、不老でいつまでも活動的な身体、幸せな、少なくとも不幸せではない魂、少ない苦労と努力による優れた業績、才能も能力もより豊かな子ども、というくらいの夢は少なくとも実現したいと思うようになっているのである。これらの夢は、根本的には、夢を実現するための道具を使用する者が医者であるという事実、この一点を除いては、医学とは何の関わりもない。それゆえ夢が「治療を超えて」いるのは本質的なことではない。それらは完全な人間という夢なのであり、完全な人間という枠内に留まる夢なのである。

たしかに、完全さを求めるという夢と特定の能力のエンハンスメントという生物医学テクノロジーによる実践との間には乖離がある。そして、ある人間の完全さや幸福さが、その人の心身の能力が優れている程度に比例するわけではないことはいうまでもない。

エンハンスメントとアチーブメント

エンハンスメントに対する主たる倫理的懸念の一つは、それが「治療（トリートメント）」をどこで超えてしまうのかが明らかではないことだ。カンギレムは当然視し、アンダーソンは線引き可能だとしているものの、治療と治療以上の区分をすることは現実には容易ではない。それは、本章で正常と異常の区分のもつ相対性について検討したとおりだ。

たとえば、老化を治療すべき病気の一種として考えるならば、ほとんどのエンハンスメントはアンチエイジング治療の延長線上に位置づけられるだろう。じっさいに、物忘れ、骨粗鬆症、閉経、インポテンツなど、加齢と老化に関わるライフサイクル上の現象を病気として「治療」する試みは数多い。老化そのものを全体として止めるテクノロジーが存在しない以上は、老化で機能低下した個別的な能力を改善する生物医学テクノロジーが開発されれば、それはアンチエイジングのテクノロジーであると同時に、能力を増強させるテクノロジーとして若年者に対しても使用される可能性が高い。

たとえば認知能力や筋力や運動能力を若返らせる薬剤を、若年者がエンハンスメント目的に服用することが「治療を超えて」いるかどうかを決定することは困難だ。今日の医学の考え方では、アンチエイジング目的の予防もまた広義の治療に含まれてしまうことは十分に予想される。近代の生物医学そのものが、「リスクの医学」へと変容して、疾病の治療を目的とするだけではなく、健常者を対象としてリスクファクターに介入することでの予防を大きな目標としている現状では、治療とそれを超えるものとの区分はさらに曖昧になる（美馬 2012）。たとえば、日常的に行われる予防接種は、「治療を超える」技術であって、免疫能力を正常よりエンハンスメントさせるものではないだろうか。

さらに、生物医学テクノロジーの商業化は、「治療を超えた」使用を加速させる方向に働く。生物医学テクノロジーは、臨床現場での治療目的で開発されたものであっても、有益性が高くて健康リスクが低いと判断されれば商業目的の消費者向けサービスへと転用される可能性がある。

先に紹介した米国の大統領生命倫理評議会のメンバーだった哲学者マイケル・サンデルは、プロゴルファーのタイガー・ウッズの例を挙げてこう指摘している（Sandel 2007＝2010）。視力が悪かったウッズは、レーシック手術を受けて視力回復した後にゴルフの成績が飛躍的に向上した。この場合に、普通の視力まで戻すなら治療で、手術の結果として普通以上の視力まで増強させた場合はエンハンスメントにあたるのだろうか、と。

視力がよいほどゴルフの成績が良いと考えるのは単純化しすぎかもしれない。視力だけでゴルフの結果が決まることはあり得なさそうだからだ。だが、こうした問いは荒唐無稽なものではない。なぜなら、こんな事実があるからだ。エプスタインによれば、野球のメジャーリーグ選手の視力は、バッターとなった場合にピッチャーの手を離れた瞬間のボールの回転がはっきり見えるほど優れており、「ドジャース選手のほぼ2％が平均視力2・2弱であり、これは人間の視力の理論的限界に近い」という（Epstein 2013＝2014：69）。もちろん他の身体的能力や努力も重要であるものの、球技系のスポーツの一部ではたしかに、視力が優れていることは成功の条件の一つであるようだ。

このように一部の人びとが生まれつきもっている、並外れた（アノマリーな）視力が「異常」ではないとすれば、普通の「正常」な人びとの視力をそのレベルにまで手術で向上させることは治療なのだろうか、エンハンスメントなのだろうか。

同じことは、マラソンやクロスカントリースキーのような持久力を必要とするスポーツと赤血球増多の関連でも生じている。一般的には、血液の酸素運搬能力が高いほど持久力には有利だとされている。そして、健常人が酸素濃度の低い高地で長く暮らしていると、その環境に適応するために腎臓から赤血球の産生を促すホルモンであるエリスロポイエチンが分泌され、血液中の赤血球が増大する。そうやって酸素濃度の低さを、酸素運搬能力を高めることで補っているわけだ。持久力を高めるための高地トレーニングを取り入れるアスリートがいるのはこの理由による。これらのケースは第12章でも論じる。

オリンピックなどのドーピングの規定では、健常人が持久力向上のために、濃厚赤血球そのものの輸血を受けたり、エリスロポイエチンの注射を受けたりすることは禁止されている。これはエンハンスメントとして禁止されていると考えられる。いっぽうで、生まれつきエリスロポイエチンの多い人（アノマリー）は、そのことが証明されれば、問題となることはない。また、高地トレーニングそのものは禁止されていないし、高地出身のために出場資格を失うこともない。そうしたなか、高地トレーニングではなく、空気の薄い低酸素室を準備してトレーニングすることが「スポーツの精神」に反するかどうかは大きな議論となったという（Sandel 2007 = 2010 : 37）。これは、低酸素室が、「通常の」トレーニングの範囲を超えたもので、機器を用いた一種のエンハンスメントと見なされたからかもしれない。しかし、どこからがトレーニングによる努力や生まれつきの資質で、どこからがエンハンスメントであるかの区別はあいまいで恣意的な線引きでしかない。

スポーツの分野で倫理的に重要となるのは、エンハンスメントと治療（トリートメント）ではなく、エンハンスメントと「達成（アチーブメント）」というもう一つの対比の問題設定である。サンデルは、「サイボーグ選手」の可能性を論じながら、エンハンスメントによって浸食されるアチーブメントという問題について次のように指摘している（Sandel 2007＝2010：28、文脈に合わせて訳文は変更した）。

エンハンスメントや遺伝子操作によって脅かされる人間性の一側面としてときに挙げられるのは、自分自身のために、自らの努力を通じて自由に行為する能力や、自らの行為や自分のあり方にかんして責任を持つ——賛美や非難に値する——のは自分に他ならないと考える姿勢である。（中略）だが、エンハンスメントの役割が増加するにつれて、達成された偉業に対するわれわれの称賛は薄らいでいく。というより、達成された偉業に対するわれわれの称賛の宛先が、選手から薬学者へと推移してしまうのである。

サンデルは、さらに、こうしてエンハンスメントとアチーブメントを対比して後者を人間らしさの重要な性質として価値づけるだけでは不十分だとも指摘している。そして、生物医学テクノロジーそのものがもつ「支配への衝動」に含まれる近代社会の価値観の傲慢さこそ問い直されなければならないと主張している。問題は、近代のテクノロジーのもつ支配への絶えざる内的衝動なのである。

彼は、個人としての人間を変えようとするエンハンスメントの代わりに、「贈られものや不完全な存在者としての人間の限界に対してよりいっそう包容力のある社会体制・政治体制を創り出せるよう、最大限に努力すること」（Sandel 2007＝2010：102）が必要だと述べている。現代社会のテクノロジーが、環境という外的自然だけではなく人間という内的自然をも技術的で合理的な支配の対象とすることは、「生命が与えられてあること（giftedness of life）」（Sandel 2007＝2010：30）に対する畏敬と尊重の感覚を押しつぶしてしまう。与えられたものとしての生命を、人間自身のなかにあるにもかかわらず人間の所有物ではなく、人間が完全には支配できない何ものかと理解するサンデルの視点は、カンギレムの規範的活動としての生命という視点と重なる部分がありそうだ。

努力によるアチーブメントそのものもまた、継続的にくじけず努力する能力として生物学的に特定されたならば、薬物その他のテクノロジーを用いることでエンハンスメントできる可能性も生まれるかもしれない。もし、努力する能力そのものが、遺伝子で決まっていたり、薬物でエンハンスできたりするとすれば、アチーブメントに向けた努力は美徳の一つとして留まるのだろうか。

エンハンスメントを超えて

人間の身体という内的自然を制御して、エンハンスメントによって自然に命令を下す支配の論理は、近代の技術的合理性の必然ともいえる。それは、個人やチームとしての人間の努力と資質への祝福と共感、そうしたパフォーマンスを達成することに伴うかけがえのない喜びの価値を下落させ、スポーツをCGS単位と勝敗の数字へと切り縮めつつある。さらに、この合理性の支配が商業化や市場の論理と結びつくことで、スポーツは値札を付けられた見世物へと変性させられつつある。

だが、ここで重要なことは、合理的支配の強化と上昇にもかかわらず、こうしたスポーツや遊びのような実践つまり、産業や生産とは異なる人間の「非合理的」生のあり方を人びとが賞賛し続けているという点だ。それは、特定の心身能力のエンハンスメントとしてではなく、より開かれたかたちで、もっと創意工夫に満ちたやり方で、私たち自身の身体の力能を使いこなすことへと向けられた憧憬なのだろう。それは、スポーツや遊びに潜在する何ものかへ向けられた希望だ。

しかし、この合理的支配に抗する実践は、体を動かすことそれ自身によって生じる喜びを目的とするパフォーマンスとしてスポーツを称揚する伝統的なスポーツ精神の再生にとどまるだけでは不十分だ。むしろ、スポーツをスポーツ以外の領域に開いていく実践が必要なのだろう。個人の身体能力が国民国家の威信やグローバルなメディア産業のなかに組み込まれた現代社会だからこそ、運動を通じた身体的な解放の経験という個人レベルでのできごとは、ときには社会的・文化的な集合的解放の政治に接続していく可能性を秘めているのではないか。

西インド諸島出身の思想家C・L・R・ジェイムズの『境界を越えて』には、一九世紀末から二〇世紀前半までの大英帝国植民地におけるクリケットを具体例に、そうした解放的な可能性がいきいきと描き出されている（James 1963＝2015）。多くの場合、スポーツと政治の関連としては、オリンピックによる国威発揚（たとえばナチスドイツのベルリンオリンピック）や政治的理由での競技ボイコットが思い浮かぶ。しかし、ジェイムズがスポーツ史を掘り下げて指摘するのは、組織された競技としてのスポーツが、古代ギリシャのルネサンスとして、一九世紀の後半に生まれたことだ。彼は、クリケットはもちろん、ゴルフ、サッカー、テニスなどが組織された競技となった時代は、アメリカでの南北戦争、ヨーロッパでのパリ・コミューンなどの政治的な激動期でもあり、大衆が民主主義を命がけで欲望した時代でもあったことに注意を向けている（James 1963＝2015：256-257）。

ということはつまり、スポーツやゲームをあれほどまで熱狂的に求めていた大衆が、同時に人民的民主主義を欲していたということだ。おそらく、それぞれを求めた民衆は、完全に同じ人びとではなかったかもしれない。たとえそうでも、二つの集団が同時に立ち上がったという事実に変わりはない。

ジェイムズは、二〇世紀初頭とくに戦間期の西インド諸島の人びとにとってのクリケットについて、「人種や出身、階級の衝突は障害となるどころか大きな刺激になった」のであり、「通常のはけ口が得られなかった社会や政治をめぐる情熱がクリケット（や他のスポーツ）において、まさしくそれがスポーツであるという理由で激しく噴出した」（James 1963 = 2015 : 116）と論じている。もしスポーツと解放的政治の間にこうした等価性が見いだされるのだとすれば、スポーツには、近代的な合理性による支配の延長としての個人的能力のエンハンスメントとは違うやり方で、集合的な身体のなし得る力能の上昇を経験し、理解する可能性があるように思える。ジェイムズの描いたクリケットのように、スポーツが、芸術のような創作的仕事と食べていくための賃労働と公共性に向けられた市民的活動の区分（Arendt 1958 = 1994）をかき乱すとき、まったく新しい生き方を生み出す「規範的活動」が姿を現すのではないか。

第12章　エンハンスメント、ドーピング、そしてダイバーシティ？

「より速く、より高く、より強く」

「より速く、より高く、より強く（Citius, Altius, Fortius）」とは、近代オリンピックの創始者ピエール・ド・クーベルタンが、教育者でもあったアンリ・ディドン神父の言葉を取り入れて、オリンピックのモットーの一つとしたものだ。オリンピックには、スポーツマンシップやアマチュア精神のような「高貴さ」や国際親善と平和のような理念はつきものであるものの、スポーツ大会としての本質は勝利を求めての競争――「より速く、より高く、より強く」――という点にある。

だが、それは、たんなる勝敗の重視だけに留まるものではない。このモットーには、近代社会に特有ともいえる合理的で直線的な「進歩」の理念もまた含まれている。そこには、記録が常に蓄積されて、より優れた記録によって塗り替えられていくというイメージがまといついている。そして、この点については、勝敗が二者の対戦形式で決まるのではないスポーツにおいて著しい。なぜなら、対戦形式のスポーツにおいては、過去の優勝者と現在の優勝者のどちらが優れているかを直接的に決定することはできないからだ。時間の流れとともに、過去の勝者は、現在では能力の全盛期を過ぎていたり、引退していたり、鬼籍に入っていたりする。そのため、進歩は客観的な形では蓄積されず、ある大会と別の大会の勝者、あるいは各年度の勝者の優劣を比べることはきわめて困難だ。これに対して、陸上競技のようにCGS（センチ・グラム・秒）単位によって客観的に計量可能なかたちで合理化されているスポーツでは、「最も速く、最も高く、最も強く」の歴代一位を決めることは容易になる。

種目によって合理化の程度は一つ一つ異なるにせよ、近代において合理化されたスポーツでは、トレーニングは、スポーツごとに特定化された目的を目指して心身パフォーマンスを「最適化」する作業となる。そのとき人間の心身はスポーツのパフォーマンスをするための手段ないし介入対象として扱われ、トレーニングは心身への合理的な介入方法の一種になる。

パフォーマンス最適化のための方法には、従来からある運動の反復練習やトレーニングのように「普通の方法」として認められているもの以外に、ドーピングのように普通ではない「特別な方法」として禁止されたり、規制されたり、一部は許可されたりしているものがある。本章では、これらについて社会学的に分析するため、いったん善悪という道徳的判断や合法・違法との判断を行うことを括弧入れして、スポーツで行われる「パフォーマンス最適化のための方法」を「エンハンスメント（増強）」として位置づけ、ドーピングから普通のトレーニングまでを含めた「エンハンスメント連続体」として考えていこう。

エンハンスメントとは、第11章で紹介したとおり、生命倫理学の分野で議論されてきた概念で、人間の能力の強化や性質の改良を（通常は疾病治療に用いられるような）生物医学的な介入で実現することを意味している。そこで本論考では、スポーツのパフォーマンスの最適化を目指す活動であるトレーニングやドーピングを、より一般的にエンハンスメントと同じ枠組みに位置づけることで、スポーツマンシップやオリンピズムとだけ結びつけられがちなドーピングの問題をより広い視点から捉えることにしよう。

身体的エンハンスメントとしてのドーピング

一九七〇年代から、アナボリック（タンパク同化）ステロイドによる筋力増強はスポーツ界で頻繁に用いられてきた。とくに、一九八八年ソウル・オリンピックでの男子一〇〇メートル走で世界記録を樹立して金メダリストとなった「世界一速い男」ベン・ジョンソン（カナダ）が、ステロイドを使用していたために、直後にメダルを剥奪され、世界記録を抹消されたことは当時大きなニュースとなった。こうした禁止薬物や方法を用いて競技能力を高めようとするエンハンスメント行為は「ドーピング」として規制されている。

だが、スポーツが勝利を求める競争である以上、近代社会のドーピングへとつながるエンハンスメントの歴史は近代スポーツと同じくらいに古くからある。もともと、カフェインなどの興奮剤・精神刺激剤を用いてパフォーマンスの向上を図ることは、一九世紀から行われていた。その後、一九二〇年代には（現在は麻薬の一種として扱われるが、当時は取り締まりの対象ではなかった）覚醒剤アンフェタミンが自転車競技のアスリート達の間で広く使われたことがある。一九五〇年代以降には、プロとアマチュアを問わず広くアナボリックステロイドが使われ始めた。だが、その当時には、薬物を使用したかどうかを確認する検査方法がなかったため、あまり社会問題とはならなかった。

こうした薬物使用が社会問題となったのは、アナボリックステロイドを用いていたかどうかが尿検査で簡易に判明するようになった一九七六年のモントリオール・オリンピックからである。その後、体重コントロールのための利尿剤、精神を落ち着かせる精神安定剤としてのベータブロッカー、体内の酸素運搬を増加させる血液ドーピングや造血因子エリスロポエチンなども次々と問題となった。

一九八〇年代にはドーピングは激しく議論されたものの、当時の冷戦の問題（東側諸国での国家ぐるみのドーピング疑惑）も絡んで、国際オリンピック委員会は、規制に及び腰だった。放映権に関わる商業的な思惑（スター選手がドーピングで資格停止になることへの懸念）や各国政府間での利害対立のため、ドーピング規制への取り組みを行うことが十分にできなかったからだ。そうした風向きが変化したのは、冷戦体制が崩壊した一九九〇年代以降である。

一九九〇年代末には、ドーピング規制に消極的だった国際オリンピック委員会は、ソルトレイク・オリンピック（二〇〇二）招致の汚職で委員六名が追放されるなど経済的に腐敗した組織と見なされ、その権威が揺らいだ。そこで、国際オリンピック委員会とは別に、一九九九年には新たに世界アンチ・ドーピング機構（World Anti-Doping Agency：WADA）が設立され、現在のドーピング規制の世界的枠組みが作り出された。

毎年のように改定される『世界アンチ・ドーピング規定』（現在は二〇二一年版）には、生物医学の進歩による新しいドーピング手法の登場とその検出技術の開発とのいたちごっこや政治経済的な各国間軋轢に翻弄されるドーピング規制の難しさがよく表れている（World Anti-Doping Association 2021）。そこでのドーピングは、「一又は二以上のアンチ・ドーピング規則に対する違反が発生すること」として、操作的にだけ定義されている。つまり、エンハンスメントとして実際に競技を行う上で有用だったのか（パフォーマンスを客観的に向上させたのか）、どういう意図で用いたか（故意に薬物でパフォーマンスを高めようとしたのか）という点は、いっさい議論から外されている。

そして、具体的には、以下の行為がドーピング規則違反とされている。

①身体に禁止物質やその代謝物が存在すること
②禁止物質や方法を使用したり使用を企てたりすること
③検体採取の回避や拒否や不履行
④居場所情報義務違反（事前の検査回避）
⑤競技者またはその他の人が、ドーピング・コントロールの一部に不正干渉を施したり企てること
⑥競技者またはサポートスタッフが禁止物質または禁止方法を保有すること
⑦競技者またはその他の人が、禁止物質または禁止方法の不正取引を実行または企てること
⑧競技者またはその他の人が、競技会（時）において、競技者に対して禁止物質若しくは禁止方法を投与すること、若しくは投与を企てること、または競技会外において、競技者に対して競技会外で禁止されている禁止物質若しくは禁止方法を投与すること、若しくは投与を企てること
⑨競技者またはその他の人が、違反関与を行い、または違反関与を企てること

⑩競技者またはその他の人が特定の対象者と関わること
⑪競技者またはその他の人が、当局への通報を阻止し、または当局への通報に対し報復する行為

①と②以外は、ドーピングそのものではなく、ドーピングのほう助や隠蔽や偽証に関わった行為を指している。まるでスパイ防止法のような、怪しいものは罰するという発想に立っており、いくらでも拡大解釈の余地がありそうな規定である。

さらに重要な点は、この意味でのドーピングは、個人の行為ではなく、誰かと共謀しての行為であることが前提となっているところだ。ここで取り締まりの対象として定義されているドーピングとは、パフォーマンス向上のためのアスリート個人の非倫理的な行為というよりも、コーチやスポーツ医を含めて（ときには国家ぐるみで）組織的に行われる集合的行為（ドーピング・ネットワーク）である。

では、そもそも、こうした世界的な反ドーピング機関が設立されるまでに強く、ドーピングは批判されているのだろうか。この理由付けについて考えていくことにしよう。反ドーピング論には、大きく分けて二つの論拠がある。一つは、ドーピングがアスリートの健康上のリスクになり得るという点であり、もう一つはフェアプレーの精神に反するという点である。以下では、その二つについて順に取り上げていく。

治療（トリートメント）とエンハンスメント

アスリートの健康上のリスクに着目する前者の論拠はエンハンスメント論の文脈に置いて考えると、「治療（トリートメント）とエンハンスメントの区分（Treatment Enhancement Distinction：TED）」と総称される議論に関わっている。なお、こうしたエンハンスメントに関する議論をTEDとしてまとめたアレクサンドル・エルラーは、エンハンスメントを肯定する立場から、TEDを恣意的に治療（トリートメント）だけを重視してエンハンスメントを否定する「トリートメント・フェティシズム」として批判している（Erler 2017）。私は、必ずしもエンハンスメント肯定論の立場ではないが、エルラーと同様にTEDの議論には限界があると考えている。

ここで、多くの読者には突拍子もない疑問に聞こえるかもしれないが医学的治療としてのトリートメントはなぜ倫理的に批判されないのか、との問いを考え直すことにしよう。じつはこれは医事法学や医療倫理学の根本的問いである。たとえば外科手術のような医療行為は形だけみれば人間の身体を故意に傷つけており、刑法での傷害と変わらない。しかし、医療として社会的に認められたセッティングで、ライセンスをもった専門家が、クライアントに与える害が最小限になるように注意しつつ、病気の治癒と有害性のリスクを科学的に比較した上で行う点で合法とされている。もっとも重要なのは、クライアント本人が治療（トリートメント）の内容を理解した上で、自分の意志で同意しているという点にある（インフォームドコンセント）。この意味では、外科手術は傷害行為であり、たまたま違法性を阻却されているにすぎない。

病気の治療という目的が存在しないエンハンスメントの場合には、有害作用のリスクがある介入手法（薬物などによるドーピング）を、そもそも行ってはならないという規制の考え方の根拠はこの点にある（ただし、美容整形外科のような例外も認められている）。医療倫理学でいえば、「患者に害を与えてはならない（あるいは、害を最小限に）」という無危害原則に従えば、原則的にはドーピングは許されない。治療（トリートメント）の場合は生命の維持や健康の回復という有益性があるが、エンハンスメントの場合の目的は緊急性や必要性が高くないので、有害作用のあり得る介入方法は原則的には禁止すべきとなるからだ。パフォーマンスの向上というエンハンスメント目的であれば、有害作用のない（はずの）食品やサプリメントの使用は許されるが、健康リスクのある医薬品は禁止されるべきとなる。現在の反ドーピング政策の考え方の基本には以上のような発想がある。

ただし、そこには反論もある。エンハンスメント一般に当てはまることとして、エンハンスメントやドーピングのクライアントは患者ではない。その意味では、医療倫理学の原則をそのまま当てはめることはできない。エンハンスメントを容認する立場からは、本人が理解した上で判断してインフォームドコンセントを与えているならば、エンハンスメントは本人の心身のみに関わることがらであるため、自己決定権を広く認めるべきだという考えも成り立つ。つまり、他人に直接の迷惑はかけず、自分でリスクを理解しているならば、自分の身体に関する自己決定の内容に対して社会からいろいろ指図される必要は無い、ということになる。それは、個人の自由を制限するお節介（パターナリズム）につながる。

この観点からすれば、エンハンスメントに関して重要なことは、エンハンスメント実践そのものに対する規制の強化ではない。必要なのは、エンハンスメント技術の消費者としてのアスリートの権利を擁護し、騙されないように支援することになる。すなわち、アスリート自身が理解して正しい判断を下せるように、パフォーマンス向上の有効性を示す科学的証拠はあるのかどうか、有害作用の起きるリスクとその重症度はどの程度か、などの正確な情報の提供を義務付けるべきだとの政策的な方向性が示唆されるのだ。しかし、いまのドーピング規定には、そうした観点は存在していない。また、情報公開があったとしても、医学専門家とアスリートの間には知識の差があるため、実質的に消費者としての権利や健康が守られるのかどうかには疑問が残る。

エンハンスメント容認の議論に対しては、第11章でも紹介した『治療を超えて』（Kass and Safire 2003＝2005）と同様に、生命倫理学者からの反論も多い。それらについては後ほど、アチーブメント（達成）とエンハンスメントという論点を中心に紹介することにしよう。

さて、ここまでの議論は、TEDつまりトリートメントとエンハンスメントは異なった行為としてはっきり区分できるとの前提だった。しかし、トリートメントとして病気の治療だけではなく病気の予防まで含めると、トリートメントとエンハンスメントの区分は重なり合い連続的になっていく。たとえば、健常人へのワクチン接種は病気の予防のために広く行われているが、直接的な意味での病気に対するトリートメントではなく「免疫力エンハンスメント」と呼ぶべきものだ。また、アンチエイジングのためのさまざまな介入は、いまのところ明確に有効といえるものはない。だが、もし有用なものが開発されたとすれば、それは老化に抗するトリートメントであると同時に、高齢者を若い頃のパフォーマンスに向上させるエンハンスメントとも見なされ得るだろう。

二〇世紀前半での治療（トリートメント）とエンハンスメント

歴史的にみても、トリートメントとエンハンスメントの境界はあいまいだ（Hoberman 1992）。実際、二〇世紀前半にカフェインや覚せい剤のような興奮剤がアスリートに対して処方されていたとき、激しいトレーニングによる疲労や消耗を回復させて健康を維持するための治療薬として扱われていたという。当時は、こうした主治医（スポーツ医）によるアスリートの健康維持のための努力は、トリートメントであり、パフォーマンスを意図的に高めることを目指すドーピングとは異なると考えられていた。

また、同じ頃、運動の直前に酸素を吸入することでパフォーマンスを高めることができるとして酸素療法がブームとなっていた。現代でも酸素カプセルに入ることで疲労回復になると信じられているのと同じことである。こうした酸素吸入は一呼吸の間の血中酸素濃度を上げるだけで生物医学的にはほぼ無意味ではあるものの、ドーピングとの境界領域にあると見なされていた。スポーツ医も生物医学的には無効であることを知りつつ、アスリートから希望されれば、無害な介入でも心理的効果はあるだろうと考えて、酸素療法を行っていたらしい。

一九二〇～四〇年の間のドイツの医学界でのドーピングに関する論争を検討したジョン・ホバーマンは、「当時、最終的には、ドーピングは関係者のプライベートな問題として扱われた。検査法がなかった時代には、アスリートも医師も自分の良心に従って答えていただけだ」と指摘している（Hoberman 1992：144）。今日の反ドーピング政策では、風邪薬などの咳止め成分が禁止薬物のことがあるため、アスリート個人の詳細な処方歴がチェックされ、強制的な血液検査や尿検査も行われるのと比べれば大きな違いだ。

しかし、その時期でも、ドーピングそのものは倫理的に問題視されていた。たとえば、一九三二年のロサンゼルス・オリンピックでの日本選手団の水泳での活躍（事前に活躍を期待されていた米国選手団は惨敗）は、酸素吸入の効果による不正なものとして米国のマスメディアでは強く非難されたという（酸素吸入は当時も現在もドーピングとして規制されていない）。どこからがドーピングとして規制されるか、どこからがドーピング類似行為として道徳的に（政治的に）非難されるかは恣意的で、ナショナリズムや人種主義とも重なり合う。

最後になるが、スポーツ分野でのドーピングにおいてはTEDと関連するもう一つの問題点がある。それは、ドーピングを可能としているドーピング・ネットワークのなかに、アスリートとスポーツ医がしばしば含まれているところにある。つまり、ドーピングの禁止薬物は、アスリートが信頼しているスポーツ医からの処方薬でもあり得る。そのため、アスリートの立場からすれば、スポーツ医による治療（トリートメント）とスポーツ医によるドーピング（エンハンスメント）は連続体として経験される。国家ぐるみでドーピングが行われていた場合にはとくに、日常の健康管理のアドバイスや怪我の治療を行っているスポーツ医が、サプリメントのようにしてドーピング薬をアスリートに処方し、ドーピング検査をすり抜けるための手法（薬物ウォッシュアウトの日程管理や隠蔽薬の追加など）も指導することになる。そのなかでは、医学や体育学に基づいた科学的な（通常の）トレーニングとドーピングなどのエンハンスメントは一体化してしまい、パフォーマンス向上のためのエンハンスメント連続体となっている。さらに、スポーツ医がそこに関わることでトリートメントとエンハンスメンも区分のあいまいな連続体となってしまう。

つまり、TEDの議論は、エンハンスメントの倫理に関して一見するとわかりやすい指針ではあるが、実際にはトリートメントとエンハンスメントの区分は状況によって変化し得るものであり、さらにエンハンスメント連続体のどこを境界線としてエンハンスメントを定義して規制するか、という点では恣意性を免れることはできない。

反ドーピングの限界と獣医モデル

以上の議論を踏まえると、スポーツが勝敗や優劣を競うことで不平等を肯定する限り、エンハンスメント連続体の一部としてのドーピングは、合理化された近代スポーツの歴史と不可分の関係にあることがわかる。この点を、『ドーピングの哲学』のなかで、ジャン＝ノエル・ミサは次のように語っている（Missa and Nouvelc 2011 = 2017 : 61-62）。

公式のルールはドーピングを反則とみなしているが、非公式のルールは、一部の競技において、選手たちがドーピング精神に手を出すように強いているのである。このような二重のシステムは、すさまじい偽善を生み出している。

現在でのドーピングは、アスリート個人の行為としてではなく、スポーツ医や国家まで巻き込んだドーピング・ネットワークによって行われている。それにもかかわらず、反ドーピング政策は、アスリート個人のスポーツマンシップに訴えかける倫理教育と、ドーピングの健康リスクを（無知な）アスリート個人に対して教育する啓蒙に向けられている。このため、問題はさらに悪化している。

エンハンスメント連続体を支えるドーピング・ネットワークという近代スポーツの構造上の問題の解決が、アスリート個人に押しつけられることによって、ドーピング違反アスリートの「悪魔化」が生じている。ドーピング違反を行った選手は、教育にも啓蒙にも従わなかった「悪」の象徴のように扱われる。マスメディアにおいてバッシングを受けることはもちろん、ときには長期のスポーツ界からの追放によってアスリート生命を断たれる。

ミサは、米国の女子陸上アスリートのマリオン・ジョーンズが、二〇〇八年にアナボリックステロイドの使用などによるドーピング違反で、二〇〇〇年のシドニー・オリンピックで得た三個の金メダルと二個の銅メダルを剥奪され、記録も抹消されるとともに、禁固六ヶ月の服役にまでなった経緯（バルコ・スキャンダル）を紹介して、次のように述べている（Missa and Nouvelc 2011 = 2017 : 71）。

あるスポーツ選手が連邦当局の職員に、宣誓をした後で、例えばドーピング薬物の摂取を否定するなどして、嘘の申告をしたとすれば、実刑判決を課されることもある。アメリカでは、この「偽証罪トラップ」が、ドーピング事件に巻き込まれた人物から証言を引き出すための、強力な武器となっている。

なお、バルコ社は、米国の栄養補助食品会社だったが、実際にはドーピング検査で検出しにくいアナボリックステロイド（テトラヒドロゲステロノン）を含む薬物を、陸上、野球、ボクシングなど多くのアスリートに提供していたことが、二〇〇三年に発覚した。

また、一部の国を除けば、ドーピング違反は刑法上の罪ではないにもかかわらず、麻薬取り締まりのような抜き打ちでの血液検査や尿検査、練習場などの家宅捜索、ときには遺伝子検査までもが、競技会への参加資格として半ば強制的に課せられている。これらはすべて、近代の法治国家では、個人のプライバシー権であって、法に基づいた捜査令状が無い限りは国家が土足で踏み込むことができないはずの領域だ。

このようにアスリートの人権が無視されることが常態となっている現状について、ホバーマンは、スポーツ医学における「獣医モデル」の帰結ではないか、と指摘している（Hoberman 1992 : 280）。なお、この場合の獣医は、ペット用ではなく、競走馬など大型動物の獣医という意味になる。

彼は、医師が果たしている役割を、競走馬の場合とアスリートの場合とで比較する。競走馬のコンディションを整える獣医は、競走馬の健康や福利よりも、レースに勝利したいというオーナーの意志に従う必要がある。そして、レースをギャンブルとしての魅力のあるフェアな競争にしたいレース主催者は、ドーピングなどの不正を徹底的に検査で排除しようとする（競走馬には人権やプライバシー権はない）。そして、アスリートについても類似した状況があるのではないか、と示唆している。つまり、ドーピング・ネットワークに組み込まれたスポーツ医も反ドーピング政策に組み込まれた医師も、アスリートを、尊厳を有する人間としてではなく、競走馬と同じような管理すべき対象物として見ているのではないか。

さらに、ホバーマンは、スポーツ界においてドーピングが規制されたとしても、エンハンスメントへの欲望は精緻化されたコーチングによって継続され、心理操作で「催眠状態の脱人間化されたロボットのようなアスリート、痛みを感じなくなり、スポーツを止めることのできない状態になった生き物」が生み出されるのではないか、と暗鬱なビジョンを提示している（Hoberman 1992：283）。もちろん、これは、獣医モデルの極限を戯画的に示したに過ぎないし、誰一人として、そんなアスリートたちが競い合うスポーツを望んではいないだろう。だが、エンハンスメントという問題設定からみれば、もし仮にドーピングを禁止してコントロールできたとしても、アスリート自身を含めた私たちにドーピングを欲望させ、ドーピングを実現可能にさせている根底にある条件は手つかずのままだ。

治療（トリートメント）が「健常」を超えるとき

さらに、いわゆるドーピングとは異なるが、ＴＥＤの議論の限界を示すのは、障害者に対するトリートメントとして行われた生物医学的な介入が、「健常者」に近づけるのではなく、「健常者」を超えたエンハンスメントになる可能性もあることだ（大野 2019）。その点が議論となっていたのは、パラアスリートとして知られるマルクス・レーム（ドイツ）のケースである。彼は二〇一二年のロンドン・パラリンピックの男子走り幅跳びで、片足膝下義足のクラスで金メダルとなった。二〇一四年に、レームはドイツ選手権に障害者クラスとしてではなく出場し、「健常者」アスリートを抑えて優勝する。だが、他のアスリートから異論が出て、欧州選手権には出場できず、その後の二〇一六年のリオデジャネイロ・オリンピックに向けて、彼は、パラリンピックではなくオリンピックへの出場を求めて訴えるが、それに対して国際陸連は厳しい参加条件を出す。具体的に、それは、義足の装着が競技のパフォーマンスに有利ではないことを客観的に証明せよ、というものだった。ケルン体育大学やＮＨＫの協力による検証も行われたが、国際陸連は結論をもち越し、レームはリオデジャネイロ・オリンピックには出場できず、東京オリンピック出場も認められなかった。このケースでは、トリートメントとしての義足の機能が生体工学的に向上して、下肢の代替物にとどまらず、下肢のエンハンスメント（サイボーグ技術）へと進化する可能性が見えてきた場合の難しさが示されている。

仮に、レームの義足が競技に有利なものだと証明された場合、「健常者」アスリートと同じ条件で競技を行うために、レームは（パラリンピックで使われる）優れた義足ではなく、より劣った「健常者」並みの義足を使うというハンディを付けた場合に限って、オリンピックに出場できるということになる。この点は、より一般化すれば、障害やジェンダーを含めて人間にはダイバーシティ（多様性）が存在することを認めた上で、スポーツにおいてフェアな条件で競い合うとは何を意味するのかという議論と密接に関わる。次節以降では、この問題を考えてみよう。

フェアであるとはどういうことか

ＴＥＤと並んで反ドーピング論を支えるもう一つの思想は、ドーピングはフェアではないとの考え方である。このエンハンスメントがフェアかどうかという問題設定には二つの側面がある。

一つは、優れたパフォーマンスを獲得する手段という側面で、努力や研鑽を通じたアチーブメント（達成）は、エンハンスメントによって勝ち取られた成果よりも、それ自身として道徳的に優れているとの考え方だ。英語で“Gain without pain”という表現（苦労なくして利益はない）があるように、自分自身の努力ではなくエンハンスメントを行うことで優位性を得ることはズルであって、フェアではないとされる。

もう一つは、同じ平等な条件で競い合うからこそ、スポーツでの勝利や記録に意味があるのだから、エンハンスメントはその前提となる平等性を損なうのでフェアではないという考え方だ。スポーツだけでなく、エンハンスメント一般についても、エンハンスメントが商業化された高額サービスとして提供された場合には、豊かな人びとが能力やパフォーマンスを高めることでさらに有利になり、社会的な格差が固定化するとの批判もある。

第一の論点、つまりアチーブメントとエンハンスメントの違いについての議論は、人間の尊厳とは何かに関する社会的な価値観と深く関わっている。たとえば、オリンピックにおいてパフォーマンスや身体的能力の卓越性を前にして、多くの人びとは感動し、そのアスリートを賞賛する。その場合は、パフォーマンス行為そのものへの尊敬の念はもちろんだが、それ以上に行為者としてのアスリートの自分自身を超えようとする向上心によるアチーブメントを高く評価して、その人に敬意を払うことになる。この観点からすれば、エンハンスメントは、人間の全体性としてのアチーブメントという最も重要な内在的な価値を忘れ去って、外から客観的に計測できる評価（勝利や記録）という二義的な価値の虜となってしまい、自分自身を自由に改造可能な道具のように扱うことで人間の尊厳を傷つける行為と見なされることになる。

ただし、このようにアチーブメントとエンハンスメントを対比する議論は、人間の尊厳についての一つの考え方に過ぎないともいえる。そのため、公共政策として人に強制するような性質のものではない。具体的にいえば、努力による達成は称賛されるべき行為だと主張はできるが、エンハンスメント（やドーピング）に頼ることは禁止すべきことだとまでは主張できない。つまり、人びとが自由意志でエンハンスメントを行うことを規制すべきだという政策には直結しない。

フェアであることと平等性

フェアプレーに関する第二の論点は、競技における平等性と関わっている。パフォーマンスの卓越性というアチーブメントには努力や向上心が必要なことはもちろんだが、オリンピアンのようなエリートのアスリートの場合とくに生得的な資質（遺伝学的な正常範囲内ので差異）が重要であることは誰もが認めるだろう。そうした生得的な資質の一部は天賦の才能として理解されている。だが、すべての資質が同等に才能として扱われるわけではない。

たとえば、一部の格闘技のような対戦形式のスポーツでは、生まれつきの身体の大きさをそろえることが平等な条件を作り出すフェアなやり方だと考えられている。また、男女差についても同様のことが想定されて、男女のジェンダー別に行われる競技もある。ただし、身体の大きさをそろえるとき、主として体重別の分類が用いられ、いくつかの競技では体重よりも身長や手足の長さの方が重要であるにもかかわらず、身長別のクラス分けは行われていない。つまり、どの資質を選んで事前にクラス分けするのがフェアなやり方になるのか、は恣意的に決められている。

そして、この平等性とドーピングやエンハンスメントに関する議論が複雑に絡み合っているのが、ジェンダー別に行われるスポーツでのテストステロンの扱われ方だ。テストステロンは、人間の身体に自然に存在する物質で、ひげなどの体毛などの身体の性別（セックス）を作り出す男性化作用と筋肉量を増大させるタンパク同化（アナボリック）作用をもったステロイドホルモンの一種だ。ドーピングで使われるアナボリックステロイドは、テストステロンなどの男性ホルモンを模倣して人工的に作られている。そのため、女性アスリートに対してアナボリックステロイドがドーピングとして投与されると、「男性的」な骨格や筋肉パターンとなり、生理が不順になったり、ひげが生えたりすることもある。

アスリートが人為的にアナボリックステロイドとしてテストステロンを用いた場合にはドーピングとして扱われる。だが、問題となって激しく議論されている点の一つは、生まれつきテストステロンの分泌量が高い女性が存在している点だ。現在では、スポーツ以外の領域では、こうした状態は必ずしも、それ自身として異常値や疾病や障害とはみなされず、ジェンダー／セックスのダイバーシティの一種として扱われることが多い。なぜなら、人間のジェンダーは多様で、厳密には男性と女性に二分することは不可能であって、遺伝子、染色体、ホルモン、内性器、外性器、性自認、他者から見た性、性的指向、など多様な側面があるからだ。

そうした性分化障害と総称される人びとの一人であった南アフリカのキャスター・セメンヤは一八歳の時、二〇〇九年にベルリンで行われた世界陸上の女子八〇〇メートルで優勝した。その後、彼女が男性であるとの疑惑がもち出され、セメンヤは、世界陸連によって性別検査を強制された上に、テストステロン値を、通常の女性と同じにまで下げる処置を受けることを要求された。その後、テストステロン値を下げる処置を受けた状態で二〇一二年のロンドン・オリンピックに出場したとき、女子八〇〇メートルでセメンヤは銀メダルとなった。ところが、二〇一七年にロシアの国家ぐるみのドーピング疑惑が生じ、そのとき金メダルを獲得していたマリア・サビノワはアナボリックステロイド（オキサンドロロン）を用いたドーピング違反で失格となり、セメンヤが金メダルへと修正されたのである。

その後、テストステロン値の高い女性アスリート（デュティ・チャンド（インド））の訴えによる裁判の結果、テストステロン値を下げる治療を要求する規定は二〇一五年に廃止された。二〇一六年のリオデジャネイロ・オリンピックで、自然のテストステロン値のままのセメンヤは金メダルに輝いた。だが、そのとき女子八〇〇メートルで金銀銅メダルを獲得した全員が、テストステロン値の高い女性アスリートだったことが、他のアスリートたちから問題視された。そのため、二〇一八年に世界陸連は再び、テストステロン高値が競技の成績に大きく影響するという理由から、そうした女性アスリートが競技に出場するためにはテストステロン値を下げる処置を受けることが条件になると規定したのだ。こうした点については、二〇二三年の段階でも、トランスジェンダーのトランス女性を女性アスリートとして参加資格を認めるかという問題も含めて、議論が継続している。

現状では、テストステロン高値（＝筋肉量が多い）という遺伝的素質が、アナボリックステロイドを用いた意図的なドーピングと同じように扱われて、競技資格喪失に至ったり、投薬や手術によって他の「普通の」女性アスリートと同じホルモン状態に人工的に矯正されたりすることが行われている。

大野哲也はこの件について、「たとえ生物学的に女性で、ジェンダーも性自認も女性であったとしても、テストステロンの分泌量が規定以上であれば、スポーツ的には「女性でない」という烙印が押されるという奇怪な状況」と表現している（大野 2019：305）。

いっぽうで、「普通」の女性アスリートから見れば、生来の資質であれドーピングであれ、努力と向上心によるアチーブメントでは追いつけないレベルの筋力という不平等な状態が出発点となるのであれば、それはもはやフェアな競争として成立しない。だが、さらに考えれば、テストステロン高値という素質だけでエリートのアスリートになれるわけはなく、セメンヤの金メダル連覇は走り込みの努力を重ねたことによるアチーブメントであることも確かだろう。

ダイバーシティとエンハンスメント

セメンヤの例はスポーツにおけるジェンダーの問題も関わっているためにとても複雑になっているが、遺伝的素質がエンハンスメントと同様の効果を生み出してしまった可能性のある例は他にも存在しているし、今後の問題はさらに広がっていくだろう

その一つは、哲学者パスカル・ヌーヴェルの挙げているフィンランドのノルディック・スキー選手エーロ・マンティランタのケースだ（Missa and Nouvelc 2012＝2017：25-42）。彼は、一九六四年のインスブルック・オリンピックで二つの金メダル、一九六八年のグルノーブル・オリンピックでは銀・銅メダルを獲得している。その後、ドーピングの疑いをかけられたマンティランタは医学的な精密検査を受け、生まれつき血液内の赤血球の数が多いということが判明した（真性多血症）。真性多血症は、

血液の粘性が高いために脳卒中などを起こしやすいというリスクはあるものの日常生活に支障を来すことはない。それどころか、血液の酸素運搬の効率がいいために、持久力の必要なスポーツであるマラソンやノルディック・スキーには有利なのだ。

実際、赤血球を増やすための自己血輸血は血液ドーピングとして禁止されている。その後、赤血球を増加させる造血因子エリスロポエチンが発見され、医療の分野では、貧血の治療薬として一九八九年から使われるようになった。そこで、一九九〇年代には自己血輸血に代わって、これをエンハンスメント目的で用いることが広がり、エリスロポエチンもまたドーピングとして禁止された。

そして、一九九三年にはマンティランタとその血縁者の一部の遺伝子を詳細に検索した結果、彼にはエリスロポエチン受容体遺伝子の突然変異があってエリスロポエチン感受性が高くなっているために、エリスロポエチンの量は正常でも過剰に赤血球が体内で作られていることが判明した。つまり、人間の遺伝的なダイバーシティによって、マンティランタの体内では血液ドーピングと同じことが自然に生じていることになる。

ヌーヴェルは、「競技とは、少なくとも原則としては、所々の小さな差異の公正な対峙に依拠している。それらの差異は私たちには隠されており、ある特定の文脈においてのみ明るみになりうる。こうした差異が（私たち自身や他人に対して）隠されている限りでしか、競技は意味を持たないのである」と考察している（Missa and Nouvelc 2011 = 2017 : 39）。そして、かつては「無知のヴェール」で隠されていた遺伝的資質のアチーブメントへの寄与が、マンティランタの場合のように、ヒトゲノム解読以降の生物医学テクノロジーによって明らかになってしまえば、スポーツにおける平等性という観念も変化し、それとともにスポーツそのものも変わっていくだろうと結論づけている。テストステロンをめぐる困難な諸問題は、その先駆けである。

哲学者のガイ・カハネとジュリアン・サバレスキュが指摘するとおり、実際に存在するエンハンスメントは、ノーマルと隔絶したSF的なスーパー人間を生み出すのではなく、ダイバーシティ（人間のノーマルな変異）の範囲内で人間を変容させるに過ぎない。そのため、ダイバーシティを生み出す人間の遺伝的資質に関する生物医学的知識の存在そのものがエンハンスメントに対する見方や人間の価値観（アチーブメントの意義や平等性のとらえ方）に大きな影響を与え得るのである（Kahane and Savulescu 2015）。

人間の生来的なダイバーシティが、生物医学によって分析され一つ一つの要素として解明されてしまえば、与えられた変更不可能な運命としてではなく、生物医学によって操作可能な要素の一つとして扱われることになる。そして、ときには、その差異は生物医学テクノロジーによって修正されるべき「不平等」と感じられてしまう。その意味では、エンハンスメントを受けることが非難されるのではなく、希望者がエンハンスメントを受けられないことが問題視される時代が近づきつつあるのかもしれない。そうした状況下で、フェアな競争を行うには、スポーツにおいてもボディビルの場合のように、ドーピングなどのエンハンスメントを行っている者とそうでない者の大会を別にするのも一つの方向性だ。筋力については、男女別でなく、テストステロン値でのクラス別にする方が合理的だろう。

しかし、ダイバーシティの尊重とは、そうした人間の細分化の進行であってよいのだろうか？

第4部　〈医〉と社会

第13章　安楽死は一つの顔をしていない

二一世紀に安楽死すること

「この薬物を服用すると六〇〜九〇秒で昏睡状態になり、数分以内に死亡します。この薬物の効果について理解していますか?」

「はい」

「考えが変わったら安楽死を中止しても構いませんが、続けますか?」

「はい」

これは、米国オレゴン州での安楽死をあつかったドキュメンタリー映画『オレゴンでの死に方』での安楽死直前での支援者と本人との間での対話である（Richardson 2011）。この直後に、がんによる痛みに苦しむ患者は、医師から処方された薬物を服用して自死のかたちで安楽死する。オレゴン州はこのタイプの安楽死を最初に認めた州で、一九九七年に施行された「尊厳死法」に基づいて、いくつかの条件を満たした患者に対して医師は致死的な薬物を処方できるようになっている（医師介助自殺）。説明を受けて十分に本人が理解し納得した上での同意というインフォームドコンセントの手順に従い、安楽死のための服毒という行為を理解しているかどうかと、考えを変えた場合の拒否権があると理解しているかどうかの二点が、確認されている。このやりとりは動画として保存され、安楽死であって犯罪性は無かったという証拠となる。オレゴン州だけではなく、米国で安楽死を認めている州、EUの安楽死を認める国々でも、ほぼ同様の手続きが行われる。安楽死の法的位置づけは州や国によって異なるが、このような「医師介助自殺」といえども、法的には自殺ほう助であり、特別な条件のもとでのみ犯罪として処罰しないという考え方が主流である。こうした法解釈は、違法性阻却と呼ばれる。法の形式では違法ではあるが、実質として処罰が不要な行為として例外的に犯罪ではないと認められている。

同様に医師介助自殺としての安楽死を認めているスイスでは、外国人旅行者に対する安楽死も容認されている。そのため、周辺諸国からの「安楽死ツーリズム」が問題となっている。「安楽死」のために、日本から渡航する場合もある（宮下 2021）。また、医師介助自殺だけでなく、医師による積極的安楽死（医師が致死量の麻酔薬を点滴に混ぜて静脈注射する殺人行為）が違法ではない（殺人ではなく安楽死）と認められている国にオランダやベルギーがある。オランダでは、二〇〇一年に世界初の「安楽死法」ができて以来、安楽死者数は増加傾向で、二〇一七年で年間六〇〇〇人（全死亡者数の四・四％）に達した（松田 2018）。また、安楽死の大半は医師による積極的安楽死で、自死介助はそのなかのわずか三・八％に過ぎない。なお、二〇二二年でも、オランダの全死亡者のなかで安楽死による死者数は五・一％だから、二〇一七年の四・四％に比して、横ばいか微増という傾向である（児玉 2023）。

マスメディアで取り上げられる「安楽死先進国」――世界的には少数派の国々や州だが――では、安楽死は、患者本人の自己決定である自死を、医師が承認して直接・間接に手助けする「医師介助自殺」（積極的安楽死）が主流となりつつある。つまり、二一世紀において、本人による嘱託殺人や自殺と安楽死の実際上の区分はあいまいになっている。

だが、これは安楽死の一つの顔にすぎない。

死の作法とは違う見方で

本章では、安楽死を死そのものとして考えるのでなく、生とのつながりにおいて「想像される死」という観点から見なおしたい。安楽死は"euthanasia"の訳語で、その元の意味は「良い死」である。では、普通なら「良くないもの」として忌避されるはずの死が、「良い死」として想像されるのはどのような場合だろうか。

それを明らかにするため、具体的には、どのような生き方をしている人びとが「良くない生」とされ、安楽死する／させられるべき対象としてみなされるのか、という点に着目する。ここで重要なのは、そうした人びとが、実際にどのように生きているかという事実ではなく、どのような悲惨な生き方をしていると思いこまれているかの空想的なシナリオである。

安楽死する患者の典型例として想像されていたのは、次のような状態だった。

①安楽死を自己決定して希望し、
②不治の病や障害によって、
③死期が近いターミナル状態（たとえば三～六ヶ月）で、
④耐えがたい身体的な苦痛に苛まれ、
⑤意識があってコミュニケーション可能で自己の意志を表明できる人びとである。

最初に紹介したオレゴン州での自死による安楽死のケースも、こうした状態だった。

こうして条件を絞り込んだとしても、歴史的にみて、安楽死はすんなりと合法的と認められているわけではない。その逆に、医療者も患者の周囲の人びとも、医師の手を借りた自死を避けるためのさまざまな医療や看護や介護の努力を積み重ねてきた。だが、安楽死を望む人びとは昔から存在し、医療現場は密室性が高かったため、脱法的に、関係者の合意の元での内密で非公式の安楽死行われていたこともまた確実だろう。そこを改めて白日の下に置き、道徳的・法的に線引きするとなるとさまざまな困難が生じる。

たとえば、患者が安楽死を望んだとき、医師は拒否できるか、従うべきか、また、安楽死を医療の一部と認めるとすれば、医師は患者の自死の意志を実行する（診療に応じる義務と同等の）義務を負うのか、という問題は、昔から議論されてきた。そして、もし安楽死を容認するとすれば、その手段として、死を直接にもたらす方法（致死量の薬物の注射など）を取ること（積極的安楽死）は許されるのか、痛みを除去する鎮痛剤の副次的結果として生命が短縮すること（間接的安楽死）は許されるのか、「延命」のための特別な治療を止めて通常の治療や緩和ケアだけを行うということ（消極的安楽死）は許されるのか、すでに始めている治療を中止することと治療を開始しないで差し控えることは道徳的に区別すべきなのか、など、さまざまな問題点がさらに議論され続けてきた。また、安楽死かどうかの境界線上にあるケースとして、苦痛緩和のためという理由で、鎮痛剤ではなく強力な鎮静剤や麻酔薬を用いて患者の意識を失わせる手法（セデーション）が問題化している。セデーションによって患者は意志決定や意思表明ができない昏睡状態になるため、安易に使われれば、患者の自己決定権を奪ってしまうからだ。

いっぽう、安楽死を容認することに反対する議論にもさまざまな立場がある。生死に関することは神の領域であって人が勝手に決めるべきでないとの宗教的な反対論や、どんな理由でも意図的な殺人は人間の生存権と尊厳を傷つけるとする反対論、意図的殺人は医師の医療倫理の基本である「害を為すなかれ」に反するとの反対論などだ。また、ある種の患者に対しての意図的殺人を法的に容認すると、殺害に対する心理的制約がはずれて、人命尊重という道徳的規範も弱体化するとの議論もある。すなわち、安楽死を正当化する考え方の拡大解釈が進んで、本人の意志に反して、社会的に弱い立場の人びとが死に追いやられるとの反対論（「すべり坂論」）である。

安楽死のすべり坂論とは何か

すべり坂論は、一見すると奇妙な言いがかりにも思えるかもしれない。たとえば、耐えがたい苦痛のもとにあるがん患者に対して、「あなたは自己決定で安楽死を選択したとしても、それをいったん認めるとやがて拡大解釈されるに違いないから、社会として安楽死を認めることはできない」といっても、説得力はないだろう。

ただし、現実の歴史を振り返ると、すべり坂論の懸念には一定の根拠がある。それは、第二次世界大戦中にナチスドイツで行われていた安楽死計画（T４計画）というスキャンダルにみることができる（Klee 1983 = 1999）。これは、一九三九年にヒトラーの命令で行われた秘密計画で、医師の診断書に基づいて選別された精神・身体・知的障害者（児）が殺人施設に移送されて強制的に「安楽死」させられていた。戦後に、数十万人の計画的殺害が明らかになった。戦争犯罪を裁いたニュルンベルク裁判（の医師裁判）では、被告となった医師らは自らの殺人行為を「不治者への憐れみ」による安楽死だったとして弁明した。これもまた、恐ろしい姿ではあるが、安楽死の一つの顔だ。

近年の研究では、ナチスドイツがドイツ国民に対する医療・福祉の充実や健康増進の面では「進歩的」であったことがわかってきた（Proctor 1999 = 2003）。ナチスドイツは、患者の自己決定権を重視し自己決定に基づいた安楽死を容認する法案も準備していた。つまり、患者の人権を守っていたともいえる。ただし、その法案では、自己決定のできない人びと（精神・知的障害者（児）など）については、安楽死の自己決定を代理者が行う厳密な法的手続きが定められていた。つまり、どういう人びとが安楽死の対象となるべきかについては、政策立案者の想像のなかで、自己決定できない人びとも含まれるべきとイメージされていたのだろう。

安楽死を大量虐殺につなげる背景にある論理は、「生きるに値しない命」を抹殺することは容認されるとの思想だった（森下＋佐野 2020）。最初に、死よりも「良くない生」が存在することを認めるならば、そうした人びとを安楽死させることは道徳的に容認される。次には、自己決定の代理の決定で、健常者の社会が「不治者への憐れみ」に基づいて安楽死を行うことは、「良くない生」に対する死の義務として拡大していく。これが「すべり坂」の現象である。実際に、ナチスドイツの医師たちは、大量虐殺のことを知っていても、それを安楽死の一種と見なして自発的に協力していた。

このとき、強制的安楽死の典型例として想像されていた人びとは、次のような状態だった。

①安楽死を希望ないし決断したわけではなく、
②不治の病や障害はあるが、
③死期が近いターミナル状態ではなく、
④耐えがたい身体的な苦痛に苛まれている場合もあればそうでない場合もあり、
⑤多くは自己の意志を伝えることが困難な精神・身体・知的障害者（児）である。

もともとの「安楽死」とは②不治の病や障害という共通点しかなく、結局は戦争遂行にも国力増強にも役に立たない生産性のない存在と決めつけられた精神・身体・知的障害者（児）が大量虐殺されてしまった。

例外であるはずの安楽死が、すべり坂を転げ落ちるように拡大し、社会的弱者の無制限な虐殺につながってしまった原因は何だったのか、そしてそれを防ぐにはどうすればよいのか、その倫理的な問いが二〇世紀半ば以降の安楽死に関する議論の根本にある。その結果、安楽死を一〇〇％容認しない立場以外に、すべり坂の歯止めとして考えられた方法には二つあった。それらは、尊厳死論と死の自己決定論である。障害者に対する強制的安楽死への反省を基盤として、その歯止めを考慮しつつ安楽死を論じることが、二〇世紀の安楽死論の特徴だった。

まず、尊厳死論は、致死量の薬物などによって積極的に生命を短縮する方法（自死や嘱託殺人）を容認しないことを歯止めとして設定し、治療を中止したり差し控えたりする（死ぬに任せる）ことだけを尊厳死ないし自然死として容認する考え方である。もう一つの死の自己決定論は、個人の自由を擁護することを強制的な大量虐殺を防ぐ歯止めとすることをめざし、患者の自己決定権を強調する考え方である。

消極的安楽死の二つの顔――尊厳死とホスピス

ナチスドイツの安楽死計画が大きいスキャンダルとなったために、二〇世紀後半では、安楽死という言葉そのものが、障害者差別や大量虐殺の戦争犯罪というイメージと結びつき、タブー視された。そのため、一九七〇年代後半から、世界的な安楽死をめぐる議論では、安楽死という言葉が忌避され、その言い換えとしての尊厳死や自然死が議論されるようになっていく。こうした尊厳死論・自然死論の特徴は、積極的安楽死のような直接的な殺害の手法は用いないことをすべり坂への歯止めとして、治療を中止したり差し控えたりする消極的安楽死の間接的な手法を用いる点にある。

また、この時期に積極的安楽死があまり議論されなくなった背景には、末期がんなどによる痛みをコントロールする医療技術の進歩がある。それによって、身体的な苦痛のために安楽死を希望する患者はゼロにはならないものの少数派となった。

ただし、「想像される死」に着目する本章の視点からいえば、この同じ時期に出現したホスピス運動や緩和ケアは、タブーだった安楽死という語を避けているものの、実際には、ゆっくりとした消極的安楽死の一種ともみることができる。積極的な治療は最小限に、治療しないことで生命が短縮する可能性を容認しつつ、安楽な死を目指すからだ。つまり、ホスピス運動や緩和ケアもまた、安楽死の別の顔なのである。

安楽死としての「尊厳死」や「自然死」が論じられるようになったきっかけは、一九七五年の米国でのカレン・アン・クィンラン事件だった（香川 2006）。当時二一歳のカレンは、薬物中毒によって、コミュニケーション困難で寝たきりの「植物状態」となり、当初は人工呼吸器も必要だった。これに対して、彼女の父親が、自分を後見人として（代理での）自己決定権を行使し、人工呼吸の中止を認めるように裁判に訴えたのである。一九七六年の二審判決は父親の訴えを認め、カレンからは人工呼吸器を外すことになった。その後、彼女は意識回復しなかったが、人工呼吸器なしでその後九年間生存した。このケースからわかるとおり、そして私自身の臨床経験からみても、医学的な予後判断や治療の有益無益という議論は、案外とあてにならないことが多い。人間の個人差はそれだけ大きい。

その後、米国では、治療方針に関する自己決定権を保証する手続きとして、本人の意識がはっきりしていて自己決定のできる段階での書類を作成することが目指され、「リヴィングウィル（生前の遺言）」や「事前指示書」に基づいた法的手続きが整備された。これらの死に方のかたちは、尊厳死や自然死と呼ばれた。こうした法的手続きは、今日の日本での人生会議（アドバンス・ケア・プランニング（ACP））の手法へとつながっていくものである。なお、ACPとは、人生の最終段階での医療やケアについて、患者本人と身近な人、医療者などが事前に繰り返し話し合い、その内容を文書記録に残しておくことを指している。

これらのケースで、尊厳死や自然死する患者の典型例として想像されていたのは、次のような状態だった。

①消極的安楽死を事前に希望していたか、家族など代理人が現時点で希望しており、
②不治の病や障害ではあるが、
③死期が近いターミナル状態とはいえず、
④意識が無いため耐えがたい身体的な苦痛があるとはいえず、
⑤現時点での自己の意志を表明することは不可能な人びとである。

より具体的にいえば、認知症による判断力の低下や全身の衰弱によって自分の意志を表明することができなくなることを予期し、その恐れに対する備えとして事前に意志決定しておくことが尊厳死や自然死やACPなのである。それまでの安楽死論で重視されていた④耐えがたい身体的な苦痛は、ここでは重視されない。つまり、安楽死の対象となる「良くない生」の重心が、いまの痛みに苦しむ人びとから、意志をコミュニケーションできなくなる将来を予期して苦しむ人びとへと変容したわけだ。

しかし、尊厳死論に対しては、とりわけ日本において障害者運動や障害学からの強い批判がある。一つは、自分の意志をうまく伝えることのできない状態を安楽死の対象と考える前提には、精神・身体・知的障害者（児）の生を「良くない生」と一方的に決めつける価値観があるのではないか、という点だ。ただし、尊厳死論が、もし仮にそうした障害者に対する構造的差別に荷担するものだったとしても、ナチスドイツが行った組織的な大量虐殺へのすべり坂をすべり落ちるわけではない。そこには明確な歯止めが存在している。尊厳死は、自然死ともいいかえられるとおり、致死量の薬物を用いる積極的安楽死とは区別される。

もう一つの批判は、もし、自己決定権を、安楽死するその時点での本人の意志（直前での拒否権を含む）として厳密に理解するなら、事前の文書による同意や代理人による代諾は自己決定ではないという点だ。多くの難病の人びとの証言からも、人間の意志決定は一貫しているものではなく、軽症で病状の進行を思い悩むときはネガティブであっても、実際に悪化してもなんとかなることがわかれば、ポジティブになることも多いと知られている。そして、理屈の上では、そのように変化し得るプロセスとしての自己決定を支援するのが、現代のＡＣＰの役割となるだろう。ＡＣＰは一回限りの書類作成で終わるのではなく、継続的な対話であることが特徴とされている。

ただし、ＡＣＰの対話プロセスそのものは、医療者の自己満足になりがちで、慢性的な疾患や障害を抱えた人びとにとっての過剰な負担ともなる。さらに、そうした意志確認の反復は、医療者と患者という不平等な権力関係のもとで、ケアを受ける側の意志を抑圧してしまうこともある。医師で、呼吸筋を含む全身の筋肉が動かなくなっていく難病ＡＬＳ患者で人工呼吸器ユーザーでもある竹田主子は、ＡＣＰの弊害について次のように率直に語っている（竹田 2023：40）。

患者の価値観を共有して、医療ケアを決めていくのが会議の目的の一つですが、生まれたときから育った環境も、生き方も違う、知らない人の寄せ集めで会議をやっても、価値観を共有できるはずがないと思っています。それぞれの職種が自分達目線の質問を投げかけ、意見を述べることが多く、患者にとって今は考えたくもない死や呼吸器について、時に決断を急かし、自分の今日の成果を重視します。患者はそれでも、撤退されると困るので我慢するしかなく、会議を憂鬱に過ごします。

医師である竹田であってもこうした状況に置かれるのは、第1章で論じたとおり、医者患者関係における権力とは、知識の有無やコミュニケーション不足に由来するものではなく、構造的なものであるためだろう。

死の自己決定論　死は誰のものか?

二一世紀現在の安楽死は、その人らしい死の実現として想像されている。そして、その人らしい死を迎えることができるように自己決定を支援することは、それが形式としては自殺ほう助や嘱託殺人の行為であっても、しばしば医療やケアの行為として肯定的に語られる。だが、そもそも、生死に関わることにおいて、本人の自己決定を実現するように努めることは医療やケアの第一の目的だろうか。

もし、この問いにイエスと答えるのであれば、冒頭に紹介した積極的安楽死もまた自己決定としては容認されることになる。さらに、権利の保障という視点にたてば、死の自己決定は患者の権利行使の一つとして積極的に支援すべきものとなっていくだろう。

二一世紀における積極的安楽死を容認している地域における議論は、まさにそうした方向に進みつつある。たとえば、医師介助自殺のみを容認している地域の場合、病状が進行して身体不自由になり、自分では医師から処方された薬物で服毒死できなくなることを防ぐため、安楽死（医師介助自殺）の時期を前倒しにすることがある。また、身体的な苦痛だけではなく、ベルギーでは精神的苦痛による積極的安楽死、オランダでは老いによる心身の不調による苦痛を理由とした積極的安楽死も容認されている。精神的苦痛は死を目前とするターミナル状態とは異なるし、老いは人生のライフサイクルの一部であって不治の病や障害ではない。さらに、そうした国々では、いくつかの条件を満たせば、子どもの積極的安楽死も可能となっている。オランダでは、認知症の場合の積極的安楽死は、死の直前の意志確認ではなく、認知症が進行する前の事前同意で可能との最高裁判決が二〇二〇年に出されたという。

以上をまとめると、現在の積極的安楽死する患者の典型例は次のような状態だろう。

①積極的安楽死をその時点で希望しており（事前の希望でも認められ得る）、
②不治の病や障害であるとは限らず、
③死期が近いターミナル状態とはいえず、
④耐えがたい苦痛に苛まれ（身体的な苦痛だけとは限らない）、

⑤自己の意志を表明できるか、かつてはそうだった人びとである。

とくに、医師が致死量の薬物を点滴で投与する積極的安楽死と患者自身が処方された致死量の薬物を服用する医師介助自殺の両方を安楽死として容認しているカナダでは、死への自己決定権の拡大という政策的な方向性を明確にしている（児玉 2023）。それらは、「死への医療的援助（Medical Assistance in Dying：MAID）」と呼ばれ、緩和ケアから安楽死までを連続的に医療の通常の一部として捉えているからだ。カナダの安楽死は、二〇一五年にケベック州で、二〇一六年には連邦として合法化された。その当時は、①死期が予見されていること、②患者本人が許容できると考える条件下では軽減することのできない耐え難い苦しみの二つが、安楽死の要件とされていた。

だが、二〇二一年には①のターミナル期という要件が不要となって、死が迫っていない状態であっても安楽死が可能となっている。さらに、身体的苦痛ではなく精神的苦痛による安楽死を容認するかどうかが議論されている。その背後にあるのは、権利として死の自己決定権を認めている以上は、すべて人に同等の権利を保障する必要性があるという論理だ。精神的苦痛を身体的苦痛と別のものとして扱うことは、精神障害者に対する差別的な取り扱いであり、精神障害者の権利行使への社会的障壁とみることができる。

死の自己決定論は、安楽死を希望しないと意思表示している人は安楽死の対象とはならない点で、強制的な安楽死という大量虐殺へのすべり坂に対する歯止めである。ただ、そのいっぽうで、安楽死する患者として想像されている対象は、何らかの苦痛のために自分の生を「良くない生」と感じて死を希望する人びと全般にまで拡大しつつある。

「良い死」としての安楽死は、どんな「良くない生」が想像されているかに応じて、その姿をさまざまに変える。共通しているのは、より良く生きるための方法を試みる余地が極端に狭められた結果、個人が自分の意志で変えられるのは「死」だけになり、死の自己決定が唯一の自由として残されているという状況ではないか。

しかし、未来を閉塞させているのは、疾病だけではなく、生を良くないものとする多様な障壁でもあるだろう。死を個人の自由な選択肢の一つとする自己決定論が広がるなかで、私が強調したいのは、生を窒息させている障壁を取り除こうとしないままに、「良い死」であれ、他のどのような死であれ、死の自己決定とその実現に対する支援を医療やケアの目的とすることの倒錯性である。

第14章　戦争／生政治／障害

戦争が総力戦になるとき

フランスでは身障者を退役させ、彼等には様々な軍事的義務を免除したが、ドイツでは事情は異なっていた。一九一四年当時、ドイツ軍は治癒不能者なる者をまったく、あるいはほとんど知らなかった。彼等は、障害のある身体を機能させるという方針を取り、どんな障害者でもその低い活動能力なりに用いたのである。聾唖者は重砲に、背の曲がった者は自動車に使う、といった具合である。

――ポール・ヴィリリオ（Virilio 1977＝1989：86）

ときに、戦争は、障害者と健常者が同じように当たり前に生活できる社会を強力にサポートする。その視点から、障害と生政治のつながりを考えてみよう。

タイトルの生政治や生権力という用語はミシェル・フーコーが一九七〇年代に作った言葉で、西洋で一七世紀末に生み出され二〇世紀に頂点を迎える統治や支配の技術を指している。法律に定められた刑罰や死刑という暴力によって人びとを脅して従わせるのではなく、人びとが「自発的」に賛同して国家にとって有用な存在となっていくように飼いならす権力――生きている人間それ自体に注意を払う政治――のことだ。二一世紀のいまでは、国民の健康や福利に配慮する権力としての福祉国家を思想的に解明するのに重要な概念となっている。

しかし、最初に引用した思想家ポール・ヴィリリオの主張は、障害者と健常者の共生や福祉国家といった理念よりもさらに過激なものだ。現代の戦争に従事する兵士は肉体を鍛えてマッチョになる必要はない。全身麻痺で人工呼吸器を付けた重度障害者が、視線入力型マウスや脳と機械を直結するブレイン・マシン・インターフェースを用いて社会参加し、軍事用ドローンを操作して、テロリストや敵指導部を暗殺し、ミサイルを制御して人びとを殺戮する様子を容易に想像できる。生きるために二四時間ずっと機器を制御する人びとのほうが、たんに機器操作の訓練を受けただけの兵士より、機械をスムーズに使いこなせるだろう。戦争の高度化に伴う戦闘と兵士のバーチャル化という要請は、「五体満足」を超えて進んでいく。戦争テクノロジーの機械化や情報化によって、戦士としての人間の身体そのもの――健常者であれ障害者であれ――は、鈍重で無能なものとして無用化されていく。

戦争によって社会的な包摂（インクルージョン）が拡大する現象は、障害者に限られてはいない。歴史を眺めてみれば、近代の総力戦とりわけ二度の世界大戦は、多くの国々で「二級市民」とされてきた人びと――非資産所有者、女性、エスニック・マイノリティ、植民地住民など――の社会参加と権利の増大を生み出してきた。

経済的にみれば、総力戦に伴って軍需物資の計画的な生産が増大し、失業率は低下し完全雇用に近い状態が生まれる。不足する物資を管理し、戦時経済を安定化させるために賃金と物価を統制することで、生活水準が平準化され、国民の間での貧富の格差が減少する。

また、兵士となった成人男性の代替労働力として、産業領域での女性の社会進出が進められていくのも総力戦の特徴だ。植民地住民も本国の総力戦に巻き込まれ、なかには積極的に戦争協力することで社会経済的地位を高める者も現れる。さらに、国力・軍事力の基盤となる人口を維持しさらには増大させ、健康に保つための大規模な国家的な医療・福祉政策が立案される。戦争による「犠牲の平等」という発想から、兵士の家族や遺族、傷痍軍人への社会保障給付の制度が充実していく。

こうして総力戦によって社会的包摂を合理的にシステム化して推進する方向性が生まれるのは、総力戦が国民や国力の総動員を必要とするからだ。一九世紀半ばまでの戦争の多くは、政府が常備軍や傭兵を運用して行うもの（官房戦争）であり、その行軍経路や軍事拠点に居住している一部の人びとを除けば、国民は戦争に関する特別税の支払いで間接的に関わるに過ぎなかった。だが、二〇世紀以降とりわけ二度の世界大戦では状況は大きく変わった。総力戦理論を提唱した軍事理論家のエーリヒ・ルーデンドルフは、第一次世界大戦を次のように回想している。

> この戦争では、陸軍と海軍の戦力がどこで始まり、国民のそれがどこで終わっていたのかを区別することはもはやできなかった。軍と国民は一体であった。世界は文字通りの国民戦争を目の当たりにしたのである。この凝縮した力をもって地上の強国が対峙したのである。敵軍との広大な戦線と海上で行われる戦いの上に、敵国民を堕落させ麻痺させるという目的をもった、精神と生命力に対する格闘が加わった。（Ludendorff 1935＝2015：15）

戦闘の領域が前線に留まらないことで、戦闘員と住民との区別もあいまいになった。その結果、国力（戦力）の基盤となる都市住民を虐殺して生活・経済基盤を破壊することを目的とした都市への戦略爆撃も行われた。原子爆弾の使用もその延長線上にある。そして、戦争遂行のために人的資源を全面的に動員する方法として「総力戦体制は、こうして、近代社会がその成立期いらい抱え込んできた紛争や排除のモーメントに介入し、全人民を国民共同体の運命的一体性というスローガンのもとに統合しようと試みた」のである（山之内 2015：65）。その意味では、総力戦という体制は、たんに一時的な戦争の時代の社会のあり方だったのではなく、社会全体を統合してシステム化する仕掛けとして、いったん発動すれば戦争以降にも継続していくものだった。

日本の総力戦と医療・福祉

以上の視点から日本の例を考えてみよう。この点については繰り返し論じてきたので興味のある人は参照して欲しい（美馬 2012, 2015）。この意味でのターニングポイントとなったのは、戦時下の一九四〇年である。

たとえば、国家的な医療サービスを提供する「国民健康保険法」は一九三八年には制定され、その後一九四二年には強制加入となった。これは一九六〇年代に整った国民皆保険制度の前身とみることができるだろう。健康・医療・福祉サービスなどを主管する省庁として、内務省から厚生省（現在の厚労省）が独立して設置されたのも一九三八年である。当時は国民病といわれた結核などの慢性疾患対策を地域レベルで行うための「保健所法（一九三七）」、全国での健康診断と体力検査を行うことを規定した「国民体力法（一九四〇）」も同じ時期だ。母子衛生の面では、全国乳幼児検診（一九三九）や母子手帳の前身である妊産婦手帳（一九四二）も制度として作られている。これらをまとめてみれば、国家が国民の福祉や医療に一定の責任を果たす福祉国家システムが制度として構築されたのは、第二次世界大戦（東アジア太平洋戦争）も後半となった一九四〇年前後に集中しているといえる。

総力戦体制による国民統合と平等化による福利向上という点では、障害者もまたその例外ではない。中途障害者である脊髄損傷者がいかに医療や福祉の対象となってきたかを蘭学導入のころから現代の再生医療までたどった『「患者」の生成と変容——日本における脊髄損傷医療の歴史的研究』（坂井 2019）をみても、総力戦が障害者福祉に果たした先駆的でポジティブな役割をはっきりと知ることができる。

炭鉱事故での労災や交通事故による脊髄損傷に対しての医療は、一九二〇年代から行われ始めていた。だが、陸軍衛生部が中心になって、国家レベルでの脊髄損傷医療の全国的システムを作り上げたのは戦時中である。戦傷者は、中国の前線から野戦病院を経て病院船で還送され、軍港にある陸軍病院に収容される。その後、脊髄損傷など重傷者や特殊治療の必要な者は、陸軍軍医学校や東京第一陸軍病院（現在の国立国際医療研究センター）に送られ、その多くは傷痍軍人として除役となった。こうした効率的な医療によって脊髄損傷者の生命予後は改善した。その結果、一九四〇年には退院後の受け入れ先の施設として、傷痍軍人箱根療養所が開設されている（現在の国立病院機構箱根病院）。当時、頭部障害に特化した下総療養所、精神障害に特化した武蔵療養所も整備されており、全国では傷痍軍人療養所は二五カ所、傷痍軍人温泉療養所は一〇カ所に上った。

日本の敗戦後は、GHQによる非軍事化の方針に基づいて、これらの施設や病院は軍から厚生省の管轄に変更された。その結果、それらは、戦争による「名誉の負傷」による戦傷者だけでなく、一般の負傷者や障害者を受け入れる国立の医療施設になっていった。つまり、総力戦体制のもとで作り上げられた全国的システムが、戦後も継承されて脊髄損傷者医療・福祉の根幹となったということだ。

> 脊髄戦傷医療の供給体制の基盤は、一九三八年から一九四〇年のわずか2年間で構築されたのである。脊髄戦傷者の身体には、治療の対象とみなすべき傷痍軍人として積極的な意味が付与され、脊髄戦傷医療体制の形成に至った。(坂井 2019：263)

また、「軍内治療」として「再起奉公」を目標とした現在のリハビリテーションに相当する訓練も行われていたという。ただし、その内容は、当時の資料でみる限りは精神主義的な訓練のようなので、実際に軍務に復帰できたかどうかは定かではない。冒頭のヴィリリオの引用でいえば、フランスとドイツの間くらいに日本のシステムを位置づけることができるだろう。

総力戦体制と生政治

障害者自身がもつ「再起奉公」して社会的な役割を果たしたいという欲望が、敵国の殲滅という一つの国家的目標へと動員されていくのが、総力戦体制という仕掛けだ。フーコーもまた、第二次世界大戦という巨大な破壊と殺戮を通じて社会保障、公衆衛生、医療サービスが国家の義務となったこと（個々人の生に配慮して生命を守る生政治）について、「さあ殺されに行きなさい、あなた方には長く快適な一生を約束しましょう、というスローガン」と表現していた（Foucault 1994＝2002：356）。その意味では、現代社会の生政治は、総力戦体制によって本格的に社会に定着したといえる。

また、エリック・アリエズとマウリツィオ・ラッツァラートは、総力戦体制からグローバルな内戦の時代への移行として現代を捉える立場から、総力戦体制の意義について、「「総力戦体制」によって、社会とその生産力の戦争経済への全面的従属が始まった」（第一五テーゼ）と「〝戦争福祉（ウォーフェア）〟が〝生活福祉（ウェルフェア）〟を準備した」（第一六テーゼ）と表現している（Alliez et Lazzarato 2016＝2019）。

だが、しばしば指摘されるとおり、戦争のなかでは、障害者や病者を社会に包摂する方向性だけではなく、健常ではない人びとを社会から排除することもまた行われていた。傷痍軍人の場合、重症者は治療されることなく現地で放置されたり（トリアージ）、安楽死させられたりしたことは想像に難くない。また、ナチスドイツの障害者安楽死計画（T４計画）では、心身障害者が「生きるに値しない生命」とみなされて（安楽死という名目で）虐殺されていた。また、日本でも、精神障害者などで入院・入所させられていた人びとの場合、不十分な配給食料だけで餓死させられていたことも知られている（戦時中の施設内での死亡率が異常に高い）。障害者が生まれることを防ぐ目的での優生手術も同様だろう。つまり、戦力たり得る者は包摂されるが、そうではない人びとは排除され、ときには死のなかに廃棄されたということだ。社会福祉学の藤井渉は、そうした差別的取り扱いについて次のようにまとめている。

国民優生法は障害者への断種を合法化し、「劣等」とした素因の出生の排除や抑制をはかるものであった。障害は遺伝によるものであり、それが国民の健康を害するものであり、それを排除していくことはやむを得ないとした。一方で、少しでも戦力たりうると捉えた者には国民体力法が準備されたのである。将来戦争に役立つ可能性のある虚弱児に対しては保護を、その可能性がないとした障害児には排除を、という線が明確に引かれたところに国家的な姿勢が露骨に示されている。（藤井 2017：154）

普遍的な人権・生存権の保障という社会福祉の思想は、美しいけれども抽象的な理念でしかなく、具体的には豊かな国民国家に所属する「国民」だけの特権としてのみ実現している。さらに、国民のなかでも、社会的な有用性に応じた差別と位階秩序のシステムが構築される。その意味では、戦争（ウォーフェア）国家と福祉（ウェルフェア）国家は、差別的な特権システムを基盤とする点では一体化しており、歴史的には連続している。

私としては、有用で従順な生に対しては配慮しつつ包摂し、不要な生は排除し極限的には死のなかに廃棄するとの二面性をもつ差別的システムとして総力戦体制を捉えるのは、有用性と不要さの配分のあり方を静的で固定的にみることにつながるのではないかと懸念している。なぜなら、総力戦における動員は一回限りのものではなく、それまで有用ではないとされて無視されてきた人びとに有用性を見出し、そうした人びとを次々に包摂して社会に組み込み有用性を抽出していく不断の動的プロセスだからだ。たとえば、タカシ・フジタニによれば、第二次世界大戦において、日本における朝鮮人や米国における日系人というエスニックなマイノリティは、当初は反乱の恐れやスパイ容疑のある人びととして排除されていたが、総力戦の深化とともに、朝鮮人皇軍兵士や日系人米軍兵士として積極的に「志願」することが求められるようになっていったという（Fujitani 2011 = 2021）。

ポスト総力戦体制とパラリンピック

総力戦体制もまた永遠に続くわけではない。その遺産である福祉国家のシステムは、国民全体で障害や疾病のリスクを分散するものであったはずだが、日本では一九八〇年代以降、とくに一九九〇年代後半からは急速に変容の途上にある。緊縮財政が重視される状況において、福祉国家のシステムは、大きい政府の象徴として扱われ、財政再建のお荷物あるいは公的債務を増大させている元凶としてバッシングを受けている。そのなかで、自助努力や自己責任・自己負担、つまりは福祉国家がこれまで提供してきたさまざまな制度やサービスの個人化が強く主張されている。また、「国民」に対する医療・福祉サービスの維持や増強（リベラルで社会民主主義的な主張）と移民排除（右翼的な外国人嫌悪）とを結びつけた福祉ショービニズム（福祉排外主義）が各地で台頭しつつある。

最後に、こうしたポスト総力戦体制と生政治を見直すため、医療や福祉とは異なった事例としてスポーツとパラリンピックを取り上げて考察してみよう。

パラリンピックは、パラプレジア（両下肢麻痺）とオリンピックを組み合わせた造語であり、傷痍軍人のために作られたイギリスの国立ストーク・マンデビル病院の脊髄損傷センターの入院患者の競技会が出発点とされている。これは、一九四八年のロンドン・オリンピックの開会式と同日に行われたもので、車いすの傷痍軍人一六名でのアーチェリー大会だった。

その後、一九五二年からは入院者だけではなく海外（オランダ）からの参加者も含めた国際ストーク・マンデビル競技大会となり、一九六〇年にはローマ・オリンピックと同じ会場で第九回大会が開催された（現在では第一回パラリンピックと呼ばれる）。

当時、身体障害者スポーツはまったく日本では知られていなかったが、ストーク・マンデビル病院に日本から留学していた整形外科医の中村裕を中心として、一九六四年の東京オリンピックに国際ストーク・マンデヴィル競技大会を誘致する活動が進められた。なお、彼の勤務していた国立別府病院は、戦後に海軍病院、陸軍病院、傷痍軍人温泉保養所が統合された施設だった。そして、厚生省との調整のなかで、両下肢麻痺による車いす使用者だけでなく、肢体不自由、盲者、ろうあ者を含めた大会とすることが提案され、パラリンピック東京大会は国家の後ろ盾を得た「国際ストーク・マンデビル競技会（国内のものは身体障害者スポーツ大会）」として開催された。その後、一九八八年ソウル大会から国際オリンピック委員会（ＩＯＣ）も直接関与するようになった。

戦争と障害との関わり、総力戦体制のもとでの医療・福祉サービスの構築、サービス受給者から自助努力によるアスリートへという障害者イメージの変容は、日本における生政治の歴史の縮図といっても良い。

さらに、スポーツである以上に商業主義とナショナリズムの祭典でもあるオリンピックにおいて、パラリンピックもまたナショナリズムを強化する国威発揚として大きな意味をもっている。グローバリゼーションによって欧米先進国を頂点とするヒエラルキーが揺らぐなかで、政治的・軍事的・経済的に台頭しつつあるアジアは、人権という文化的価値の面では、西洋の視線から「後進的」と見なされ続けている。日本もまた例外ではない。そうした状況下で、ソウル、北京の場合と同様に東京においても、パラリンピック開催の成功は障害者に配慮した人権重視の国家というイメージを強化する絶好のナショナリズム的プロパガンダとなる。

ここでは、人びとの生に配慮する生政治が、障害者もふくめて多様な人びとを戦争なり利潤追求なりの目的に向けて動員してきた歴史について駆け足でたどった。だが、重要なのは、その体制がどんなに強力で抗いがたく見えようとも、それは永遠不朽ではなく、歴史的に変化し続ける動的プロセスである点だ。動員された人びとの生の力能は、定型的なプロパガンダから逃れ、あらゆる隙間を利用して少しずつ次々と別の方向へ漏れ出していく。障害者自身によるパラリンピックへの感想をいくつか紹介して、結論にかえよう（Braye 2013）。

私にとっては、彼らはロールモデルではありません。彼らは、自分のもっている能力を発揮できる人生の機会を与えられて、とても恵まれています。しかし、ほとんどの障害者は機会を与えられておらず、彼らの人権は日々侵害されています。（ジェニー）

最も基本的な人権を否定され、多くの場合、人生そのものさえも否定されている他の障害者を無視して、国歌が流れる中で障害者アスリートが泣くのを見るのは、平等を嘲笑うのと同じです。しかし、おそらく（引用者註：若い）アスリートたちはまだそんなことを知らないのでしょう。

（アラン）

パラリンピック選手たちも、私たちと同じ障害者であり、それ以上でもそれ以上でもありません。彼らがそのことを理解し、パラリンピックが障害者全体にとっていかに無関係であるかを知ったとき、彼らは変化をもたらすことができるでしょう。（ルース）

一九六八年のメキシコのブラックパワー・サリュート（引用者註：拳を高く掲げ人種差別に抗議する敬礼）を思い出すと、パラリンピックの選手たちにも同じようなことをしてほしいと思います。（デイブ）

第15章　ストレスチェックと生権力

心の健康とストレス

二〇一五年一二月から、改正労働安全衛生法に基づいた「ストレスチェック」の実施が労働者五〇人以上の事業所（会社など）での年に一回の義務となった。読者のなかにも、アンケート用紙やコンピュータの質問票に「そうだ、まあそうだ、ややちがう、ちがう」の四点法でストレスの有無を書き込んだ経験のある方もいるだろう。

「労働安全衛生調査（実態調査）」によると、二〇二〇年でメンタルヘルス対策に取り組んでいる事業所は全体の六割で、そのうち半数以上がストレスチェックを行っている。このデータは小規模事業所も含むため、割合は高くはない。だが、五〇人以上の事業所に限定すると、法令遵守でおおむね八割が実施しているようだ。

ここでは、ストレスチェック義務化という心の健康対策を手がかりに、フーコーのいう「生権力」

（生きている人間やその集合としての人口に関心を払う権力）の現在を考えてみる。

義務化されたストレスチェック

厚労省が標準として示している「職業性ストレス簡易調査票」は、職場のストレス要因、心身のストレス反応（自覚症状）、周囲のサポートの三つの分野で合計五七項目の質問を含んでいる。これで「簡易」なら詳細調査はどれほど面倒くさいのかとちょっとストレスを感じそうになる。なかには一〇〇項目以上のチェックをする会社もあると聞く。

このストレスチェックの目的は職場での「うつ」などのメンタルヘルス不調の予防とされている。公衆衛生でいう「予防」とは、メンタルヘルスの不調を未然に予防する一次予防、不調の者を早期発見して適切に処置する二次予防、不調による休職から職場復帰する者を支援する三次予防の三つに分けられる。ストレスチェックはこの一次予防に相当するものとされる。うつ病による休職や精神障害の労災認定が一九九〇年代後半から目立ちはじめたことを受けた対策であり、自殺予防対策の一つという意味もある。

厚労省の「労働安全衛生法に基づくストレスチェック制度実施マニュアル」（二〇一六年四月改訂版）には目的として次のように書かれている（厚生労働省労働基準局安全衛生部労働衛生課産業保健支援室 2016：5、以下はページ数のみ示す）。

本人にその結果を通知して自らのストレスの状況について気付きを促し、個々の労働者のストレスを低減させるとともに、検査結果を集団ごとに集計・分析し、職場におけるストレス要因を評価し、職場環境の改善につなげることで、ストレスの要因そのものを低減するよう努めることを事業者に求めるものである。さらにその中で、ストレスの高い者を早期に発見し、医師による面接指導につなげることで、労働者のメンタルヘルス不調を未然に防止すること

なお、ここでのメンタルヘルス不調は「精神及び行動の障害に分類される精神障害及び自殺のみならず、ストレス、強い悩み及び不安等、労働者の心身の健康、社会生活及び生活の質に影響を与える可能性のある精神的及び行動上の問題を幅広く含む」と定義されており、必ずしも精神疾患だけとは限らない（5）。

ストレスチェック後に起きること

ストレスチェックの結果は、医師（主には産業医）やトレーニングを受けた保健師などによる確認の後に会社ではなく個々の従業員に通知される。これにより、個人は自分のストレス状態を把握し、自分のメンタルヘルスに責任をもって対処することが求められる。プライバシーに関わる情報であるため、その時点では人事権をもつ者がストレスチェック結果を直接に見ることはない。会社にその結果を通知していいかどうかは、個々の労働者が判断して同意ないし不同意する仕組みである。なお、

ストレスチェック結果を職場ごとに（匿名のまま）集団的に分析して職場環境の改善に役立てることは努力義務となっている。

ストレスチェック制度で議論の的になっているのは、この制度が「高ストレス者」選定を目的の一つとしているところだ。個人のストレスの程度は点数化され、ストレスの自覚症状の点数のとても高い人や、職場環境が悪くさらに周囲からのサポートが得られていないパターンの点数の人は、高ストレス者として医師による面接指導を勧められる。こうして労働安全衛生法に基づいた面接指導が行われる場合、本人の同意の有無と関係なくストレスチェックの結果は実質的に会社に伝わる（74）。

また、面接指導を担当する医師として、面接指導の結果、就業面の配慮や職場環境の改善が必要であると判断した場合には、事業者に意見を述べることになることを、対象者に伝えておく必要があります。

つまり、ストレスチェック制度は、メンタルヘルス問題を起こしそうな労働者（高ストレス者）を「メンタルの弱い人」や「精神障害予備軍」として事前にあぶり出して、事業者に知らせるシステムになりかねない。じっさい、厚労省のマニュアルでは、ストレスチェックを受けないことや結果の事業者への提供に同意しないことや面接指導の結果を理由として、解雇、雇い止め、退職勧奨などの労働者の不利益になる取り扱いをすることは禁止であることが繰り返し記されている。また、マニュアルでは、「メンタルヘルス不調者の発見を一義的な目的とはしないものであること」も強調される（16）。こうした注意書きが強調されることの行間を読めば、ストレスチェック制度は悪用される可能性の高い個人情報を集めているとわかる。

生権力について

生権力は、フーコーによれば、一七世紀以降の西欧を中心とする近代社会での権力のあり方であり、人間の生に配慮しつつ人口や国力を増大させ、人びとを有用で従順な存在として生きさせることに努める統治を指している。フーコー自身は、キリスト教での教会を管理して信徒を指導する司牧（パストラール）のイメージと重ねあわせつつ、近代社会の権力のあり方を生権力と名付けている（司牧権力と呼ぶこともある）。それは、集合的な全体性と個々人の個別性の両方に注意を向けている統治であり、羊の群れ全体を束ねつつも、個々の羊の安寧や生命に配慮する牧人のような統治のあり方である。つまり、司牧は、暴君のように一方的に自分自身の楽しみのために支配するのではなく、全体の福祉に配慮しながらルールに従って人びとを治める統治――今日での福祉国家の制度にもつながる――のモデルとして位置づけられているのだ。

ただし、生権力のような統治を、キリスト教文化だけに関連付けるのは誤りだろう。酒井直樹が指摘するとおり、儒教でいう「修身斉家治国平天下」や天皇制の下での「一視同仁」は、フーコーのいう生権力（司牧権力）と類似点が多い（酒井 2008）。

ストレスチェックと生権力の関連性に戻ろう。ストレスチェックが個々人へのアンケートを行ってそれを点数化し、必要な場合には個別面談を実施してメンタルヘルス不調を予防しようとする点は、まさに個人の生命に配慮する生権力の実例である。また、集団的分析で職場環境の改善に努めるところは、全体の福祉という（個人の生命に留まらない）生権力のもう一つの集合的な側面（フーコーのいう生政治）に対応している。

しかし、生権力は良いことづくめではない。フーコーが強調していたのはその負の側面だ。その一つは、生権力による個人への配慮は、個人に対する監視による支配を歯止め無く強化してしまう点にある。ストレスチェックの結果が点数化されることで、労働可能か病気で休職しているかの二分法よりもはるかに精密に、個々人が順位付けされ、医学という生権力のなかに掌握される。心の健康づくりを目的としており、職場での上下関係とは切り離されているとしても、労働者の情報を収集して労働力としての有用性を高めるために管理する権力関係がそこには成立している。高ストレス者の捕捉とはこうした生権力のダークサイドとみることができる。

もう一つの負の側面は、全体の福祉（人口）から逸脱した者に対して生権力は苛烈な仕打ちを課する場合があることだ（フーコーのいう「死の中に廃棄する権力」）。そのもっとも極端な例はナチスドイツによる心身障害者やユダヤ民族の虐殺だっただろう。そこでは、国民の外部とされた人びとが「生きるに値しない生命」や「害虫」として扱われた。日本でも、総力戦だったアジア太平洋戦争中はもちろんその後も、子孫を残させないために心身障害者やハンセン病者の優生学的な断種が行われたのはその例といえる。「死の中に廃棄する」ほど過酷なものでないが、ストレスチェックによって高ストレス者への退職勧奨や不当な配置転換が（脱法的に）行われる場合は、生権力による排除といえるかもしれない。仕事のはく奪は、社会的な役割を奪い、経済的に困窮させ、社会的排除を効率的に加速する。たとえば、ナチスドイツにおけるユダヤ民族虐殺は、正当な仕事からの人種主義的な排除によって生計の手段を奪い、ユダヤ人とされた人びとを貧困化させることから始まっていた。

では、ここで問題となっているのは、高ストレス者の洗い出し、（メンタルヘルス対策がうまくいかない場合の）職場からの排除、失業と貧困化に伴うスティグマ化、そして最終的な解決としての全面的な社会的排除へとエスカレートしていく過程なのだろうか。おそらく、そうではない。ストレスチェックは、それほど一次元的で一方向的なコントロールの上昇と一致しないと思われる。そこで、次に、具体的にその内容をみていくことにしよう。

ストレスチェックと主体性

1. 非常にたくさんの仕事をしなければならない
2. 時間内に仕事が処理しきれない
3. 一生懸命働かなければならない
4. かなり注意を集中する必要がある
5. 高度の知識や技術が必要なむずかしい仕事だ
6. 勤務時間中はいつも仕事のことを考えていなければならない
7. からだを大変よく使う仕事だ
8. 自分のペースで仕事ができる
9. 自分で仕事の順番・やり方を決めることができる

10. 職場の仕事の方針に自分の意見を反映できる
11. 自分の技能や知識を仕事で使うことが少ない
12. 私の部署内で意見のくい違いがある
13. 私の部署と他の部署とはうまが合わない
14. 私の職場の雰囲気は友好的である
15. 私の職場の作業環境（騒音、照明、温度、換気など）はよくない
16. 仕事の内容は自分にあっている
17. 働きがいのある仕事だ

これら一七項目が、ストレスチェックでは職場のストレス要因として挙げられている。労働としての時間や量や強度（1〜7）や環境そのもの（15）を扱う項目もあるが、特徴的なのは仕事や職場に関する主観的な意味づけが数多く含まれているところだ。それには、仕事を自分でコントロールできるかどうか（8〜10）や職場の人間関係（12〜14）や仕事の適性や働きがい（11、16、17）といった項目がある。なお、1〜7、11〜13、15の項目は、はいと答えたほう、8〜10、14、16、17は、いいえと答えたほうがストレスが高いことを意味している。

このリストは、古典的な意味での労働安全衛生（たとえば工場法での規制）での問題、すなわち危険な職場環境で長時間の過重な労働が行われていないかどうかのチェックとは無関係な内容だ。ここでの質問項目は、労働そのものの性質や強度というよりは、経験された労働の主観的性質であって、労働を担っている人びと自身の認知的・情動的な精神や主体性に関わっている。これをいいかえれば、

福祉国家と結びついてきた諸政策――労働時間の短縮、職場の安全性に関する規制強化、最低賃金制度、安定的な雇用の確保など――では容易に解決できない雑多な諸問題に共通のタグとして付けられたのが、ストレスという万能の言葉なのだ。

一つの思考実験として、これらの質問項目からみてストレスの少ない職場とはどんな状況かを想像してみよう。それは、上司に命令されたから行うのではなく自分でコントロールして仕事にコミットメントできる業務内容、十分にコミュニケーションがとれたチームワークがうまくいっている環境、仕事はたんなる生計の糧ではなく生きがいとなっている職場といえる。これらの特徴は、労働と生活の（主観的な）質を決める要素である。それは、生権力のもつ個人と集合（人口）の二つの側面のうち前者――一匹一匹の羊が安寧に生きているかどうかへの配慮――と関係するものだ。

賃労働の行われる職場において、単純な労働生産性だけでなく、その必要条件としての働きがいやコミュニケーションが重視される状況が生じたのは、二〇世紀末のことだ。ストレスチェックはその延長線上にある。そうした状況を生み出したものを、リュック・ボルタンスキーとエヴ・シャペロは「資本主義の新たな精神」と名付けていた。二人は一九九〇年代のマネジメント文献を分析し、労働現場のあり方が、上下関係のはっきりした軍隊的組織からネットワーク的なチーム組織へと変容し、「それまで支配的であったヒエラルキー的管理形態の疑問視とより広範な自由の余地の付与」が行われるようになったと指摘している（Boltanski et Chiapello 1999 = 2013 上：154）。それは、頭脳労働と肉体労働を分離するのとは違うやり方で労働者を扱い、自ら生産性を向上させようとする限りにおいて、労働者の主体性を尊重するマネジメントを指している。

さらに、ボルタンスキーとシャペロは、これは、一九六〇年代末に世界で生じた若者たちの反乱の結果生まれたことを示唆している。労働者の精神に注意を払う資本主義の新たな精神とは、現代社会での人間疎外――個人を監視し点数化して機械部品のように扱うこと――に対する批判への、資本の側からの一つの回答だというのだ。

ストレスチェックの視点もまた、より人間的で自由な主体性の肯定という面をもっている点で、資本主義の新しい精神の一つの表れだろう。ストレスチェックは、個人としての人間の主体性を正当にも重視しており、福祉国家とは異なり、多様性や個別性を重視する「ポスト福祉国家」の問題設定のなかにあるといえる。コミュニティであるかのように和やかに編成された職場では、命令とアドバイス、嫌々ながらの承諾と自発性がソフトに重なり合う。では、資本主義の新しい精神に適しているのは、ストレスを自分でマネジメントすることも含めて、どのような能力を備えている労働者だろうか。

教育社会学者の本田由紀は、そうした状況で個々人に求められる能力を、「ポスト近代型能力」と特徴付けている（本田 2005）。これは、近代社会が重視してきた能力（近代型能力）が、標準的な単純労働者あるいは官僚制の一員としての標準的な基礎学力のことを指し、試験などで客観的に測定できたことと対比しての特徴づけだ。今日で評価される「能力」は、ペーパーテストだけでは測定困難なものだ。なぜなら、そうした能力とは、変化に対応する柔軟性や、高い意欲や動機付け、ネットワークを作る社会的技能やコミュニケーション能力といった、個人の生と不可分で不定形な能力だからだ。そうした認知的・情動的能力の高低で人びとを格付けする社会の抑圧性を、本田は次のように表現している。

常に気を許すことはできない。個々人の一挙手一投足、微細な表情や気持ちの揺らぎまでもが、不断に注目の対象となる。ちょっとした気遣いや、当意即妙のアドリブ的な言動が、個々人の「ポスト近代型能力」の指標とされる。その中で生き続けるためにはきわめて大きい精神的エネルギーを必要とする。（本田 2005：248）

ストレスへのセルフケア

ここまでの分析でわかるとおり、ストレスチェックの制度を、点数化による高ストレス者の選定と監視として批判すること（二〇世紀的な福祉国家＝管理社会という批判）は、おそらく的外れである。ストレスチェックの問題はむしろ、ストレスを減らすことで労働者個々人の自由と自発性やコミュニケーション能力を開花させることを目指す点そのものにある。不確実な状況に応じて変化するポスト近代型能力を磨き上げるには、個人は労働に主体的に参加し、全力を尽くさなければならなくなる。

では、そうした主体性の発露を妨害する職場のストレス要因に対して人びとはどう対応すべきか。もちろん、職場として事業主が改善すべき点は改善するとして、それ以上に、マニュアルにおいて重視されているのはセルフケア、つまり「労働者自身がストレスやこころの健康について理解し、自らのストレスを予防、軽減するあるいはこれに対処すること」であり、具体的には次の三点が挙げられている（55）。

① 正しい知識を学ぶことにより、労働者自身がストレスや心身の不調に気づくことができるよ

うになる。

② 労働者自身がストレスに気づくことにより、自発的にストレスに適切に対処できる。

③ そうして、労働者はストレスに対して自分で予防・軽減ができるようになる。

さらにはアドバイスとして「セルフケアの基本は規則正しい生活を保ち、適切な食事、睡眠、運動を日々心がけることです。それに加えて、ストレス解消法、ストレス対処法などが挙げられます。ストレスへの対処法としては、行動の工夫、考え方の工夫、リラクセーションの3つがあります。」と続けられる。

ここからわかるとおり、職場のストレス要因は、事業主の責任で解決されるべき問題というよりも、個人の考え方や価値観、私生活のあり方、生活習慣を調整するセルフケアを軸に労働者が自分でマネジメントすべき問題として提示されている。こうした解決法のなかで私生活と職業生活（労働時間）の区別は混同されてあいまいなものとなっているところも特徴的だ。高ストレス者の排除ではなく、職場だけではなく日常生活のすべてを包摂するセルフケアの上昇こそが、ストレスチェックの問題点なのである。ストレスチェックの世界にも、「個人的なことは政治的である」というフェミニズムのスローガンがあてはまる。

個人とその内面性を重視するストレスチェックの特徴は、構造的要因や経済的対立性を見えにくくさせることにつながりがちだ。そうした生権力の下での主体の個人（個人主義）化は、社会的なものを隠ぺいし、ストレスを引き起こした社会的・政治的な文脈を見失わせてしまう。このことを逆手にとれば、現代の労働や職場をめぐってばらばらに起きている諸問題の密接な関連性は、ストレスの焦点化による脱政治化という切り口からみることで明らかになる。

ストレスチェックの世界の片隅で

ストレスへの耐性やストレスをうまくマネジメントできるポスト近代型能力の高さが労働者の能力として評価されるとき、就職選抜は客観的な試験点数よりも人格の総合的資質としての「好ましさ」に依拠した採用となっていく。そうなると、就職活動の失敗や失業は、労働者の側にとって、たんなるマッチングの失敗や職業上の知識や技能の不十分さというよりも、人格否定の意味をもってしまう。

社会関係においてストレスが重視されるとき、販売や対人サービスにおいては顧客がストレスを感じないようにするための細やかでセラピスト的な感情労働が必要とされる。そのため、自分自身の感情を精密に管理することを求められた労働者の側には、疲労やストレスが蓄積していく。さらに、このような環境では、労働者はカスタマーハラスメントに対してとくに脆弱となり、職場での精神的・情動的な緊張は一層高まる。

そのいっぽう、管理職層のエリートたちにとって、ビジネスのコミュニケーションを高める高級レストランでの食事、リラクセーションのための社用での高級リゾート、移動を快適にするプライベートジェット機などは、責任ある仕事に伴うストレスに対処するため必要不可欠なベネフィットとして正当化される。

さらに、ストレス解消法やストレスへの対処法を個々の労働者が実践したにもかかわらず、問題が解決できないとき何が起きるかを考えてみよう。そのときストレス要因として見いだされるのは、仕事のペースを自発的にコントロールすることを部下に任せようとしない上司の管理スタイルや、コミュニケーションギャップが解消できない職場の問題となるだろう。ストレスチェックの個人主義的な世界観の下で、これらの社会的なコミュニケーションや人間関係に関わる諸問題は、職場の構造的な問題ではないとみなされ、個人の悪意に基づいたハラスメント（パワハラやセクハラ）として解釈されていく。こうした状況は、職場の精神的・情動的な緊張をさらに高める要素となる。

個々のストレスに対処する個人主義的な対処法であるセルフケアは、どんなに洗練されていても、一時的な解決に過ぎず、より広範な社会構造的な問題には対応できない。この事実を直視し、私たちは、ストレスチェックであぶりだされる諸問題が存在する状況とは、従来のアプローチでは八方ふさがりの絶望的状況だと認めることから出発する必要があるだろう。すなわち、ストレスチェックを自発的に行い、ストレスを自分でマネジメントしようとするのではなく、ストレスを引き起こしている状況に対して怒りを爆発させることを恐れず、すべてに対する憤怒を共有するところから始めるべきなのかもしれない。

第16章　ヴードゥー死するネコ——ストレス学説を再考する

呪いによる死

まじないや呪詛によって実際に人が死ぬという事例は、世界の多くの地域から報告されているが、このような死がどのような心理・生理的メカニズムによって起こるかは、キャノンの業績によって、前よりもはっきりとわかるようになった。

——クロード・レヴィ＝ストロース（Levi-Strauss 1958＝1972：183、訳文を変更）

人類学者C・レヴィ＝ストロースは、『構造人類学』のなかで、生理学者ウォルター・B・キャノンの論文を根拠に、呪術や呪いが死を引き起こすことを事実として論じている。ここで、キャノンの業績としてレヴィ＝ストロースが参照しているのは、人類学の専門誌「アメリカン・アンスロポロジスト」の一九四二年二号に掲載された「「ヴードゥー」死」という——あまり生理学者的ではない

――タイトルの論文だ（Cannon 1942）。

伝統社会において、呪いが有効であり得るという事実そのものは、それ以前から人類学者の間ではよく知られていた。たとえば、陸軍軍医で人類学者でもあったW・H・R・リヴァーズは、一九一五年の講義で「彼らが魔術力をもつと信じている人物に逆らった者は病気になり、死ぬこともある。これは、彼らの信念の直接的な結果である。手遅れにならない限り、呪いが解かれたと信じさせることで、病気は快復する」と指摘していた（Rivers 1927：50）。

キャノンによれば、そのメカニズムとは、ある社会においてある人物が呪いをかけられたということが皆に知られ、そうして生じた周囲の人びととの緊張関係が強いストレスになって、はっきりした病気なしに、本人は突然死する場合があるということだ。一見する限りは、理解しやすいシナリオではあるし、そういう死はあり得るだろうとも感じられる。だが、よくみてみれば、ヴードゥー死のなかにはさまざまな問題が隠れている。呪いによる死という奇妙な現象が、ストレスによって引き起こされることはどのようにして「生理学」的に客観的事実として認められたのだろうか。また、なぜこうした死と西インド諸島や南部北アメリカの宗教とされる「ヴードゥー」が結びつけられたのだろうか。その過程をたどれば、ストレスの生物学が、総力戦や植民地主義という近代性をめぐる諸問題と切り離せないことが明らかになる。

ストレスと近代性

ストレスという語を今日の意味で使い始めたのは、ハンガリー人生理学者ハンス・セリエである（Selye 1976＝1988）。なお、ストレス概念のイデオロギー性については、『〈病〉のスペクタクル』（美馬2007）の第8章で紹介したので、興味のある人は参照してほしい。セリエは、一九〇七年オーストリア＝ハンガリー帝国のウィーン生まれで、プラハで学位（医学と化学）を取り、カナダのマックギル大学で内分泌学（ホルモンなど）の研究を行っていた。そして、彼は、個々の病気ではなく、明らかに個々の疾病の上に覆いかぶさっている「まさに病気そのものの全身症候群"general syndrome of sickness"」を研究するアイデアを着想し（Selye 1976＝1988：31）、各種の異なった有害作用因（のちにストレスと呼ぶようになる）によって起きる一つの共通した（非特異的な）反応のパターンを見出そうとした。それが、一九三六年に彼の報告した「全般性適応症候群」である。なお、セリエが研究していたのは、炎症反応の調整に関わる副腎皮質ホルモン（ステロイドホルモン）とストレスの関係だった。

セリエによると、このストレスによる全般性適応症候群は時間的に三つのフェーズに区分される。最初は警告反応期と呼ばれ、外部からのストレスに対して全身の防御システム（とくにステロイドホルモンなどの内分泌系）が全力で対応する状態である。ここで、数時間から数日が経過して、生物がストレスに対応することができれば抵抗期に入り、ストレスの影響を生物の防御システムが打ち消し、元の状態を安定して保つようになる。つまり、ストレスに適応した状態になる。だが、ストレスがさらに持続したり増強したりすると、生物の防御システムは摩耗して疲労困憊し、適応力を失ってしまう（疲憊期）。こうして、ストレスから死に至る場合もあり得るという。正確にどのようにして突然死が生じるのかの生理学的メカニズム（キャノンが発見したもの）は明確でないが、ヴードゥー死の生物学のシナリオは、セリエの考えたストレスと全般性適応症候群の時間経過なのである。

このセリエのストレス学説は動物実験によって客観的に証明されたとされている。では、一九四〇年前後の当時の動物実験において、何がラットに対してのストレスとされていたのか。次は、そこに着目しよう。実験のデザインとして、ストレス（だけ）の効果をみるのが目的である以上、それ以上の要素（直接的な身体的外傷や痛みの知覚）は無いか最低限で、しかも生物にとって不快なことでなければならない。どのような不快さが不快さの代表として選ばれるのかには、生物学という社会的実践の埋め込まれていた文脈が大きな影響を与えている。それを示すのが、セリエの使ったストレスの代表的なものであるフラストレーション（欲求不満）である。

すなわち、この実験で動物は強く固定される。そうすると自由に動きまわることができない。このことは、彼等を闘争にかりたて、非常に怒らせることになる。固定金具で行動が抑えられた手関節や足関節の部分には脱脂綿がまかれ、これによって動物が金具に対しどんなに強く引張りもがいても外傷をうけることばなかった。ラットはちょうど人間と同じように、自分の思い通りに動こうとする。そして自分の希望通りのふるまいをしようとすることが妨げられるのを好まない。この種の欲求不満や闘争は、ラットで起こすのと同じく、最も共通な人間のストレス状態でも身近かに起きるであろうと考えた。（Selye 1956＝1988：209）

つまり、人間にも他の動物にも共通する代表的なストレスと見なされたのは、拘束による自由のはく奪だったのだ。これは、今日のストレスが、主には社会的な人間関係で生じる諸問題を指していることとは大きく異なる。

もっとも長いタイムスパンでみれば、ラットの監禁がストレスとみなされた背景の一つは、近代性と監禁との密接な関係だろう。ミシェル・フーコーが『監獄の誕生』で論じたように、近代以前の西洋社会では、監禁そのものは刑罰とはみなされていなかった。監禁とは、むち打ちや死刑のような過酷な身体刑が確定するまでの待ち時間に、罪人が逃げないようにするための一時的な処置に過ぎなかったからだ。自由や主体性が人間にとって本質的とされる近代社会において初めて、自由のはく奪そのものが刑罰として登場する。つまり、自由のはく奪が（刑罰になるほどの）不快さの代表例となるのは近代に特有のできごとなのである。

だが、それだけではない。セリエの実験の社会的文脈としては、二〇世紀初頭に登場した総力戦——戦争遂行という目的のために近代性が社会を極限まで合理化した状況——という経験のほうが直接的に影響している。セリエ自身、強いストレスの例として次のように語っている。

> 野生動物の中には、捕獲されると、新しい住処に移すような小さなストレッサーを加えただけで、いわゆる「ショック病」を起こして突然死するものがある。（中略）第一次大戦末以降、捕虜収容所の捕虜問題に関して多数の出版物が作られ、「捕虜収容所の生存者症候群」が解放後も長く続くことが明らかにされている。（Selye 1956＝1988：351-352）

また、セリエの考える強いストレスの別の例としては、当時の新兵器の一つだった潜水艦の乗員が狭い船室で二四時間生活することも取り上げられている。

総力戦となった第一次世界大戦では、国民の全体を巻き込んだ大規模な戦争を遂行するために、人間を機械の歯車のように扱って、自由を奪い、合理的に管理しようとする傾向が社会の全体を覆った。また、この時代には、多くの男性にとっては軍隊での厳しく管理される生活や捕虜収容所での経験が身近になった。その結果、閉じ込めという状況が一般化して理解しやすくなったのだろう。閉じ込められたラットがストレスを感じるに違いないという独特の感性が支配的になる状況は、こうした時代背景を抜きには考えられない。

さて、ここまでは、ストレスの動物実験が、どのように着想されたかの社会的文脈をみてきた。次には、同じようなかたちで、ヴードゥー死の動物実験の置かれた社会的文脈を考えていくことにしよう。ただし、今度は、ストレスはどういう外的状況から生まれるのかという問題から、ストレスを受けた生物がどういう反応をするのかに視点を変える必要がある。

呪いによる社会的な排除を、死の原因にもなるほどの究極のストレスとみなす論を立てた生理学者キャノンは、どんな論理でストレスによる死を生物学的に説明していたのか。

ヴードゥー死の生物学

ウォルター・B・キャノンは、一八七一年に米国中西部のウィスコンシン州に生まれた。彼は、医師兼生理学者として、一九〇六年からハーバード大学で教鞭をとり、感情とくに怒りや恐怖が、自律神経（交感神経と副交感神経）を通じて身体に与える影響を研究していた（Cannon 1929）。第一次世界大戦中、キャノンは、ハーバード大医学部の同僚たちとともに軍に志願し、フランスの野戦病院で臨床と生理学的な研究を続けた。彼は、戦場での外傷や出血によって生じるショック状態に興味をもち、その研究成果を退役後の一九二三年に『外傷性ショック』という書籍にまとめている（Ryan 2008）。

キャノンは、生物には正常で健康な状態を安定して維持する仕組みがもともと備わっていると考え、それを変化し続けるが相対的に定常の状態として概念化し、「恒常性（ホメオスタシス）」と名付けたことで知られている。

われわれのからだの構造がきわめて不安定であること、きわめてわずかな外力の変化にも反応すること、そして、好適な環境条件が失われたときに、その分解がすみやかに始まることを考えると、それが何十年にもわたって存在しつづけることは、ほとんど奇跡的なことであるように思われる。（Cannon 1932 = 1981：22-23）

彼は、生命というシステムについて、神秘化するのではなく、恒常性として科学的に研究しようとした点で、今日のシステム論の創始者の一人である。医学の分野でいえば、恒常性を保つことは、生物が自発的に健康を維持する傾向をもつことを意味する。つまり、生物の自然治癒力と密接に関連している。だが、病気や怪我だけではなく、より一般的には、恒常性を維持することは、外界の影響から身体を守るという意味で、自己の保存や防衛の手段ともいえる。キャノンによれば、自己保存として恒常性を考えたとき、厳しい生存競争のもとで自己保存（防衛）に重要な要素とは、外敵への攻撃行動と結びついた怒りの感情と外敵からの逃走行動と結びついた恐怖の感情という二つの強力な感情である、という。その二つの感情は、主観的な感情としては異なるが、身体に与える影響はほぼ同一であることをキャノンは指摘している。

呼吸は深まり、心臓は速くうち、動脈の血圧は上がる。血液は胃や腸から心臓や中枢神経系および筋肉に移動し、消化管の働きは止まる。糖が肝臓の蓄えから放出され、脾臓は収縮して、なかの多量の赤血球を押し出す。アドレニンが副腎髄質から分泌される。このような驚くべき変化がからだに起こることを説明する鍵は、本来怒りや恐れにともなって起こる現象――危険から遠ざかるために走り、優位を保つために攻撃を加える――と、それらの変化を結びつけてみるところにある。（Cannon 1932＝1981：242）

生物学的にいえば、恐怖と怒りの感情が身体のなかで生み出すのは、自律神経のなかでも交感神経の興奮状態である。交感神経は、身体の活動を向上させるアクセルに相当し、「闘争か逃走か」の状況下で必要な身体の素早い動きを可能とする。無意識のうちに（自律的に）身体の状態は変化し、身体中の筋肉に酸素や栄養分が行きわたるように、心拍数や血圧は上がる。そのいっぽうで、筋肉に血液を回すために消化管や末梢の血流は減少する。攻撃にも逃走にも、筋活動は必要だからだ。

こうした危機的状況は、多くの場合には一時的で、危険が去れば、身体は再び元の状態に戻っていく。それが、キャノンのいう恒常性の働きである。しかし、もしその危機が長期にわたって持続した場合には別の事態が生じる。それについて、キャノンは次のように述べている。

このような強力な感情が優勢になり、身体的な力が完全に行動に動員され、極度に刺激された状態が、行動が起こらないまま、かなりの期間、生体の制御不能な状態で続くと、悲惨な結果が生じる可能性がある。（Cannon 1942 : 176）

これは、実質的には、セリエのいう全般性適応症候群の疲憊期と同じことだろう。ここでキャノンの考えた呪いの生物学的な作用とは、強力な恐怖の持続によって起きる交感神経の過剰な活動という興奮状態である。恐怖があまりにも長時間続くと、血圧を上げる作用に抗して恒常性が働き、血圧が下がり始める。その結果、身体の臓器に十分な血液が供給されなくなり、生命を維持する恒常性が破壊される悪循環のメカニズムが始まる。「低血圧が、十分な血液循環を維持するために必要な臓器そのものを損傷させ、臓器が損傷するにつれて、血液循環を効果的な程度に維持できなくなるという悪循環」は、死をも引き起こす（Cannon 1942 : 178）。これは、軍医キャノンが第一次世界大戦の戦場で数多く経験してきたケース、多量の出血によるショック状態での低血圧から臓器不全を経て死に至るのと同じメカニズムである。

キャノンは、ヴードゥー死の論文において、明確な外傷や出血なしに、精神的ショックだけで死に至ったと思われる兵士のエピソードを紹介している。

一人は、部屋にいて砲弾の爆発で生き埋めになった男で、もう一人は火をつけたとたん地下の砲弾に吹き飛ばされた男だった。ショック状態が四八時間以上続き、治療は無駄だった。（Cannon

1942：179）

日常生活において、怒りであれ恐怖であれ強い興奮状態は、闘争か逃走という行動に結びつくのであって、通常は死を引き起こすことはない。その意味では、精神的ショックによる死という例外的な事態は、これらの事例のように臨床医のエピソードとして語られることはあっても、繰り返して再現可能な生物学的実験という枠組みにのりにくい。だが、生理学者キャノンは、ネコを使った動物実験によって、精神的ショックの生物学的作用の解明という問いに答えを与えようとした。

呪いの動物実験

キャノンの実験とは、直接的に呪いを扱うわけではなく、大脳皮質を取り除いたネコ（除皮質ネコ）を使ったものだった。ネコは、頭蓋骨を開けて、大脳皮質を取り除いても、生命維持に重要な呼吸や循環の機能に大きな影響はなく、四足歩行も可能である。そのため、大脳皮質の生理学的な研究によく使われている。しかし、除皮質ネコは、ちょっとした刺激で怒っているかのようにみえる生理反応を示す。これが、キャノンのいう「見かけの激怒」である。

除皮質ネコの見かけの激怒（sham rage）には情動活動の極限的な表現がある。毛が逆立ち、汗が足の肉球ににじみ出て、心拍は正常値一分間約一五〇回の二倍に高まり、血圧は大きく上昇し、血糖値は正常の五倍にはねあがる。（中略）（引用者註：三〜四時間後）失血もなく、その他の説明可能などんな理由もなしに、感情を極限まで表現するなかで、皮質をのぞいたネコの生命はつきる。（Cannon 1942：177）

除皮質ネコは、（見かけの）激怒によって、生命を燃やし尽くしたようにみえる。キャノンによると、あらかじめ交感神経を切除して機能を失わせておくと、除皮質ネコは数時間のうちに命を落とすことはないという。つまり、死を引き起こしているのは、交感神経の作用なのだ。以上の実験結果から、この実験では、大脳皮質の切除によって、極端な怒りのような興奮状態にさせられた除皮質ネコは、交感神経の過剰な興奮状態となったと推定される。そして、次は恒常性が作用して低血圧となり、身体の臓器に十分な血流が供給されなくなったため、死に至った可能性が高い。

だが、キャノン自身も認識しているとおり、このネコの状態は大脳皮質を取り去る脳手術の結果として引き起こされた「見かけの激怒」であって、本当の精神的な怒りの感情経験とは異なっている。さらに、呪術や呪いと縁のないネコの実験室での死が、文化や宗教と関係するはずの人間のヴードゥー死の動物モデルとなるのは、とても奇妙な事態である。それにもかかわらず、キャノンの主張は、（人類学者も含めて）多くの人びとに強いインパクトを与えた。その理由は、動物実験での証明という客観的な手続きが示されていたからだ。

いまでも、生物学としての医学（生物医学）においては、ある現象を動物実験や大腸菌実験で確認することは決定的な科学的証拠とみなされている。医療人類学者のオトニエル・ドロールは、さまざまな文化で認められる呪いによる死という人類学的には多様な現象（キャノンは「南アメリカ、アフリカ、オーストラリア、ニュージーランドや太平洋の諸島の先住民やハイチ近辺の黒人」と述べている(Cannon 1942 : 169))を、単一の生物学的事実へと合理的に均質化することこそが、生物医学の論理の中核にあると指摘している。

キャノンの企図は、結局のところ、こうした非常に多様で、幻想的でもある各地域からの報告を、包括的で新しい分類名――「ヴードゥー死」――のもとに収めようとする試みであった。ヴードゥー死とは、キャノンの新しい専門用語によれば、激しい感情的な「興奮」状態のことである。(Dror 2004 : 77)

ヴードゥーとは何か

呪いによる死がストレスと関係づけられたのは、前節で紹介したような事情があった。では、なぜ、この人類学的には多様な現象が、他の名前ではなくまさに「ヴードゥー死」と呼ばれるようになったのだろうか。

その理由の一つは、二〇世紀半ばの米国で、ヴードゥーが、西インド諸島から広まった黒人たちの間の宗教とされ、マスメディアでもしばしばスキャンダラスに取り上げられていたからだ。つまり、米国において、ヴードゥーは、宗教的な迷信の代表例としてよく知られていた。

アフリカ研究者のダニエル・ボアズは、新聞や雑誌などでのヴードゥーの用例を調べて、その歴史を次のようにまとめている。ヴードゥーの始まりは、一八〇〇年前後からフランス語圏で使われた"vaudoux"という語であり、西アフリカのダホメ語で精霊を指す"vudu"に由来するとされている。米国での「ヴードゥー（voodoo）」という用語は、ルイジアナ州で一九世紀後半から使われ始めた。このことには、ルイジアナ州が一八〇三年にフランスから買収された地域であることも影響しているだろう。

だが、ボアズがヴードゥーの起源として強調するのは、一九世紀半ばの米国南部という社会的文脈である。この時期は、南北戦争（一八六一〜一八六五年）の直前で、多くの奴隷のいた南部諸州（ルイジアナ州も含む）では、人種的な緊張関係が高まっていた。こうした背景で、ヴードゥーは、奴隷が解放されて、白人による統治から自由になっても、結局は宗教的な迷信やアフリカの「未開」へと逆戻りする例として語られた。つまり、米国の黒人たちを奴隷状態から解放する必要はなく、本人たちも奴隷のままでいることを望んでいると論じる人種主義的な主張の根拠とされていたのだ。さらに、ヴードゥーは野蛮な慣習として描き出され、その集会では、カニバリズム（人肉嗜食）や儀礼的殺人が行われているという噂までもあった。

南北戦争後の一九世紀後半の新聞記事になると、ヴードゥー信者は呪術によって精神を支配され、命令されるままに行動する奴隷のようになると報じられていた。ヴードゥーの儀礼によって死体をゾンビとして使役するイメージは、いまでも恐怖映画に利用されている。さらに、二〇世紀初頭には、白人女性の人身売買や売買春（当時は「ホワイトスレイブ」とまとめて呼ばれた）の背後には、ヴードゥーの黒人司祭による催眠や洗脳があるという論調も現れた。

そのため、ボアズは、ヴードゥーとは、「人種的な「中傷」」となる差別語で、「人種主義者がこの単語を口にするだけで、アフリカ系の人びとに対するあらゆる不安や固定観念を呼び起こす仕組み」であるとまで主張している（Boaz 2023：ix）。

ただし、歴史的にみれば、人種主義者たちのヴードゥーに対する極度の恐怖には、正当な恐れといってもよい面がある。C・L・R・ジェームズの『ブラック・ジャコバン』で知られるとおり、奴隷制に基づくサトウキビのプランテーションで（白人たちが）栄えていた、カリブ海のフランス領サンドマングでは、フランス革命を受けて、一七九一年に黒人奴隷や逃亡奴隷たちの大規模な反乱がおきた。この反乱は一二年間続き、「反乱奴隷たちは、現地の白人、フランス国王軍、スペインの侵略、六万人におよぶイギリス遠征軍、ナポレオンの義弟［ルクレール］率いる同規模のフランス遠征軍を次々と打破」し、「史上唯一の成功した奴隷反乱」として、一八〇四年に世界初の黒人共和国ハイチが独立を宣言する（James 1980＝2002：13）。

その一七九一年の最初の反乱の指導者だったのが、ヴードゥー司祭ブックマンだったのだ。その意味では、たしかにヴードゥー教の集会では、殺人に関する議論が行われていたとはいえる。ただし、その内容は、儀礼的殺人ではなく、反乱に伴う奴隷主の処刑についてだっただろう。また、ルイジアナ州には、白人も黒人も含めて多くのハイチからの亡命者や渡航者が居住していた。つまり、米国南部の人種主義者たちが、ヴードゥーを憎んで、誹謗中傷する理由は十分あったのだ。キャノンはおそらく意識していないが、こうしたヴードゥーの「黒さ（blackness）」（Dror 2004：81）に由来するさまざまな連想が、ヴードゥー死という命名へとつながったのだろう。

人種主義的な含みだけではなく、キャノンの論の運びでは、ヴードゥー死に関する西洋と非西洋の間の差異もまた際立っている。感情的な興奮状態が引き起こす突然死は、伝統社会においては呪いや宗教と結びついた現象とされるいっぽう、西洋の近代社会においては精神的なショックによる強いストレスと関連した現象として紹介されているからだ。つまり、西洋社会でのヴードゥー死は、呪いや呪術といった未開性とはまったく関係ない現象として描き出されている。そこには、非西洋の多様性を無視して単純化し、西洋と非西洋を優劣の関係に置き、さらに非西洋の人びとを「宗教的な迷信を信じやすい未開人」と一方的にみなす人種主義と植民地主義の眼差しがあるといえる。

ショックの近代

ここまで、ストレスによる突然死が、伝統社会では「ヴードゥー」の名を付けられた経緯をたどってきた。次には、それが近代社会で「ショック」と関連付けられた理由を探ってみよう。

ヴォルフガング・シヴェルブシュによれば、英語の「ショック」は、衝撃や打撃や振盪を意味する単語として一六世紀から使われ始め、「敵との戦力の遭遇、同様に二人の馬上の戦士の衝突」という軍事的意味をもっていたという。とくに、馬具のあぶみの発明というテクノロジーの進歩を受けて、人と馬が一体となって槍を前に突撃する戦闘スタイルのもつ衝撃力を指していた。一八世紀、戦争のテクノロジーが槍や鉾から火器へと変化すると、ショックの意味は、部隊集団による一斉射撃を指すようになる。つまり、常に軍事的なものと結びつけられてきたのだ。

さらに、一八世紀の中頃には、「ショック」は医学専門用語においても、もはやただ衝突の意味のみならず、その結果をも表わすものとなり、衝撃を受けたものの振盪、及びそれにより生じた病的な一般状態をも表すものとなった」という（Schivelbusch 1977＝1982：194）。二〇世紀初頭の第一次大戦時には、多くの兵士が激しい戦闘後にパニックなどの精神障害を起こしたことは、こうしたショックの意味を踏まえて、「シェルショック（シェルは砲弾のこと）」と呼ばれるようになった（現在でいうＰＴＳＤ（心的外傷後ストレス障害）も含む状態と考えられる）。キャノンが報告した戦場での精神的ショックによる死は、重度の急性のシェルショックの一種とみることもできるだろう。

シヴェルブシュは、軍事の近代史と密接に絡まり合うショックの歴史を、破壊を目指す生産力の進歩として、次のようにまとめている。

近世の軍隊の歴史を見ると、ここではマニュファクチュア生産や工業生産とは違い、生産力の破壊的使用がその本質を規定しているだけに、この歴史は自然制御とショックとの相関関係を如実に示すものとなる。ヨーロッパの軍隊で、新しい資本主義的生産性が最初に姿を見せただけではない。ここで破壊という形体をとって、最も明確に姿を現わしたのだ。（Schivelbusch 1977＝1982：196）

近代を特徴づけるテクノロジーの革新は、軍事分野では産業分野以上の速度と波及力をもって推し進められた。同じことは、原子力の利用（核爆弾と原子力発電）でも繰り返されたとおりだ。そして、軍事テクノロジーの巨大化や先鋭化に象徴される近代の衝撃は、人間の理解力を凌駕する規模となって、一斉射撃のような衝撃力で心身を圧倒する「ショック」となったのだ。

この視点から、ヴードゥー死を見直してみよう。伝統社会では、極度のストレスによる突然死は呪いに由来する死とみなされていた。これに対して、近代社会では、同じ突然死が、近代の生み出した巨大な破壊力によるショックのため、人間の心身の恒常性を破壊されて起こる現象として説明されている。いずれの場合も、外傷や病気では説明のつかない異常な死は、人間の理解力やコントロールを超えた力——超自然的力／近代テクノロジーの力——との遭遇の結果だと説明している点では、実際には同じ論理が働いている。

ヴードゥー死を再考する

想定外の突然死という逸脱が生じたとき、どんな社会でも、その逸脱を社会の秩序のなかに再統合するための物語が紡ぎだされる。伝統社会での呪いによる死という物語は、そうした物語の一つだ。しかし、それは、近代社会においては、人種主義的で植民地主義的な視点から、黒い未開人たちの迷信に由来するヴードゥー死、つまり啓蒙された近代社会である西洋にはあり得ないできごとと解釈された。だが、ヴードゥー死＝ショック死するネコの実験は、極度のストレスによる死が、エキゾチックなできごとではなく、普遍的に存在することを証明している。こうして、西洋でも見いだされたヴードゥー死は、近代のテクノロジーによる総力戦の破壊力によるショックがもたらす死という物語で説明されている。

しかし、近代社会でのショック死の物語は伝統社会での呪いによる死の物語とは、その語りが果たしている社会的な役割において、重要な一点で異なっている。呪いによる死という物語は、異常な死を伝統社会の秩序のなかに組み込みなおし、呪術の超自然的な力を再確認し、その社会を統合して維持することにつながるだろう。いっぽう、近代社会でのショック死は、極度のストレスを生み出す戦争テクノロジーの非人間性を明らかにし、総力戦遂行のために統合された社会のなかでは異物として留まり続ける。

血なまぐさい戦闘のなかでヴードゥー死＝ショック死した人びとは、（意志的・能動的にではないが）心身のすべてにおいて戦争を拒否したともいえる。そして、そのことによって、戦争に協力することからも人を殺すことからも解放された。結果としてみれば、これは、受動的ではあるが命がけの反戦のデモンストレーションであり、極限的で絶望的なやり方ではあるが「拒否の戦略（第9章参照）」の一つのスタイルともいえるだろう。この視点からは、皮肉なことに、総力戦というテクノロジーの枠を集めた非人間的な破壊のなかで、国家の命令のままに殺戮を続ける「健全」な兵士たちこそ、国家というヴードゥーの奴隷やゾンビにみえてくるのだ。

おわりに

この本は、『現代思想』に載せた文章のなかからの五本に、その他のさまざまな雑誌や論集に寄せたもの十数本を加えて成り立っている。二〇一一年から二〇二二年の約一〇年で、それぞれ一回限りのような書き方をしてきたが、本書によって、それなりにまとまった姿となったのは、編集の労を取っていただいた村上瑠梨子さんのおかげだろう。すべての章について、かなり手を加えており、とくに、第7章「ゲノム編集と社会――「遺伝子化論」の視座から」と第16章「ヴードゥー死するネコ――ストレス学説を再考する」は、ほぼ書き下ろしといってもよい。

第1部の第1〜4章は、プロフェッション論と精神医療の歴史社会学として医療社会学の入門書か教科書になるように書いていたものである。第3章に興味をもたれた方は、元になった（より医療社会学として詳細に分析した）「精神疾患診断マニュアル――DSM的理性とその不満」（佐藤純一＋美馬達哉＋中川輝彦＋黒田浩一郎編（2022）『病と健康をめぐるせめぎあい――コンテステーションの医療社会学』ミネルヴァ書房、一四九―一六九頁）を読んでいただければ幸いである。

第２部の第５〜８章は、科学技術社会論（ＳＴＳ）や科学人類学のアプローチによるものを集めている。ｉＰＳ細胞やゲノム編集やデータサイエンスに関してテーマを絞った各論になっているので、「理系」専門用語の説明をかなり加筆したが、「文系」の方には少し読みにくいかもしれない。臨床に使われつつある先端的な生物医学テクノロジーについて考えるのは一番の趣味なので、楽しく書いたものが多い。

第３部の第９〜12章は、本書の中心となる生政治に深く関わるテーマ群である。第９章「方法としての反ワクチン」は、本書全体の方向性を宣言したものといえる。第10章「ニューロダイバーシティという思想」は、『情況』（！）での初出が二〇一三年で、この分野の議論を日本に体系的に紹介した最も早いものの一つである。一〇年を経て書き足したいことは多く、引用した文献が古くなってしまったことも気になるが、当時のまま、論の構成は変えていない。書き出しだけ少し新しくしている。第11・12章は、生命倫理学のエンハンスメント論とスポーツ社会学を掛け合わせたスタイルで、生政治論の“Food for Thought”になるだろう。

第４部の第13〜15章は、それぞれ、安楽死、ストレスチェック、パラリンピックという時事的テーマに関わって、生政治の視点からの短めの論説である。

第16章「ヴードゥー死するネコ――ストレス学説を再考する」は、昔に『野生の思考』を読んで以来ずっと気になっていたテーマで、何度か取り上げてきたが、うまく一つの論考にまとまらなかった。ハードディスクを調べてみると、どこで発表したのか忘れてしまったが二〇〇五年の資料が見つかったから、二〇年越しの懸案である。マニアックな論考ではあるが、個人的には、本書をまとめる過程でこれを書き終えたことが最大の達成であり、そのチャンスを与えてくれた村上さんには心から感謝している。

各論文の初出は以下のとおりである。

第1部――〈医〉と専門知

第1章　医療の専門家とは――陰謀と職業社会学（原題「医療専門職論再考――陰謀のセオリーを超えて」『現代思想』四二巻一三号、二〇一四年、九〇―一〇六頁）

第2章　精神医学批判を振り返る――一九七〇年前後（原題「精神医学のバイオポリティクス」石原孝二＋河野哲也＋向谷地生良編『シリーズ精神医学の哲学3――精神医学と当事者』東京大学出版会、二〇一六年、三四―六一頁）

第3章　精神医学の哲学としてのDSM的理性――精神科診断の歴史社会学（原題「DSM的理性とその不満」『保健医療社会学論集』二八巻二号、二〇一八年、五四―六四頁）

第4章　脱精神医学化の二つのエッジ――RDoC（研究領域基準）とマッドネス（原題「脱精神医学化の二つのエッジ――RDoC（研究領域基準）とマッドネス」『現代思想』四四巻一七号、二〇一六年、七三―八九頁）

第2部――〈医〉と技術

第5章　iPS細胞の三つの世界――再生医療の科学技術社会論（原題「iPS細胞の三つの世界」『現代思想』四五巻九号、二〇一七年、八二―一〇四頁）

第6章　クリスパー（CRISPR）哲学とラマルクの危険な思想（原題「クリスパー（CRISPR）哲学とラマルクの危険な思想」『現代思想』四九巻一二号、二〇二一年、一四六―一五六頁）

第7章　ゲノム編集と社会――「遺伝子化論」の視座から（原題「ゲノム編集と社会――「遺伝子化論」の視座から」『学術の動向』二五巻一〇号、二〇二〇年、七〇―七五頁）

第8章　数量化された自己（原題「自己トラッキングからみえる未来」『保健医療社会学論集』三二巻一号、二〇二一年、二三―三三頁）

第3部――〈医〉と政治

第9章　方法としての反ワクチン（原題「方法としての反ワクチン」『現代思想』四八巻一六号、二〇二〇年、一六三―一七一頁）

第10章　ニューロダイバーシティという思想（原題「脳多様性論」『情況別冊 思想理論編』第3号（『情況』一一・一二月合併号）、二〇一三年、八一―九九頁＋「脳多様性論（neurodiversity）と発達障害支援」『精神科治療学』三二巻一二号、二〇一七年、一六四三―一六四八頁）

第11章　正常、病理、そしてエンハンスメント（原題「正常・病理・エンハンスメント」『スポーツ社会学研究』二三巻一号、二〇一五年、七―一八頁＋「スポーツを手がかりに考えるエンハンスメント」森下直貴編『生命と科学技術の倫理学――デジタル時代の身体・脳・心・社会』丸善出版、二〇一六年、七二―八九頁）

第12章　エンハンスメント、ドーピング、そしてダイバーシティ？（原題「エンハンスメントから見たスポーツ」石坂友司＋井上洋一編『未完のオリンピック――変わるスポーツと変わらない日本社会』

かもがわ出版、二〇二〇年、一一四―一三七頁）

第4部――〈医〉と社会

第13章　安楽死は一つの顔をしていない（原題「安楽死は一つの顔をしていない」『保健の科学』六三巻二号、二〇二一年、八六―九〇頁）

第14章　戦争／生政治／障害（原題「戦争／バイオポリティクス／障害」『福音と世界』七五巻二号、二〇二〇年、一八―二三頁）

第15章　ストレスチェックと生権力（原題「ストレスチェックと生権力」『福音と世界』七四巻二号、二〇一九年、一八―二三頁）

第16章　ヴードゥー死するネコ――ストレス学説を再考する（原題「ヴードゥー死するネコについて――ストレス学説再考」『社会情報』（札幌学院大学総合研究所）二〇巻二号、二〇一一年、七一―七九頁）

それぞれについて、発表の機会を与えてくださった方々、批評やコメントをいただいたすべての方々に感謝する。また、本書の準備中に、同僚の立岩真也さんが急逝され、本書を手渡せなくなったことが残念でならない。いつものパターン通りの反応なら、各章が一冊の本になるべきだから、誰か引き継げばいいのにというような趣旨のことをぼそぼそつぶやいたはずだが、もうそんな感想を聞くことはできない。心から追悼の意を捧げたいと思う。

なお、本書の一部は、科研費の学術変革領域研究（A）「尊厳学の確立」（領域代表：加藤泰史、計画研究代表：田坂さつき、23H04857）、挑戦的研究（開拓）（代表：後藤基行、23K17288）、挑戦的研究（萌芽）（代表：坪井秀人、24K21362）の成果である。

二〇二四年七月、祇園囃子を聞きながら

美馬達哉

参考文献

【欧文献】

Abbott, A. (1988) *The System of Professions: An Essay on the Division of Expert Labor*, The University of Chicago Press.

Alliez, E. et Lazzarato, M. (2016) *Guerres et Capital*, Éditions Amsterdam/Multitudes.（＝2019『戦争と資本——統合された世界資本主義とグローバルな内戦』杉村昌昭＋信友建志訳、作品社）

Altman, D. (2001) *Global Sex*, University of Chicago Press.（＝2005『グローバル・セックス』河口和也＋風間孝＋岡島克樹訳、岩波書店）

American Psychiatric Association（2013a）*Diagnostic and Statistical Manual of Mental Disorders: DSM-5,* American Psychiatric Publishing.（＝2014『DSM-5——精神疾患の診断・統計マニュアル』日本精神神経学会日本語版用語監修、髙橋三郎＋大野裕監訳、医学書院）

American Psychiatric Association（2013b）*Desk Reference to the Diagnostic Criteria from DSM-5*, American Psychiatric Publishing.（＝2014『DSM-5——精神疾患の分類と診断の手引』日本精神神経学会日本語版用語監修、髙橋三郎＋大野裕監訳、医学書院）

Anderson, W.F. (1989) Human Gene Therapy: Why Draw a Line?, *Journal of Medicine and Philosophy* 14(6): 681-693.

Angell, M. (2004) *The Truth About the Drug Companies: How They Deceive Us and What to Do About It*, Random House.（＝2005『ビッグ・ファーマ——製薬会社の真実』栗原千絵子＋斉尾武郎監訳、篠原出版新社）

Angot, E. et al. (2010) Are Synucleinopathies Prion-Like Disorders?, *Lancet Neurology* 9(11) : 1128-1138.

Arendt, H. (1958) *The Human Condition,* The University of Chicago Press.（＝1994『人間の条件』志水速雄訳、ちくま学芸文庫）

Arendt, H. (1963) *Eichmann in Jerusalem: A Report on the Banality of Evil*, Viking Press.（＝2017『エルサレムのアイヒマン——悪の陳腐さについての報告』大久保和郎訳、

みすず書房）

Armstrong, T. (2010) *The Power of Neurodiversity: Unleashing the Advantages of Your Differently Wired Brain*, Da Capo Lifelong Books.（＝2013『脳の個性を才能にかえる――子どもの発達障害との向き合い方』中尾ゆかり訳、NHK 出版）

Arnold, D. (1993) *Colonizing the Body: State Medicine and Epidemic Disease in Nineteenth-century India*, Univ. California Press.（＝2019『身体の植民地化――19 世紀インドの国家医療と流行病』、見市雅俊訳、みすず書房）

Arribas-Ayllon M. (2016) After Geneticization, *Social Science & Medicine* 159: 132-139.

Au, L. (2023) Ethical Choreography in China's Human Gene Editing Controversy, *Science as Culture* 32(4): 535-557.

Baggs, A. (2007) In My Language (video). http://www.youtube.com/watch?v=JnylM1hI2jc

Balibar, E. and Wallerstein, I. (1991) *Race, Nation, Class: Ambiguous Identities*, Verso.（＝1995『人種・国民・階級――揺らぐアイデンティティ』、若森章孝監訳、大村書店）

Baltimore, D. et al. (2015) A Prudent Path Forward for Genomic Engineering and Germline Gene Modification, *Science* 348 (6230): 36-38.

Barker, R. K. et al. (2013) Fetal Dopaminergic Transplantation Trials and the Future of Neural Grafting in Parkinson's Disease, *Lancet Neurology* 12(1) : 84-91.

Barker, R. K. et al. (2015) Cell-Based Therapies for Parkinson Disease: Past Insights and Future Potential, *Nature Reviews Neurology* 11 : 492-503.

Barnes, M and Berke, J. (1971) *Mary Barnes: Two Accounts of a Journey Through Madness,* Harcourt Brace Jovanovich.（＝1977『狂気をくぐりぬける』弘末明良＋宮野富美子訳、平凡社）

Bateson, G. (1972) *Steps to an Ecology of Mind: Collected Essays in Anthropology, Psychiatry, Evolution and Epistemology,* Chandler Publishing Company.（＝1990『精神の生態学』佐藤良明訳、思索社）

Bayer, R., (1987) *Homosexuality and American Psychiatry: the Politics of Diagnosis,* Princeton University Press.

Becker, H. (1973) *Outsiders: Studies in the Sociology of Deviance*, The Free Press.（＝2011『完訳アウトサイダーズ――ラベリング理論再考』村上直之訳、現代人文社）

Beresford, P.（2000）What Have Madness and Psychiatric System Survivors Got to Do with Disability and Disability Studies?, *Disability & Society* 15(1): 167-172.

Bettelheim, B. (1967) *The Empty Fortress: Infantile Autism and the Birth of the Self*, The Free

press.（＝1973-1975『自閉症　うつろな砦』Ⅰ・Ⅱ、黒丸正四郎他訳、みすず書房）

Bharadwaj, A. (2012) Enculturating Cells: The Anthropology, Substance, and Science of Stem Cells, *Annual Review of Anthropology* 41: 303-317.

Bloom, S. W. (2002) *The Word as Scalpel: A History of Medical Sociology*, Oxford University Press.

Blume, H. (1998) On the Neurological Underpinnings of Geekdom, *The Atlantic*. Sept 1998.（http://www.theatlantic.com/magazine/archive/1998/09/neurodiversity/305909/）2024年7月アクセス確認。

Boaz, D. (2023) *Voodoo: The History of a Racial Slur*, Oxford University Press.

Boers, S. N. et al. (2016) Organoid Biobanking: Identifying the Ethics, *EMBO reports* 17(7) : 938-941.

Boltanski, L. et Chapello, E. (1999) *Le Nouvel Esprit du Capitalism*, Éditions Galimard.（＝2013『資本主義の新たな精神』上・下、三浦直希他訳、ナカニシヤ出版）

Braidotti, R. (2013) *The Posthuman*, Polity Press.（＝2019『ポストヒューマン――新しい人文学に向けて』門林岳史監訳、フィルムアート社）

Braye, S., Dixon, K. and Gibbons, T. (2013) 'A Mockery of Equality': An Exploratory Investigation into Disabled Activists' Views of the Paralympic Games, *Disability & Society* 28(7): 984-996.

Bredenoord, A. L. et al. (2017) Human Tissues in a Dish: The Research and Ethical Implications of Organoid Technology, *Science* 355(6322), eaaf9414.

Brown, P. et al. (2004) Embodied Health Movements: New Approaches to Social Movements in Health, *Sociology of Health & Illness* 26(1) : 50-80.

Brown, P., Morello-Frosch, R. and the Contested Illness Research Group ed. (2011) *Contested Illness: Citizens, Science and Health Social Movements*, University of California Press.

Burns, L.（2009）'You Are Only Hope': Trading Metaphorical 'Magic Bullets' for Stem Cell 'Superheroes', *Theoretical Medicine and Bioethics* 30 : 427-442.

Burton, R. (1976) *Institutional Neurosis (3rd ed)*, John Wright & Sons Ltd.（＝1985『施設神経症――病院が精神病をつくる』正田亘監訳、晃洋書房）

Cahalan, S. (2019) *The Great Pretender: The Undercover Mission That Changed Our Understanding of Madness*, Grand Central Publishing.（＝2020『なりすまし――正気と狂気を揺るがす、精神病院潜入実験』宮﨑真紀訳、亜紀書房）

Campbell, P.（1996）The History of the User Movement in the United Kingdom, In Heller, T. et al. ed. *Mental Health Matters: A Reader,* The Open University, 218-225.

Canguilhem, G. (1965) *La Connaissance de la Vie*, Deuxième Édition revue et Augumentée, J. Vrin.（＝2002『生命の認識』杉山吉弘訳、法政大学出版局）

Canguilhem, G. (1966) *Le Normal et le Pathologique*, PUF.（＝1987『正常と病理』滝沢武久訳、法政大学出版局）

Cannon, W. B. (1915) *Bodily Changes in Pain*, Hunger, Fear and Rage, D. Appleton & Co.

Cannon, W. B. (1932) *Wisdom of the Body*, Kegan Paul, Trench, Trubner & Co.（＝1981『からだの知恵――この不思議なはたらき』舘鄰＋舘澄江訳、講談社学術文庫）

Cannon, W. B. (1942) "Voodoo" Death, *American Anthropologist* 44(2): 169-181.

Caudill, W. (1958) *The Psychiatric Hospital as a Small Society*, Harvard University Press.

Caufield, T. et al. (2016) Confronting Stem Cell Hype: Against Hyperbole, Distortion and Overselling, *Science* 352 (6287) : 776-777.

Chamberlin, J. (1977) O*n Our Own: Patient-controlled Alternatives to the Mental Health System*, McGraw-Hill.（＝1996『精神病者自らの手で――今までの保健・医療・福祉に代わる試み』中田智恵海監訳、解放出版社）

Chamberlin, J.（1990）The Ex-Patients' Movement: Where We've Been and Where We're Going, *The Journal of Mind and Behavior* 11(3/4): 323-336.

Clarke, A. E. et al. ed., (2010) *Biomedicalization: Technoscience, Health and Illness in the U.S.*, Duke University Press.

Clarke, A. E., Shim, J. K., Mamo, L., Fosket, J. R. and Fishman, J. R.（2010）, Biomedicalization: Technoscientific Transformation of Health, Illness, and U.S. Biomedicine, In Clarke et al. ed., *Biomedicalization: Technoscience, Health and Illness in the U.S.*, Duke University Press, 47-87.

Clevers, M.（2016）Modeling Development and Disease with Organoids, *Cell* 165(7): 1586-1597.

Cockerham, W. C. (2014) *Sociology of Mental Disorde*r*(9th ed.),* Routledge.

Collen, A. (2016) *10% Human: How Your Body's Microbes Hold the Key to Health and Happiness*, William Collins.（＝2020『あなたの体は9割が細菌――微生物の生態系が崩れはじめた』矢野真千子訳、河出文庫）

Conrad, P. and Schneider, J. W. (1992) *Deviance and Medicalization: From Badness to Sickness (Exp. ed.),* Temple University Press.（＝2003『逸脱と医療化――悪から病いへ』進藤

雄三監訳、ミネルヴァ書房）
Cooper, D. (1967) *Psychiatry and Anti-psychiatry*, Tavistock Publications.（＝1974『反精神医学』野口昌也＋橋本雅雄訳、岩崎学術出版社）
Crossley, N.（2006）*Contesting Psychiatry: Social Movements in Mental Health*, Routledge.
Curtis, T. et al.（2000）*Mad Pride: A Cerebration of Mad Culture*, Spare Change Books.
Cuthbert, B. N.（2014）The RDoC Framework: Facilitating Transition from ICD/DSM to Dimensional Approaches That Integrate Neuroscience and Psychopathology, *World Psychiatry* 13(1): 28-35.
Cuthbert, B. N. and Insel, T. R. (2013) Toward the Future of Psychiatric Diagnosis: The Seven Pillars of RDoC, *BMC Medicine* 11: 126.
Cyranoski, D. (2008) Stem Cells: 5 Things to Know Before Jumping on the iPS Bandwagon, *Nature* 452 : 406-408.
Cyranoski, D. (2013) Japan to Offer Fast-Track Approval Path for Stem Cell Therapies, *Nature Medicine* 19 : 510.
Dain, N.（1989）Critics and Dissenters: Reflections on 'Anti-psychiatry' in the United States, *Journal of the History of the Behavioral Sciences* 25(1): 3-25.
Daudona, J. A. and Sternberg, S. H. (2017) *A Crack in Creation : Gene Editing and the Unthinkable Power to Control Evolution*, Houghton Mifflin Harcourt.（＝2017『CRISPR——究極の遺伝子編集技術の発見』櫻井祐子訳、文藝春秋）
Decker, H.S. (2013) *The Making of DSM-III: A Diagnostic Manual's Conquest of American Psychiatry*, Oxford University Press.
Dekker, M. (2000) On Our Own Terms: Emerging Autistic Culture（http://web.archive.org/web/20061111053135/http://trainland.tripod.com/martijn.htm）.
Deleuze, G. et Guattari, F. (1980) *Mille Plateaux*, Éditions de Minuit.（＝2010『千のプラトー——資本主義と分裂症』上・中・下、宇野邦一他訳、河出文庫）
Dennett, D. C. (1996) *Darwin's Dangerous Idea: Evolution and the Meanings of Life,* Simon & Schuster.（＝2001『ダーウィンの危険な思想——生命の意味と進化』山口泰司監訳、青土社）
Diamond, S. (2013) What Makes Us a Community? : Reflections on Building Solidarity in Anti-sanist Praxis, In LeFrançois et al. (2013) *Mad Matters: A Critical Reader in Canadian Mad Studies*, Canadian Scholars Press Inc, 46-77.
Didi-Huberman, G. (1982) *Invention de L'hysterie*, Les Editions Macula.（＝2014『ヒステ

リーの発明――シャルコーとサルペトリエール写真図像集』上・下、谷川多佳子＋和田ゆりえ訳、みすず書房）

Doolittle, W. F. et al. (1999) Phylogenetic Classification and the Universal Tree, *Science* 284(5423): 2124-2128.

Dreger, A.D. (2004) *One of Us: Conjoined Twins and the Future of Normal.* Harvard University Press.（＝2004『私たちの仲間――結合双生児と多様な身体の未来』針間克己訳、緑風出版）

Dror, O. E. (2004) "Voodoo death": Fantasy, Excitement, and the Untenable Boundaries of Biomedical Science, In Johnston, R.D. (ed) *The Politics of Healing: Histories of Alternative Medicine in Twentieth-Century North America*, Routledge, 71-81.

DRZE (Deutsches Referenzzentrum für Ethik in den Biowissenschaften) (2002) *drze-Sachstandsbericht. Nr. 1. Enhancement. Die ethische Diskussion uber biomedizinische Verbesserungen des Menschen*. Referenzzentrum für Ethik in den Biowissenschaften.（＝2007『エンハンスメント――バイオテクノロジーによる人間改造と倫理』松田純＋小椋宗一郎訳、知泉書館）

Dumit, J. (2004) *Picturing Personhood: Brain Scans and Biomedical Identity*, Princeton University Press.

Dumit, J. (2006) Illness You Have to Fight to Get: Facts as Forces in Uncertain, Emergent Illnesses, *Social Science and Medicine* 62(3):577-590.

Durbach, N. (2005) *Bodily Matters: The Anti-Vaccination Movement in England, 1853-1907*, Duke University Press.

Ehrenberg, A. (2004) Le sujet cerebral, *Esprit* 309: 130-155.

Ehrenberg, A. (2011) The "Social" Brain: An Epistemological Chimera and a Sociological Truth, In Ortega, F. and Vidal, F. ed., *Neurocultures: Glimpses Into an Expanding Universe*, Peter Lang, 117-140.

Ellwanger, J. H. et al. (2020) Beyond HIV Infection: Neglected and Varied Impacts of CCR5 and CCR5 Δ 32 on Viral Diseases, *Virus Research* 286: 198040.

Ennis, B. J.（1972）*Prisoners of Psychiatry: Mental Patients, Psychiatrists, and the Law*, Houghton Mifflin Harcourt.（＝1974『精神医学の囚われ人――「精神病」法廷闘争の記録』寺嶋正吾＋石井毅訳、新泉社）

Epstein, D. (2013) *The Sports Gene: Inside the Science of Extraordinary Athletic Performance*, Current Trade.（＝2014『スポーツ遺伝子は勝者を決めるか――アスリートの科

学』福典之監修、川又政治訳、早川書房）.
Epstein, P.（1996）*Impure Science: AIDS, Activism and the Politics of Knowledge,* University of California Press.
Eriksson, L. and Webster, A. (2015）Standardizing Work as a Recursive Process: Shaping the Embryonic Stem Cell Field, *New Genetics and Society* 34 : 72-88.
Erler, A. (2017) The Limits of the Treatment-Enhancement Distinction as a Guide to Public Policy, *Bioethics* 31: 608-15.
Evans, M. J. and Kaufman, M. H. (1981) Establishment in Culture of Pluripotential Cells from Mouse Embryos, *Nature* 292 : 154-6.
Fabris, E.（2011）*Tranquil Prisons: Chemical Incarceration under Community Treatment Orders,* University of Toronto Press.
Fabris, E. (2013) Mad Success: What Could Go Wrong When Psychiatry Employs Us as 'Peers'? In LeFrançois et al., *Mad Matters: A Critical Reader in Canadian Mad Studies*, Canadian Scholars Press Inc, 130-139.
Faden, R. R. and Beauchamp, T. L. (1986) *A History and Theory of Informed Consent,* Oxford University Press.（＝1994『インフォームド・コンセント――患者の選択』酒井忠昭＋秦洋一訳、みすず書房）
Faris, R. E. L., and Dunham, H. W. (1939) *Mental Disorders in Urban Areas: An Ecological Study of Schizophrenia and Other Psychoses*, University of Chicago Press.
Fein, E. (2011) Innocent Machines: Asperger's Syndrome and the Neurostructural Self, In Pickersgill, M and Van Keulen, I. ed., *Sociological Reflections on the Neurosciences, Advances in Medical Sociology* 13: 27-49.
Foster, P. L.（2007）Stress-Induced Mutagenesis in Bacteria, *Critical Reviews in Biochemistry and Molecular Biology* 42(5): 373-397.
Foucault, M. (1972) *L'Histoire de la folie à l'âge classique*, Gallimard. (＝1975『狂気の歴史』田村俶訳、新潮社）
Foucault, M. (1979) Inutile de se soulever? in Foucault, M. (1994) *Dits et Écrits, tome 3: 1976-1979*, Éditions Gallimard. 790-794.（＝二〇〇一「蜂起は無駄なのか？」高桑和巳訳、『ミシェル・フーコー思考集成Ⅷ　政治／友愛』蓮實重彥＋渡辺守章監修、筑摩書房）
Foucault, M. (1988) Les techniques de soi, *Foucault M, Michel Foucault, Dits et écrits IV 1980-1988*, Éditions Gallimard, 783-812.（＝2002「自己の技法」大西雅一郎訳、『ミシェ

ル・フーコー思考集成 X 1984-88——倫理・道徳・啓蒙』蓮實重彥＋渡辺守章監修、筑摩書房）

Foucault, M. (1994) La technologie politique des individus, *Dits et Écrits 1954-1988: IV 1980-1988*, Édition Gallimard.（＝2002「個人の政治テクノロジー」石田英敬訳、『ミシェル・フーコー思考集成 X 1984-88——倫理・道徳・啓蒙』蓮實重彥＋渡辺守章監修、筑摩書房）

Foucault, M. (2003) *Le pouvoir psychiatrique: Cours au Collège de France 1973-1974,* Gallimard.（＝2006『ミシェル・フーコー講義集成 4——精神医学の権力　コレージュ・ド・フランス講義 1973-1974 年度』慎改康之訳、筑摩書房）

Foucault, M. (2004) *Sécurité, territoire, population : cours au Collège de France (1977-1978)*, Gallimard/Seuil.（＝2007『ミシェル・フーコー講義集成 7　安全・領土・人口——コレージュ・ド・フランス講義　1977-1978 年度』高桑和巳訳、筑摩書房）

Foucault, M. (2018) *Les aveux de la chair*, Édition de Frédéric Gros, Éditions Gallimard.（＝2020『性の歴史Ⅳ　肉の告白』慎改康之訳、新潮社）

Fox, R. C. and Swazey, J. P. (1992) *Spare Parts: Organ Replacement in American Society,* Oxford University Press.（＝1999『臓器交換社会——アメリカの現実、日本の近未来』森下直貴他訳、青木書店）

Frances, A. (2013) *Saving Normal: An Insider's Revolt against Out-of-Control Psychiatric Diagnosis, DSM-5, Big Pharma, and the Medicalization of Ordinary Life*, Mariner Books.（＝2013『〈正常〉を救え——精神医学を混乱させる DSM-5 への警告』大野裕監修、青木創訳、講談社）

Franklin, S. (2005) Stem Cell R Us: Emergent Life Forms and the Global Biological, In Ong, A. and Collier, S. J. ed., *Global Assemblies: Technology, Politics, and Ethics as Anthropological Problems,* Blackwell Publishing, 59-78.

Fraser, N. (1997) *Justice Interruptus Critical Reflections on the "Postsocialist" Condition*, Routledge.（＝2003『中断された正義——「ポスト社会主義的」条件をめぐる批判的省察』仲正昌樹監訳、御茶の水書房）

Fraser, N. and Honneth, A. (2002) *Redistribution or Recognition? : A Political-Philosophical Exchange*, Verso.（＝2012『再配分か承認か？——政治・哲学論争』加藤康史監訳、法政大学出版局）

Freidson, E. (1970) *Professional Dominance: The Social Structure of Medical Care*, Atherton Press.（＝1992『医療と専門家支配』進藤雄三＋宝月誠訳、恒星社厚生閣）

Freidson, E. (2001) *Professionalism: The Third Logic*, The University of Chicago Press.

Friedman, M. (1962) *Capitalism and Freedom*, The University of Chicago Press.（＝2008『資本主義と自由』村井章子訳、日経 BP）

Fujitani, T. (2011) *Race for Empire: Koreans as Japanese and Japanese as Americans During World War II*, University of California Press.（＝2021『共振する帝国——朝鮮人皇軍兵士と日系人米軍兵士』板垣竜太他訳、岩波書店）

Ganchoff, C. (2004) Regenerating Movements: Embryonic Stem Cells and the Politics of Potentiality, *Sociology of Health & Illness* 26 : 757-774.

Gardner, J et al. (2017) Promissory Identities: Sociotechnical Representations & Innovation in Regenerative Medicine, *Social Science and Medicine* 174: 70-78.

Gissis, S. B. and Jablonka, E. ed. (2011) *Transformations of Lamarckism : From Subtle Fluids to Molecular Biology*, MIT Press.

Gitelman, L. ed. (2013) "*Raw Data*" *Is an Oxymoron*, The MIT Press.

Goffman, E.（1961）*Asylums: Essays on the Social Situation of Mental Patients and Other Inmates*, Doubleday and Company Inc.（＝1984『アサイラム——施設被収容者の日常世界』石黒毅訳、誠信書房）

Goffman, E.（1963） *Stigma: Notes on the Management of Spoiled Identity*, Prentice-Hall.（＝1980『スティグマの社会学——烙印を押されたアイデンティティ』石黒毅訳、せりか書房）

Gove, W. R. (1970) Societal Reaction as an Explanation of Mental Illness: An Evaluation, *American Sociological Review* 35(5): 873-884.

Grandin, T. (1986) *Emergence: Labeled Autistic,* Arena Press.（＝1994『我、自閉症に生まれて』カニングハム久子訳、学研）

Greenfield, D. (2016) Deep Data: Notes on the n of 1, In Nafus, D. ed., *Quantified: Biosensing Technologies in Everyday Life*, The MIT Press, 123 - 146.

Grundy, Q. (2018) Decoding Disclosure: Comparing Conflict of Interest Policy among the United States, France, and Australia, *Health Policy* 122(5): 509-518.

Gyngell, C. et al. (2019) Moral Reasons to Edit the Human Genome: Picking up from the Nuffield Report, *Journal of Medical Ethics* 45(8): 514-523.

Habermas, J. (2001) *Die Zukunft der menschlichen Natur: auf dem Weg zu einer liberalen Eugenik?* Suhrkamp（＝2004『人間の将来とバイオエシックス』三島憲一訳、法政大学出版局）

Hacking, I. (1990) *The Taming of Chance*, Cambridge University Press.（＝1999『偶然を飼い慣らす――統計学と第二次科学革命』石原英樹＋重田園江訳、木鐸社）

Hacking, I. (2009) Autistic Biography, *Philosophical Transactions of Royal Society B*. 364: 1467-1473.

Hauskeller, C. and Weber, S. (2011) Framing Pluripotency: iPS Cells and the Shaping of Stem Cell Science, *New Genetics and Society* 30(4) : 415-31.

Häyry, M. (2010) *Rationality and the Genetic Challenge: Making People Better?,* Cambridge University Press.（＝2020『人間〈改良〉の倫理学――合理性と遺伝的難問』斎籐仲道＋脇崇晴監訳、ナカニシヤ出版）

He, J. et al. (2018) Retracted: Draft Ethical Principles for Therapeutic Assisted Reproductive Technologies, *The CRISPR Journal* 1(6): e450-e453.

Healy, D. (2008) *Mania: A Short History of Bipolar Disorder*, Johns Hopkins University Press.（＝2012『双極性障害の時代――マニーからバイポーラーへ』江口重幸監訳、みすず書房）

Heath, D. et al. (2004) "Genetic Citizenship," In Nugent, J and Vincent J. eds., *A Companion to the Anthropology of Politics*, Blackwell Publishing: 152-167.（＝2007「遺伝学的市民とは何か」仙波由加里訳、『遺伝子研究と社会――生命倫理の実証的アプローチ』山中浩司＋額賀淑郎編、昭和堂、189-216）

Henwood, F. and Marent B. ed. (2019) *Digital Health: Sociological Perspectives*, Wiley Blackwell.

Heyen, N.B. (2020) From Self-Tracking to Self-Expertise: The Production of Self-Related Knowledge by Doing Personal Science, *Public Understanding of Science* 29(2): 124-138.

Hoberman, J. (1992) *Mortal Engines: The Science of Performance and the Dehumanization of Sport*, The Blackburn Press.

Hogle, J. F.（2010）Characterizing Human Embryonic Stem Cells: Biological and Social Markers of Identity, *Medical Anthropology Quarterly* 24(4) : 433-450.

Hollingshead, A. B. and Redlich, F. C. (1953) Social Stratification and Psychiatric Disorders, *American Sociological Review* 18(2): 163-169.

Hollingshead, A. B, and Redlich, F. C. (1958) *Social Class and Mental Illness: A Community Study*, John Wiley & Sons.

Holt, N. (2015) *Cured: The People Who Defeated HIV and Forever Changed Medical Science,* Dutton.（＝2015『完治――HIV に勝利した二人のベルリン患者の物語』矢野真

千子訳、岩波書店）

Homma, M. et al. (2018) Illness Perceptions and Negative Responses from Medical Professionals in Patients with Fibromyalgia: Association with Patient Satisfaction and Number of Hospital Visits, *Patient Education and Counseling* 101(3): 532-540.

Horwitz, A.V. and Wakefield, J.C. (2007) *The Loss of Sadness: How Psychiatry Transformed Normal Sorrow Into Depressive Disorder*, Oxford University Press. (＝2011『それは「うつ」ではない――どんな悲しみも「うつ」にされてしまう理由』伊藤和子訳、阪急コミュニケーションズ)

Hughes, E.C. (1951a) Mistakes at Work, In Hughes, E.C., *The Sociological Eye: Selected Papers*, 316-325.

Hughes, E.C. (1951b) Work and Self, In Hughes, E.C., The Sociological Eye: Selected Papers, 338-347.

Hughes, E.C. (1959) The Study of Occupations, in Hughes, E.C., *The Sociological Eye: Selected Papers*, 283-297.

Hughes, E.C. (1962) Good People and Dirty Work, in Hughes, E.C., *The Sociological Eye: Selected Papers*, 87-97.

Hughes, E.C. (1984) *The Sociological Eye: Selected Paper*s, Transaction Books.

Illich, I. (1976) *Limits to Medicine: Medical Nemesis : The Expropriation of Health*, Marion Boyars Publishers.（＝1979『脱病院化社会』金子嗣郎訳、晶文社）

Insel, T. et al.（2010）Research Domain Criteria (RDoC): Toward a New Classification Framework for Research on Mental Disorders, *American Journal of Psychiatry* 167(7): 748-751.

Insel, T. R. and Cuthbert, B. N.（2009）Endophenotypes: Bridging Genomic Complexity and Disorder Heterogeneity, *Biological Psychiatry* 66(11): 988-989.

Ishino, Y. et al. (1987) Nucleotide Sequence of the lap Gene, Responsible for Alkaline Phosphatase Isozyme Conversion in Escherichia coli, and Identification of the Gene Product, *Journal of Bacteriology* 169: 5429-5433.

Jaarsma, P. and Welin S. (2011) Autism as a Natural Human Variation: Reflections on the Claims of the Neurodiversity Movement, *Health Care Analysis* 20(1): 20-30.

Jablonka, E. (2011) Introduction : Lamarckian Problematics in Biology, In Gissis, S. B. and Jablonka, E. ed., *Transformations of Lamarckism : From Subtle Fluids to Molecular Biology*, MIT Press, 145-155.

James, C. L. R. (1963) *Beyond a Boundary*, Stanley Paul & Co.（＝2015『境界を越えて』本橋哲也訳、月曜社）

James, C. L. R. (1980) *The Black Jacobins: Toussaint l'Ouverture and the San Domingo Revolution*, Allison and Busby.（＝2002『ブラック・ジャコバン――トゥサン＝ルヴェルチュールとハイチ革命』青木芳夫訳、大村書店）

Johnston, R. D. (2004) Contemporary Anti-vaccination Movements in Historical Perspective, in Johnston, R. D. ed. *The Politics of Healing: Histories of Alternative Medicine in Twentieth-century North America*, Routledge. 259-286.

Jonsen, A.R. (1998) *The Birth of Bioethics*, Oxford university Press.（＝2009『生命倫理学の誕生』細見博志訳、勁草書房）

Kahane, G. and Savulescu, J. (2015) Normal Human Variation: Refocusing the Enhancement Debate, *Bioethics* 29(2): 133-143.

Kass, L.R. and Safire, W. (2003) *Beyond Therapy: Biotechnology and the Pursuit of Happiness,* A Report of the President's Council on Bioethics, Dana Press.（＝2005『治療を超えて――バイオテクノロジーと幸福の追求　大統領生命倫理評議会報告書』倉持武監訳、青木書店）

Kaufman, M. (1967) The American Anti-vaccinationists and Their Arguments, *Bulletin of the History of Medicine* 41(5): 463-478.

Keller, E. F. (2000) *The Century of the Gene*, Harvard University Press.（＝2001『遺伝子の新世紀』長野敬＋赤松眞紀訳、青土社）

Kemp, P. (2006) History of Regenerative Medicine: Looking Backwards to Move Forwards, *Future Medicine* 1(5) : 653-669.

Kendell, R. E. et al.（1971）Diagnostic Criteria of American and British Psychiatrists, *Archives of General Psychiatry* 25(2): 123-130.

Kevles, D.J. (1985) *In the Name of Eugenics: Genetics and the Uses of Human Heredity,* Alfred A. Knopf.（＝1993『優生学の名のもとに――「人類改良」の悪夢の百年』西俣総平訳、朝日新聞社）

Kittay, E. F. (1999) *Love's Labor: Essays on Women, Equality, and Dependency*. Routledge.（＝2010『愛の労働あるいは依存とケアの正義論』岡野八代＋牟田和恵監訳、白澤社）

Klee, E. (1983) "*Euthanasie*" *im NS-Staat: Die* "*Vernichtung lebensunwerten Lebens*", S. Fischer.（＝1999『第三帝国と安楽死――生きるに値しない生命の抹殺』松下正明監訳、批評社）

Kleinman, A. (1988) *The Illness Narratives: Suffering, Healing, and the Human Condition*, Basic Books（＝1996『病いの語り――慢性の病いをめぐる臨床人類学』江口重幸他訳、誠信書房）

Knoepfler, P. (2016) *GMO Sapiens: The Life-Changing Science of Designer Babies*, World Scientific Publishing Co.（＝2017『デザイナー・ベビー――ゲノム編集によって迫られる選択』中山潤一訳、丸善出版）

Knott, J. (1985) Popular Attitudes to Death and Dissection in Early Nineteenth Century Britain: The Anatomy Act and the Poor, *Labour History* 49 (Nov.): 1-18.

Koonin, E. V. (2019a) CRISPR: A New Principle of Genome Engineering Linked to Conceptual Shifts in Evolutionary Biology, *Biology and Philosophy* 34: 9.

Koonin, E. V. (2019b) Lamarckian or Not, CRISPR-Cas is An Elaborate Engine of Directed Evolution, *Biology and Philosophy* 34 : 17.

Koonin, E. V. and Wolf, I. Y. (2009) Is Evolution Darwinian or/and Lamarckian?, *Biology Direct* 4: 42.

Koonin, E. V. and Wolf, I. Y. (2016) Just How Lamarckian is CRISPR-Cas Immunity: The Continuum of Evolvability Mechanisms, *Biology Direct* 11: 9.

Kozak, M. J. and Cuthbert B. N.（2016）The NIMH Research Domain Criteria Initiative: Background, Issues, and Pragmatics, *Psychophysiology* 53(3) : 286-297.

Kraft, A. and Rubin, B. P. (2016) Changing cells: An Analysis of the Concept of Plasticity in the Context of Cellular Differentiation, *BioSocieties* 11, 497-525.

Kragh-Furbo, M., et al. (2016) Do Biosensors Biomedicalize? : Sites of Negotiation in DNA-Based Biosensing Data Practices, In Nafus, D. ed., *Quantified: Biosensing Technologies in Everyday Life,* The MIT Press, 5-26.

Krimsky, S. (1982) *Genetic Alchemy: The Social History of the Recombinant DNA Controversy*, The MIT Press.（＝1984『生命工学への警告』木村利人監訳、家の光協会）

Kutchins, H. and Kirk, S. A. (1997) *Making Us Crazy: DSM - The Psychiatric Bible and the Creation of Mental Disorders,* The Free Press.（＝2002『精神疾患はつくられる――DSM診断の罠』高木俊介＋塚本千秋監訳、日本評論社）

Laing, R. D. (1960) *The Divided Self: An Existential Study in Sanity and Madness,* Tavistock Publications.（＝2017『引き裂かれた自己――狂気の現象学』天野衛訳、ちくま学芸文庫）

Laing, R. D. and Esterson, A. (1964) *Sanity, Madness and the Family: Families of*

Schizophrenics, Tavistock Publications.（＝1972『狂気と家族』笠原嘉＋辻和子共訳、みすず書房）

Lancaster, M. A. and Knoblich, J. A.（2014）Organogenesis in a Dish: Modeling Development and Disease Using Organoid Technologies, *Science* 345(6149), 1247125.

Landecker, H. (2007) *Culturing Life: How Cells Became Technologies*, Harvard University Press.

Larson, M.S. (2013) *The Rise of Professionalism : Monopolies of Competence and Sheltered Markets,* Transaction Press (Originally Published in 1977).

Le Blanc, G. (2008) *Canguilhem et les Normes*, PUF.（＝2023『カンギレム『正常と病理』を読む――生命と規範の哲学』坂本尚志訳、以文社）

LeFrançois, B. A. et al.（2013）*Mad Matters: A Critical Reader in Canadian Mad Studies*, Canadian Scholars Press Inc.

Leighton, D. C. et al. (1963) *The Character of Danger: Psychiatric Symptoms in Selected Communities*, Basic Books.

Lemert, E. M. (1962) Paranoia and the Dynamics of Exclusion, *Sociometry* 25(1): 2-20.

Lévi-Strauss, C. (1958) *Anthropologie structural.* Librairie Plon.（＝1972『構造人類学』荒川幾男＋生松敬三＋川田順造＋佐々木明＋田島節夫訳、みすず書房）

Li, T. and Zhu, J. (2019) Entanglement of CCR5 and Alzheimer's Disease, *Frontiers in Aging Neuroscience* 11: 209.

Liang P. et al. (2015) CRISPR/Cas9-Mediated Gene Editing in Human Tripronuclear Zygotes, *Protein & Cell* 6(5): 363-372.

Lilienfeld, S. O. and Treadway, M. T.（2016）Clashing Diagnostic Approaches: DSM-ICD Versus RDoC, *Annual Review of Clinical Psychology* 12: 433-463.

Linebaugh, P. (2011) The Tyburn Riot Against the Surgeons, in Douglas Hay et al. ed. *Albion's Fatal Tree: Crime and Society in Eighteenth-Century England*, Verso, 65-117.

Link, B. G. and Phelan, J. C. (2001) Conceptualizing Stigma, *Annual Review of Sociology* 27: 363-385.

Lippman, A. (1991) Prenatal Genetic Testing and Screening: Constructing Needs and Reinforcing Inequities, *American Journal of Law and Medicine* 17(1-2): 15-50.

Lock, M. (1993) *Encounters with Aging: Mythologies of Menopause in Japan and North America*, University of California Press.（＝2005『更年期――日本女性が語るローカル・バイオロジー』江口重幸他訳、みすず書房）

Loftus, E. and Ketcham, K. (1994) *The Myth of Repressed Memory: False Memories and*

Allegations of Sexual Abuse, St. Martin's Press.（＝2000『抑圧された記憶の神話――偽りの性的虐待の記憶をめぐって』仲真紀子訳、誠信書房）

Ludendorff, E. (1935) *Der totale Krieg*, Ludendorffs Verlag.（＝2015『ルーデンドルフ　総力戦』伊藤智央訳、原書房）

Lupton, D. (2016) *The Quantified Self*, Polity Press.

Lupton, D. ed. (2018) *Self-Tracking, Health and Medicine: Sociological Perspectives*, Routledge.

Lupton, D. (2019) *Data Selves: More-than-Human Perspectives*, Polity Press.

MacLeod, R. M. (1967a) Law, Medicine and Public Opinion: The Resistance to Compulsory Health Legislation 1870–1907 (Part1), *Public Law*: Summer 107-128.

MacLeod, R. M. (1967b) Law, Medicine and Public Opinion: The Resistance to Compulsory Health Legislation 1870–1907 (Part2), *Public Law*: Autumn 189-211.

Margulis, L. (1998) *Symbiotic Planet: A New Look At Evolution*, Basic Books.（＝2000『共生生命体の 30 億年（サイエンス・マスターズ 14)』中村桂子訳、草思社）

Martin, E. (1994) *Flexible Bodies: Tracking Immunity in American Culture From the Days of Polio in the Age of AIDS*, Beacon Press.（＝1996『免疫複合――流動化する身体と社会』菅靖彦訳、青土社）

Martin, W. F. (2018) Eukaryote Lateral Gene Transfer is Lamarckian, *Nature Ecology & Evolution* 2 : 754.

Mason, C. (2007) Regenerative Medicine 2.0, *Future Medicine* 2(1) : 11-18.

McClelland, C.E. (1991) *The German Experience of Professionalization: : Modern Learned Professions and Their Organizations from the Early Nineteenth Century to the Hitler Era*, Cambridge University Press.（＝1993『近代ドイツの専門職――官吏・弁護士・医師・聖職者・教師・技術者』望田幸男監訳、晃洋書房）

Mcneill, W. H. (1976) *Plagues and Peoples*, Anchor Books.（＝1985『疫病と世界史』佐々木昭夫訳、新潮社）

Meloni, M. (2011) The Cerebral Subject: At the Junction of Naturalism and Antinaturalism, In Ortega, F. and Vidal, F. ed., *Neurocultures: Glimpses into an Expanding Universe*, Peter Lang, 101-115.

Melucci, A. (1989) *Nomads of the Present: Social Movements and Individual Needs in Contemporary Society*, Temple University Press.（＝1997『現在に生きる遊牧民――新しい公共空間の創出に向けて』山之内靖＋貴堂嘉之＋宮崎かすみ訳、岩波書店）

Meyerding, J. (1998) Thoughts on Finding Myself Differently Brained. (https://pages.

uoregon.edu/eherman/teaching/texts/Meyerding%20Thoughts%20on%20Finding%20Myself%20Differently%20Brained.pdf) 2024 年 7 月アクセス確認。

Mikami, K. (2015) State-Supported Science and Imaginary Lock-In: The Case of Regenerative Medicine in Japan, *Science as Culture* 24(2) : 183-204.

Mikami, K. and Stephens, N.（2016）Local Biologicals and the Politics of Standardization: Making Ethical Pluripotent Stem Cells in the United Kingdom and Japan, *Biosocieties* 11 : 220-239.

Mirza, R.D. (2017) The History and Development of N-of-1 Trials, *Journal of the Royal Society of Medicine* 110(8): 330-340.

Missa, J-N. et Nouvelc, P. (2011) *Philosophie du dopage*, PUF.（＝2017『ドーピングの哲学――タブー視からの脱却』橋本一径訳、新曜社）

Mol, A. (2002) *The Body Multiple: Ontology in Medical Practice*, Duke University Press.（＝2016『多としての身体――医療実践における存在論』浜田明範＋田口陽子訳、水声社）

Monaghan, L. F. and Gabe, J. (2022) *Key Concepts in Medical Sociology*, Third Edition, Sage Publications.

Moreira, T. and Palladino, P. (2005) Between Truth and Hope: On Parkinson's Disease, Neurotransplantation and the Production of the "Self", *History of the Human Sciences* 18(3) : 55-82.

Morozov, E. (2014) *To Save Everything, Click Here: Technology, Solutionism, and the Urge to Fix Problems that Don't Exist*, Penguin Press.

Morris, S. E. and Cuthbert, B. N.（2012）Research Domain Criteria : Cognitive Systems, Neural Circuits, and Dimensions of Behavior, *Dialogues in Clinical Neuroscience* 14(1): 29-37.

Morrison, L. J.（2005）*Talking Back to Psychiatry: The Psychiatric Consumer/Survivor/Ex-Patient Movement*, Routledge.

Morrison, M. (2012) Promissory Futures and Possible Pasts: The Dynamics of Contemporary Expectations in Regenerative Medicine, *BioSocieties* 7 : 3-22.

Mosher, L. R. and Burti, L. (1989) *Community Mental Health: Principles and Practice*, W. W. Norton and Company Inc.（＝1992『コミュニティメンタルヘルス――新しい地域精神保健活動の理論と実際』公衆衛生精神保健研究会訳、中央法規出版）

Mosher, L. R. and Hendrix, V. (2004) *Soteria: Through Madness to Deliverance*, Xlibris Co.

Moynihan, R. and Cassels, A. (2005) *Selling Sickness: How the World's Biggest Pharmaceutical Companies Are Turning Us All Into Patients*, Allen & Unwin. (＝2006『怖くて飲めない——薬を売るために病気はつくられる』古川奈々子訳、ヴィレッジブックス)

Mulinari, S. and Ozieranski, P. (2022) Capitalizing on Transparency: Commercial Surveillance and Pharmaceutical Marketing after the Physician Sunshine Act, *Big Data & Society*, January-June: 1-14.

Nadesan, M. H. (2005) *Constructing Autism: Unraveling the "Truth" and Understanding the Social*, Routledge.

Nafus, D. ed. (2016) *Quantified: Biosensing Technologies in Everyday Life*, The MIT Press.

Neff, G. and Nafus, D. (2016) *Self-Tracking*, The MIT Press.

Nelkin, D. and Lindee, M. S. (1995) *The DNA Mystique: The Gene as a Cultural Icon*, Freeman.（＝1997『DNA伝説——文化のイコンとしての遺伝子』工藤政司訳、紀伊國屋書店）

Norton, K. and Olds, T. (2001) Morphological Evolution of Athletes Over the 20th Century: Causes and Consequences, *Sports Medicine* 31(11): 763-783.

Offit, P. A. (2010) *Deadly Choices: How the Anti-Vaccine Movement Threatens Us All*, Basic Books.（＝2018『反ワクチン運動の真実——死に至る選択』ナカイサヤカ訳、地人書館）

Oliver, M. (1990) *The Politics of Disablement*, Macmillan Pub.（＝2006『障害の政治——イギリス障害学の原点』三島亜紀子他訳、明石書店）

Ortega, F. (2009) The Cerebral Subject and the Challenge of Neurodiversity, *Biosocieties* 4(4), 425-445.（＝2015「脳的主体と神経多様性の問題」野島那津子訳『現代思想』43(9) : 190-212）

Ortega, F. and Vidal, F. (2007) Mapping the Cerebral Subject in Contemporary Culture, *Electronic Journal of Communication, Information & Innovation in Health* 1:255-259.

Paris, J. (2015) *Overdiagnosis in Psychiatry: How Modern Psychiatry Lost Its Way While Creating a Diagnosis for Almost All of Life's Misfortune*, Oxford University Press. (＝2017『現代精神医学を迷路に追い込んだ過剰診断』村上雅昭訳、星和書店)

Parsons, T. (1951) *The Social System*, Free Press.（＝1974『社会体系論』佐藤勉訳、青木書店）

Petersen A. et al.（2013）Therapeutic Journeys : The Hopeful Travails of Stem Cell Tourists, *Sociology of Health and Illness* 36(5) : 670-685.

Petersen, A. (2001) Biofantasies: Genetics and Medicine in the Print News Media, *Social Science and Medicine* 52 : 1255-68.

Petersen, A. (2019) *Digital Health and Technological Promise: A Sociological Inquiry*, Routledge.

Petersen, A. and Seear, K. (2011) Technologies of Hope: Techniques of the Online Advertising of Stem Cell Treatments, *New Genetics and Society* 30(4): 329-346.

Petersen, A. et al. ed.（2017）*Stem Cell Tourism and the Political Economy of Hope*, Palgrave Macmillan.

Petryna, A. (2002) *Life Exposed: Biological Citizenship after Chernobyl,* Princeton University Press.（＝2016『曝された生――チェルノブイリ後の生物学的市民』粥川準二監訳、人文書院）

Peukert, D. (1982) *Volksgenossen und Gemeinschaftsfremde: Anpassung, Ausmerze und Aufbegehren unter dem Nationalsozialismus,* Bund Verlag.（＝1991『ナチス・ドイツ――ある近代の社会史』木村靖二＋山本秀行訳、三元社）

Pickersgill, M. (2019) Psychiatry and the Sociology of Novelty: Negotiating the US National Institute of Mental Health "Research Domain Criteria" (RDoC), *Science, Technology, & Human Values* 44(4): 612-633.

Pinker, S. (2015) *The Moral Imperative for Bioethics*, The Boston Globe. Aug. 1.

Piras, E. M. and Miele, F. (2018) Clinical Self-Tracking and Monitoring Technologies: Negotiations in the ICT-Mediated Patient-Provider Relationship, In Lupton, D. ed., *Self-Tracking, Health and Medicine: Sociological Perspectives*, Routledge, 38-53.

Piras, E. M. and Miele, F. (2019) On Digital Intimacy: Redefining Provider-Patient Relationships in Remote Monitoring, In Henwood, F. and Marent B. ed. (2019) *Digital Health: Sociological Perspectives*, Wiley Blackwell, 116-131.

Polanyi, K. (1957) *The Great Transition: The Origin of Our Time (2nd ed)*, Beacon Press.（＝1975『大転換――市場社会の形成と崩壊』吉沢英成＋野口武彦＋長尾史郎＋杉村芳美訳、東洋経済新報社）

Porter, R. (1988) *A Social History of Madness: : Stories of the Insane*, Weidenfeld and Nicolson.（＝1993『狂気の社会史――狂人たちの物語』目羅公和訳、法政大学出版局）

Pradeu, T. (2019) Philosophy of CRISPR-Cas : Introduction to Eugen Koonin's Target Paper and Commentaries, *Biology & Philosophy* 34: 16.

Proctor, R. N. (1999) *The Nazi War on Cancer*, Princeton University Press.（＝2003『健康帝国ナチス』宮崎尊訳、草思社）

Qian, X. et al. (2016) Brain-Region-Specific Organoids Using Mini-Bioreactors for Modeling ZIKV Exposure, *Cell* 165(5) : 1238-1254.

Quammen, D. (2018) *The Tangled Tree : A Radical New History of Life*, Simon & Schuster.（＝2020『生命の〈系統樹〉はからみあう――ゲノムに刻まれたまったく新しい進化史』的場知之訳、作品社）

Rabinow, P. (2005) Artificiality and Enlightenment: From Sociobiology to Biosociality, In Inda J. X. ed., *Anthropologies of Modernity : Foucault, Governmentality, and Life Politics*, Blackwell, 181-193.（初出は 1992 年）

Reaume, G. (2002) Lunatic to Patient to Person: Nomenclature in Psychiatric History and the Influence of Patients' Activism in North America, *International Journal of Law and Psychiatry* 25(4): 405-426.

Rheinberger, H-J. (1997) *Towards a History of Epistemic Things : Synthesizing Proteins in the Test Tube*, Stanford University Press.

Richardson, P. (2011) *How to Die in Oregon*, (DVD) Clearcut Production.

Rivers. W. H. R. (1927) *Medicine, Magic, and Religion: The Fitz Patric Lectures delivered before The Royal College of Physicians of London in 1915 and 1916*, Kegan Paul, Trench, Trubner & Co.

Rogler, L. H. (1997) Making Sense of Historical Changes in the Diagnostic and Statistical Manual of Mental Disorders: Five Propositions, *Journal of Health and Social Behavior* 38(1): 9-20.

Rose, N. (2007) *The Politics of Life Itself: Biomedicine, Power, and Subjectivity in the Twenty-first Century,* Princeton University Press.（＝2014『生そのものの政治学――二十一世紀の生物医学、権力、主体性』檜垣立哉監訳、法政大学出版局）

Rose, N. and Abi-Rached, J. M.（2013）*Neuro: The New Brain Sciences and the Management of the Mind,* Princeton University Press.（＝2023『ニューロ――新しい脳科学と心のマネジメント』檜垣立哉監訳、法政大学出版局）

Rose, N. and Novas, C. (2005) Biological citizenship, In Ong, A. & Collier, S. J. (ed) *Global Assemblages: Technology, Politics, and Ethics as Anthropological Problems*, Blackwell, 439-463.

Rosenhan, D. L.（1973） On Being Sane in Insane Places, *Science* 179（4070） : 250-258.

Rosenmann, A. and Chaisinthop, N.（2015）The Pluralization of the International: Resistance and Alter-standardization in Regenerative Stem Cell Medicine, *Social Studies of Science* 46(1) : 112-139.

Rothman, D. J. (1991) *Strangers at the Bedside: A History of How Law and Bioethics Transformed Medical Decision Making*, Basic books.（＝2000『医療倫理の夜明け――臓器移植・延命治療・死ぬ権利をめぐって』酒井忠昭監訳、晶文社）

Ruckenstein, M. and Schüll, N.D. (2017) The Datafication of Health, *Annual Review of Anthropololgy* 46: 261-278.

Ryan, K. L. (2018) Walter B. Cannon's World War I Experience: Treatment of Traumatic Shock Then and Now, *Advances in Physiology Education* 42: 267–276.

Sacks, O. (1995) *An Anthropologist on Mars: Seven Paradoxical Tales*, Vintage Books.（＝1997『火星の人類学者――脳神経科医と 7 人の奇妙な患者』吉田利子訳、早川書房）

Sandel, M. J. (2007) *The Case against Perfection: Ethics in the Age of Genetic Engineering*, Belknap Press.（＝2010『完全な人間を目指さなくてもよい理由――遺伝子操作とエンハンスメントの倫理』林芳紀＋伊吹友秀訳、ナカニシヤ出版）

Sanislow, S. A. et al.（2010）Developing Constructs for Psychopathology Research: Research Domain Criteria, *Journal of Abnormal Psychology* 119(4): 631-639.

Sarrett, J.C. (2016) Biocertification and Neurodiversity: The Role and Implications of Self-Diagnosis in Autistic Communities, *Neuroethics* 9: 23-36.

Sayce, L.（2000）*From Psychiatric Patient to Citizen: Overcoming Discrimination and Social Exclusion,* Palgrave.

Sayce, L.（2016）*From Psychiatric Patient to Citizen: Overcoming Discrimination and Social Exclusion* Revisited, Palgrave.

Scheff, T. J. (1966) *Being Mentally Ill: A Sociological Theory*, Aldine Publishing Company.（＝1979『狂気の烙印――精神病の社会学』市川孝一＋真田孝昭訳、誠信書房）

Schivelbusch, W. (1977) *Geschichte der Eisenbahnreise: Zur Industrialisierung von Raum und Zeit im 19. Jahrhundert*, Hanser Veralg.（＝1982『鉄道旅行の歴史――19 世紀における空間と時間の工業化』加藤二郎訳、法政大学出版局）

Schrag, Z.M. (2010) *Ethical Imperialism: Institutional Review Board and the Social Sciences, 1965-2009*, The Johns Hopkins University Press.

Scott, A. L. (1999) Physical Purity Feminism and State Medicine in Late Nineteenth-century England, *Women's History Review* 8(4):625-653.

Scull, A. (1984) *Decarceration (2nd Edition)*, Polity Press.

Sedgewick, P.（1982）*Psychopolitics*, Pluto Press.

Seikkula, J and Arnkill, T.E. (2016) *Dialogical Meetings in Social Networks*. Karnac.（＝2016

『オープンダイアローグ』高木俊介＋岡田愛訳、日本評論社）
Selke, S. (ed) (2016) *Lifelogging: Digital Self-Tracking and Lifelogging - Between Disruptive Technology and Cultural Transformation*, Springer VS.
Selye, H. (1976) *The Stress of Life: Revised Edition*, McGraw-Hill Book.（＝1988『現代社会とストレス 原書改訂版』杉靖三郎＋藤井尚治＋田多井吉之介＋竹宮隆訳、法政大学出版局）
Sharon, T. (2017) Self-Tracking for Health and the Quantified Self: Re-Articulating Autonomy, Solidarity, and Authenticity in an Age of Personalized Healthcare, *Philosophy & Technology* 30:93-121.
Shaw, B. (1909) The Doctor's Dilemma.（＝1980「医者のジレンマ――悲劇」田村敏夫訳、『現代演劇』第 3 号、英潮社）
Shorter, E. (1993) *From Paralysis to Fatigue: A History of Psychosomatic Illness in the Modern Era*, The Free Press.
Shorter, E. (1997) *A History of Psychiatry: From the Era of the Asylum to the Age of Prozac*, John Wiley & Sons, Inc.（＝1999『精神医学の歴史――隔離の時代から薬物治療の時代まで』木村定訳、青土社）
Silberman, S. (2015) *Neurotribes: The Legacy of Autism and How to Think Smarter About People Who Think Differently* , Penguin Pub.（＝2017『自閉症の世界――多様性に満ちた内面の真実』正高信男＋入口真夕子訳、講談社）
Silverman, Ch. (2008) Fieldwork on Another Planet: Social Science Perspectives on the Autism Spectrum, *Biosocieties* 3: 325-341.
Sinclair, J. (1993) Don't Mourn for Us, *Our Voice* 1(3). (http://www.autreat.com/dont_mourn.html) 2024 年 7 月アクセス確認。
Singer, J. (1999) Why Can't You Be Normal for Once in Your Life? From a 'Problem with No Name' to the Emergence of a New Category of Difference, In Corker, M. and French, S. ed., *Disability Discourse*, Open University Press: 59-67.
Singer, J. (2016) *Neurodiversity: The Birth of an Idea*, Kindle e-book.
Slack, J. (2012) *Stem Cells: A Very Short Introduction*, Oxford University Press.（＝2016『幹細胞―― ES 細胞・iPS 細胞・再生医療』八代嘉美訳、岩波書店）
Sleeboom-Faulkner, M. E.（2016）The Large Grey Area Between "Bona Fide" and "Rogue" Stem Cell Interventions: Ethical Acceptability and the Need to Include Local Variability, *Technological Forecasting & Social Change* 109 : 76-86.

Smith, D. (1978) "K is Mentally ill": The Anatomy of the Factual Account, *Sociology* 12(1): 23-53.（＝1987「Kは精神病だ――事実報告のアナトミー」ハロルド・ガーフィンケル他『エスノメソドロジー――社会学的思考の解体』山田富秋＋好井裕明＋山崎敬一編訳、せりか書房、81-154）

Smith M. (2012) *Hyperactive: The Controversial History of ADHD*, Reaktion Books.（＝2017『ハイパーアクティブ――ADHDの歴史はどう動いたか』石坂好樹＋花島綾子＋村上晶郎訳、星和書店）

Snow, C. P. (1993) *The Two Cultures*, Cambridge University Press.（＝2011『二つの文化と科学革命』松井巻之助訳、みすず書房）

Song, L and Joly, Y. (2021) After He Jianku: China's Biotechnology Regulation Reforms, *Medical Law International* 21(2):174-191.

Song, P.（2010）Biotech Pilgrims and the Transnational Quest for Stem Cell Cures, *Medical Anthropology* 29(4) : 384-402.

Song, P. (2011) The Proliferation of Stem Cell Therapies in Post-Mao China: Problematizing Ethical Regulation, *New Genetics and Society* 30(2): 141-53.

Sontag, S. (1978) *Illness as Metaphor, Farrar,* Strauss, and Giroux.（＝2012『隠喩としての病い／エイズとその隠喩』富山太佳夫訳、みすず書房）

Sontag, S. (1989) *AIDS and Its Metaphors*, Farrar, Strauss, and Giroux.（＝2012『隠喩としての病い／エイズとその隠喩』富山太佳夫訳、みすず書房）

Spandler, H. et al. ed.（2015）*Madness, Distress and the Politics of Disablement,* Policy Press.

Spitzer, R.L., Edicott, J. and Robins, E. (1975) Research Diagnostic Criteria: Rationale and Reliability, *Archives of General Psychiatry* 35(6): 773-782.（＝1981『精神医学研究用診断マニュアル』本多裕＋岡崎祐士監訳、国際医書出版）

Srole, L., et al. (1962) *Mental Health in the Metropolis: The Midtown Manhattan Study*, McGraw-Hill.

Stanton, A. H. and Schwartz, M. S. (1954) *The Mental Hospital: A Study of Institutional Participation in Psychiatric Illness and Treatment,* Basic Books.

Stark, L. (2012) *Behind Closed Doors: IRBs and the Making of Ethical Research*, The University of Chicago Press.

Statsny, P. and Lehmann, P. ed. (2007) *Alternatives Beyond Psychiatry*, Peter Lehmann Publishing.

Suzuki, W.（2015）The Care of the Cell: Onomatopoeia and Embodiment in a Stem Cell

Laboratory, *NatureCulture* 3 : 87-105.

Szasz, T. (1974) *The Myth of Mental Illness: Foundations of a Theory of Personal Conduct*, Harper & Row Publishers Inc.（＝1975『精神医学の神話』河合洋他訳、岩崎学術出版社）

Takahashi, K. and Yamanaka, S.（2006）Induction of Pluripotent Stem Cells from Mouse Embryonic and Adult Fibroblast Cultures by Defined Factors, *Cell* 126 : 663-676.

Taylor, C. (1994) The Politics of Recognition, In Gutmann, A. (ed) *Multiculturalism: Examining the Politics of Recognition*, Princeton University Press.（＝1996「承認をめぐる政治」『マルチカルチュラリズム』佐々木毅＋辻康夫＋向山恭一訳、岩波書店）

The Lancet (2016) Pride in Autistic Diversity, *The Lancet* 387: 2479.

Tiwari, S. S. and Raman, S. (2014) Governing Stem Cell Therapy in India: Regulatory Vacuum or Jurisdictional Ambiguity, *New Genetics and Society* 33(4) : 413-33.

Tronti, M. (Edited and Translated by Anastasi, A.) (2020) *The Weapon of Organization: Mario Tronti's Political Revolution in Marxism*, Common Notions.

Valenstein, E. S. (1995) *The War of Soups and Sparks: The Discovery of Neurotransmitters and the Dispute Over How Nerves Communicate,* Columbia University Press.

Valenstein, E. S. (1998) *Blaming the Brain: The Truth about Drugs and Mental Health*, Free Press.（＝2008『精神疾患は脳の病気か？——向精神薬の科学と虚構』功刀浩監訳、みすず書房）

Verbeek, P. P.（2011）*Moralizing Technology: Understanding and Designing the Morality of Things*, University of Chicago Press.（＝2015『技術の道徳化——事物の道徳性を理解し設計する』鈴木俊洋訳、法政大学出版局）

Vidal, F. (2009) Brainhood, Anthropological Figure of Modernity, *History of Human Sciences* 22(1): 5-36.

Virilio, P. (1977) *Vitesse et Politique*, Éditions Galilée.（＝1989『速度と政治——地政学から時政学へ』市田良彦訳、平凡社）

Wainwright, S. P. et al. (2006) From Bench to Bedside? Biomedical Scientist's Expectations of Stem Cell Science as a Future for Diabetes, *Social Science and Medicine* 63(8) : 2052-2064.

Webster, A. ed.（2013）*The Global Dynamics of Regenerative Medicine: A Social Science Critique*, Palgrave Macmillan.

Wei, X. and Nielsen, R. (2019) Retraction Note: CCR5- Δ 32 is Deleterious in the Homozygous State in Humans, *Nature Medicine* 25: 1796.

Weiner K. et al. (2017) Have We Seen the Geneticization of Society? Expectations and

Evidence, *Sociology of Health & Illness* 39(7): 989-1004.

Wexler, A. (1995) *Mapping Fate: A Family at Risk Confronts a Fatal Disease*, Crown.（＝2003『ウェクスラー家の選択——遺伝子診断と向きあった家族』武藤香織＋額賀淑郎訳、新潮社）

Whitaker, R. H. (2010) *Anatomy of an Epidemic: Magic Bullets, Psychiatric Drugs, and the Astonishing Rise of Mental Illness in America*, Crown Publishes.（＝2012『心の病の「流行」と精神科治療薬の真実』小野善郎監訳、福村出版）

Wideman, J. G. et al. (2019) Mutationism, Not Lamarckism, Captures the Novelty of CRISPR-Cas, *Biology and Philosophy* 34: 12.

Wilson-Kovacs, D. M. Weber, S. and Hauskeller, C. (2010) Stem Cells Clinical Trials for Cardiac Repair: Regulation as Practical Accomplishment, *Sociology of Health and Illness* 32(1) : 89-105.

Wing, L. (1997) *The Autistic Spectrum: A Guide for Parents and Professionals*, Trans-Atlantic Publications.（＝1998『自閉症スペクトル——親と専門家のためのガイドブック』久保紘章＋佐々木正美＋清水康夫監訳、東京書籍）

Wolf, G.I. and De Groot, M., (2020) A Conceptual Framework for Personal Science, *Frontiers in Computer Science* 2:21.

Wooley, S. et al. (2019) Striving for Clarity about the "Lamarckian" Nature of CRISPR-Cas System, *Biology and Philosophy* 34 : 11.

World Anti-Doping Association (2021) World Anti-Doping Code.（https://www.playtruejapan.org/code/provision/）

Xu, M. (2020) CCR5-Δ32 Biology, Gene Editing, and Warnings for the Future of CRISPR-Cas9 as a Human and Humane Gene Editing Tool, *Cell& Bioscience* 10:48.

Yakura, H. (2019) A Hypothesis: CRISPR-Cas as a Minimal Cognitive System, *Adaptive Behavior* 27(3): 167-173.

Zuboff, S. (2019) *The Age of Surveillance Capitalism*, Profile Books.（＝2021『監視資本主義——人類の未来を賭けた闘い』野中香方子訳、東洋経済新報社）

【日本語文献】

青木薫久（1980）『保安処分と精神医療』批評社

朝日新聞大阪本社科学医療グループ（2011）『iPS 細胞とはなにか——万能細胞研究の現在』講談社ブルーバックス

石井哲也（2017）『ゲノム編集を問う――作物からヒトまで』岩波新書
石野良純（2020）「CRISPR 発見の頃から遺伝子工学の発展を顧みて」『日本 RNA 学会会報』42：3-13
石原孝二編（2013）『当事者研究の研究』医学書院
伊東香純（2021）『精神障害者のグローバルな草の根運動――連帯の中の多様性』生活書院
内田健（2003）「デュアル・ヴィジョンの社会学――エヴァレット・ヒューズとの対話のために」『新潟大学教育人間科学部紀要 人文・社会科学編』6（1）：57-75
浦河べてるの家（2005）『べてるの家の「当事者研究」』医学書院
大熊一夫（1973）『ルポ・精神病棟』朝日新聞社
大野哲也（2019）「競技の平等性と人権――「ジェンダー」と「障がい」の視点から」今泉隆裕＋大野哲也編『スポーツをひらく社会学――歴史・メディア・グローバリゼーション』嵯峨野書院：283-313
隠岐さや香（2018）『文系と理系はなぜ分かれたのか』星海社新書
荻野美穂（2014）『女のからだ――フェミニズム以後』岩波新書
小澤勲（2010）『自閉症論再考』批評社
香川知晶（2006）『死ぬ権利――カレン・クインラン事件と生命倫理の転回』勁草書房
金森修（2005）『遺伝子改造』勁草書房
金子雅彦（1997）「精神障害と社会環境」宝月誠＋中野正大編『シカゴ社会学の研究――初期モノグラフを読む』恒星社厚生閣：522-546
河村裕樹（2022）『心の臨床実践――精神医療の社会学』ナカニシヤ出版
北中淳子（2014）『うつの医療人類学』日本評論社
桐原尚之＋長谷川唯（2013）「全国「精神病」者集団の結成前後――大阪・名古屋・京都・東京の患者会の歴史」『立命館人間科学研究』28：27-40
黒田浩一郎（1994）「医療」金屋平三編『変貌する世界と社会学』法律文化社：150-170
現代思想編集部編（1996）「総特集＝ろう文化」『現代思想』24（5）、青土社
小泉義之（2023）『弔い・生殖・病いの哲学――小泉義之前期哲学集成』月曜社
厚生労働省労働基準局安全衛生部労働衛生課産業保健支援室（2016）『労働安全衛生法に基づくストレスチェック制度実施マニュアル』（https://www.mhlw.go.jp/bunya/roudoukijun/anzeneisei12/pdf/150507-1.pdf）2024 年 7 月アクセス確認。

児玉真美（2023）『安楽死が合法の国で起こっていること』ちくま新書
駒澤真由美（2022）『精神障害を生きる――就労を通して見た当事者の「生の実践」』生活書院
後藤基行（2019）『日本の精神科入院の歴史構造――社会防衛・治療・社会福祉』東京大学出版会
坂井めぐみ（2019）『「患者」の生成と変容――日本における脊髄損傷医療の歴史的研究』晃洋書房
酒井直樹（2008）『希望と憲法――日本国憲法の発話主体と応答』以文社
佐藤純一＋土屋貴志＋黒田浩一郎編（2010）『先端医療の社会学』世界思想社
佐藤純一他編（2022）『病と健康をめぐるせめぎあい――コンテステーションの医療社会学』ミネルヴァ書房
澤井努（2017）『ヒト iPS 細胞研究と倫理』京都大学学術出版会
須田桃子（2018）『捏造の科学者――STAP 細胞事件』文春文庫
高城和義（2002）『パーソンズ――医療社会学の構想』岩波書店
高木美歩（近刊予定）『開かれる自閉――医者・心理学者・当事者のポリフォニー』晃洋書房
竹内好著、丸川哲史＋鈴木将久編（2006）『竹内好セレクションⅡ――アジアへの／からのまなざし』日本経済評論社
竹田主子（2023）「協働的医療について――医師として ALS 患者として」『診療研究』588：37-41
田坂さつき＋香川知晶編（2022）『人のゲノム編集をめぐる倫理規範の構築を目指して』知泉書館
立岩真也（2013）『造反有理――精神医療現代史へ』青土社
中西正司＋上野千鶴子（2003）『当事者主権』岩波新書
中野正大＋宝月誠編（2003）『シカゴ学派の社会学』世界思想社
西川長夫（2013）『植民地主義の時代を生きて』平凡社
西迫大祐（2019）「19 世紀イギリスの反予防接種運動における自由と権利について」『法律論叢』91（6）：349-363
野島那津子（2021）『診断の社会学――「論争中の病」を患うということ』慶應義塾大学出版会
野田浩資（1990）「ヒューズ職業社会学におけるマクロ・シンボリック相互作用論」『ソシオロジ』35（1）：53-69

広田伊蘇夫（1981）『精神病院――その思想と実践』岩崎学術出版社
広田伊蘇夫＋暉峻淑子編（1987）『調査と人権』現代書館
藤井渉（2017）『障害とは何か――戦力ならざる者の戦争と福祉』法律文化社
堀内進之介（2022）『データ管理は私たちを幸福にするか？――自己追跡の倫理学』光文社新書
本田由紀（2005）『多元化する「能力」と日本社会――ハイパー・メリトクラシー化のなかで』NTT 出版
松嶋健（2014）『プシコ ナウティカ――イタリア精神医療の人類学』世界思想社
松田純（2018）『安楽死・尊厳死の現在――最終段階の医療と自己決定』中公新書
松村高夫（1991）「「貧民狂人」とモラルトリートメント――一八四五年「狂気法」のパラドックス」草光俊雄＋近藤和彦＋斎藤修＋松村高夫編『英国をみる――歴史と社会』リブロポート
松本康（2021）『「シカゴ学派」の社会学――都市研究と社会理論』有斐閣
美馬達哉（2007）『〈病〉のスペクタクル――生権力の政治学』人文書院
美馬達哉（2010）「精神医療に代わるもの――フランコ・バザーリアと精神病院廃絶の思想」『現代思想』38（3）：130-151
美馬達哉（2010）『脳のエシックス――脳神経倫理学入門』人文書院
美馬達哉（2012）『リスク化される身体――現代医学と統治のテクノロジー』青土社
美馬達哉（2015）『生を治める術としての近代医療――フーコー『監獄の誕生』を読み直す』現代書館
美馬達哉（2016）「不完全な死体――脳死と臓器移植の淵源」金森修編『昭和後期の科学思想史』勁草書房：339-394
美馬達哉（2022）「精神疾患診断マニュアル――DSM 的理性とその不満」佐藤純一他編『病と健康をめぐるせめぎあい――コンテステーションの医療社会学』ミネルヴァ書房：149-169
美馬達哉＋小金丸聡子＋芝田純也＋佐藤岳史（2022）「N-of-1 研究をどう行うか」『The Japanese Journal of Rehabilitation Medicine』59(11): 1111-1117
宮下洋一（2021）『安楽死を遂げた日本人』小学館文庫
森下直貴＋佐野誠編著（2020）『新版「生きるに値しない命」とは誰のことか――ナチス安楽死思想の原点からの考察』中公選書
矢倉英隆（2019）「パリから見えるこの世界（79）CRISPR-Cas、あるいは「獲得形

質の遺伝」を再考する」『医学のあゆみ』296（6）：506-509
矢倉英隆（2023）『免疫から哲学としての科学へ』みすず書房
矢野久美子（2014）『ハンナ・アーレント――「戦争の世紀」を生きた政治哲学者』中公新書
山之内靖著、伊豫谷登士翁＋成田龍一＋岩崎稔編（2015）『総力戦体制』ちくま学芸文庫
吉川浩満（2021）『理不尽な進化 増補新版――遺伝子と運のあいだ』ちくま文庫

美馬達哉（みま・たつや）

1966年、大阪府生まれ。京都大学大学院医学研究科博士課程修了。医学博士。現在、立命館大学大学院先端総合学術研究科教授。専門は医療社会学、脳科学。著書に『リスク化される身体――現代医学と統治のテクノロジー』（青土社）、『〈病〉のスペクタクル――生権力の政治学』『脳のエシックス――脳神経倫理学入門』『感染症社会――アフターコロナの生政治』（以上、人文書院）、『生を治める術としての近代医療――フーコー『監獄の誕生』を読み直す』（現代書館）などがある。

臨床と生政治

〈医〉の社会学

2024年 9 月24日　第1刷印刷
2024年10月 5 日　第1刷発行

著者　美馬達哉

発行者　清水一人
発行所　青土社
東京都千代田区神田神保町1-29　市瀬ビル　〒101-0051
電話　03-3291-9831（編集）　03-3294-7829（営業）
振替　00190-7-192955

組版　フレックスアート
印刷・製本所　双文社印刷

装幀　水戸部 功

Printed in Japan
ISBN 978-4-7917-7675-7